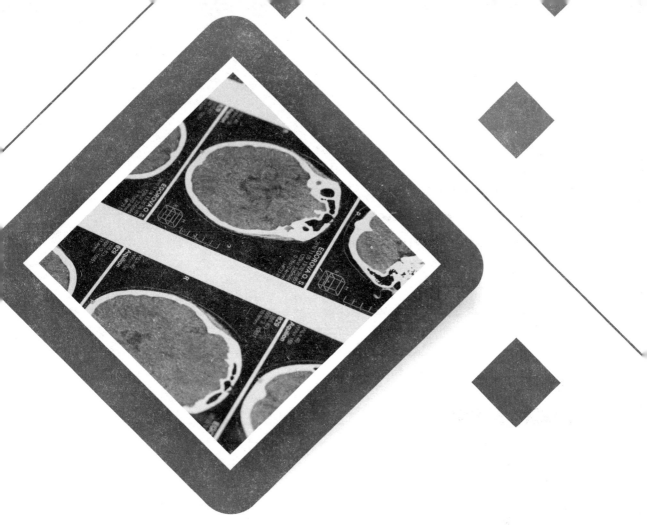

新编医学影像学

主编 许宇光等

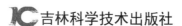

吉林科学技术出版社

图书在版编目（CIP）数据

新编医学影像学/许宇光等主编.—长春：吉林科学技术出版社，2023.8

ISBN 978-7-5744-0534-9

Ⅰ.①新… Ⅱ.①许… Ⅲ.①医学摄影 Ⅳ.①R445

中国国家版本馆CIP数据核字（2023）第103642号

新编医学影像学

主　　编　许宇光等
出 版 人　宛　霞
责任编辑　李　征
封面设计　吴　迪
制　　版　北京传人
幅面尺寸　185mm×260mm
开　　本　16
字　　数　370 千字
印　　张　14.75
印　　数　1–1500 册
版　　次　2023年8月第1版
印　　次　2024年2月第1次印刷

出　　版　吉林科学技术出版社
发　　行　吉林科学技术出版社
地　　址　长春市福祉大路5788号
邮　　编　130118
发行部电话/传真　0431-81629529 81629530 81629531
　　　　　　　　　 81629532 81629533 81629534
储运部电话　0431-86059116
编辑部电话　0431-81629518
印　　刷　三河市嵩川印刷有限公司

书　　号　ISBN 978-7-5744-0534-9
定　　价　110.00元

《新编医学影像学》编委会

主　编

许宇光	中山市人民医院
蒋鹏程	长治市中医医院
陆和利	中卫市人民医院
邓克瑜	深圳市人民医院
张晓春	广东省人民医院
孙涛涛	广东省人民医院

副主编

左　林	空军军医大学第二附属医院
原志娜	深圳市宝安区人民医院
邓华常	中山市人民医院
刘铁钢	山西省中西医结合医院
梁永珍	山西省中西医结合医院
赵波沣	广州中医药大学第四临床医学院（深圳市中医院）
刘光荣	山西省第二人民医院
崔佳佳	长治市第二人民医院
杜东莲	太原市中心医院
秦虎维	北大医疗潞安医院

编　委

刘　华	山西省儿童医院（山西省妇幼保健院）
任　燕	楚雄彝族自治州人民医院
徐生宝	玉溪市第二人民医院

前　言

随着社会的进步,医学影像技术飞速发展,不断涌现的新技术、新设备,不仅扩大了临床检查范围,还提高了病变检出率和诊断准确率,医学影像技术在临床医师对疾病做出正确诊断的过程中发挥了不可取代的作用。医学影像技术不仅为研究病变的发生、发展提供了丰富信息,在疾病治疗方面也日益显现出它的优势。不断发展的临床医学对医学影像学的要求逐渐提高,为了适应现代医学影像学的飞速发展,也为了与其他医师交流经验,我们组织多位活跃在临床一线的影像科专家和青年骨干医师,编写了《新编医学影像学》一书。

本书分为上下两篇,全面、系统介绍了医学影像学的理论与实践,对影像学诊断中涉及的常见疾病进行了深入的介绍。上篇为超声诊断,首先介绍了超声诊断基础和常用超声新技术,然后针对浅表器官、心脏、腹部、产科,以及骨骼、关节、肌肉和神经的超声诊断的相关知识进行了介绍,并重点阐述了超声引导下穿刺活检、超声引导下硬化治疗。下篇为影像学诊断,内容涵盖了中枢神经系统、肝胆、胃肠道、泌尿生殖系统、骨骼与肌肉疾病等方面的影像学诊断知识。本书内容丰富、图文并茂、科学实用、重点突出,适合广大影像科医师和相关专业在校研究生参考阅读。

尽管各位编者尽心尽力,力求精益求精,但由于编写时间仓促,加之经验和水平所限,本书难免有不足之处,恳请各位专家和读者批评指正。

编　者

目　录

上篇　超声诊断

下篇　影像学诊断

上篇　超声诊断

第一章　超声诊断基础

第一节　二维超声的成像原理

二维超声成像原理是将声束传播途径中遇到的各个界面产生的一系列反射和散射信号经过处理后,显示为实时的二维灰阶断面图像,即声像图。

二维超声又称 B 型超声(简称 B 超),具有如下特点:它将人体的回波信号以光点形式组成切面图像。此种图像与人体的解剖结构极其相似,故能直观地显示脏器的大小、形态和内部结构,并可将实质性、液性或含气性组织区分开来。超声的传播和成像速度均很快,每次扫描即产生一幅图像。快速地重复扫描,产生的众多图像组合起来便构成了实时动态图像,因此,超声能够实时观察心脏的运动功能、胎心搏动及胃肠蠕动等。

超声换能器又称探头,是超声仪的主要工作元件,根据探头晶片的排列、工作原理及用途,一般分为凸阵探头、线阵探头、相控阵探头、腔内探头、术中探头及穿刺探头等。凸阵探头的晶片呈弧状排列并电子聚焦,形成一扇面形声像图,最常用于腹部及妇产科器官的检查。线阵探头的多个晶片组成若干个阵元,沿一直线排列并配以一系列电子开关形成一幅矩形声像图;高频探头多用线阵探头,主要用于浅表器官及血管的检查。相控阵探头是利用相控阵扫描原理,通过控制各单元激励信号的时相形成一扇形扫描面,其声窗小,视野广阔,适用于心脏的超声检查。其他腔内探头主要有经直肠探头和阴式探头等,经直肠探头主要用于前列腺及其周围疾病的诊断,阴式探头用于子宫附件的超声检查。

第二节　彩色多普勒超声的成像原理

多普勒效应是奥地利物理学家得利斯丁·约翰·多普勒于 1842 年首先提出的,用来描述在振动源与观察者做相对运动时出现振动频率变化的现象。

彩色多普勒血流显像(color Doppler flow imaging,CDFI)是在多点选通式多普勒基础上,将其所接收信号经相关技术处理后,并以伪彩色编码方式来显示血流的变化。CDFI以红、绿、蓝三种基本颜色为基础,一般朝向探头的血流定为红色,背离探头的血流定为蓝色,湍流以绿色表示。正向湍流的颜色接近黄色(红色与绿色混合所致),负向湍流近于湖蓝色(蓝色与绿色混合所致),正常血流属于层流,故显示出纯正的红色或蓝色,而红色、蓝色的亮度与其相应的血流速度成正比。由彩色多普勒显示的实时二维血流图能形象、直观地显示血流的方向、流速和血流的性质。

彩色多普勒血流图显示的模式除了常规的速度模式和加速度模式外,现今一般的高档多普勒超声仪也配置了能量模式即彩色多普勒能量图、组织多普勒显像等。

第三节　频谱多普勒的成像原理

一、频谱多普勒的分类和成像原理

频谱多普勒主要包括连续多普勒超声和脉冲多普勒超声,是血流动力学定量分析的首选手段。连续多普勒超声诊断仪通过发射与接收连续多普勒信号,以获得运动目标的信息(图1-1)。由于没有深度分辨力,不能探测运动物体的深度,因此主要用于高速血流的检测。脉冲多普勒超声诊断仪以脉冲式发射超声波,同时由延迟电路来控制接收器,使得这种仪器具有距离选通能力。如果采用不同的延迟时间,就可以得到沿声束方向上的血流速度。但它所测血流速度的大小即多普勒频移大小受脉冲重复频率的限制。当其频移值超过尼奎斯特频率极限时,速度高的血流尖峰部分不能正常显示,出现频率倒错的显像。此外,由于采样容积范围很小,需要在断面上反复移动,检测时间较长。

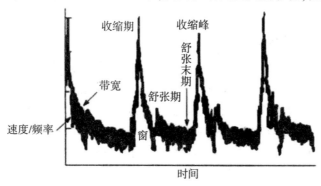

图1-1　连续多普勒超声频谱

二、频谱多普勒的优势

脉冲多普勒和连续多普勒技术仅能提供一维的血流信息和参数,而彩色多普勒则能进行实时的二维血流成像,形象、直观地显示血管的形态、血流的方向、流速和血流的性质(层流或湍流等)。在彩色多普勒血流显像(CDFI)下,同时能够以频谱方式记录血流信号,通过脉冲式多普勒距离选通门,对任意选定的血流区域取样,则可取得该区域血流频谱图,更可准确地进行有关血流参数的测定。彩色多普勒血流显像已广泛应用于心血管疾病的诊断。

三、频谱多普勒观测的内容和指标

血流动力学的测定需依据频谱多普勒的检测,一般根据彩色多普勒所显示的某一部位的频谱多普勒曲线。在腹部及周围血管血流动力学的检测中常用到下列指标:收缩期最大血流速度(PS)、舒张末期血流速度(ED)、平均血流速度(MV)、加速度(AV)、加速时间(AT)、每分钟血流量(Q)、阻力指数(RI)、搏动指数(PI)、充血指数(CI)等。

阻力指数(RI)、搏动指数(PI)两项指标,能在一定范围内反映被测血管的远端阻力

和动脉管壁弹性等综合因素的情况,且排除了声束与血流夹角的影响,有较大的参考价值。其计算的公式分别为

$$RI = \frac{PS - ED}{PS}$$

式中,PS 为收缩期最大血流速度;ED 为舒张末期血流速度。

$$PI = \frac{PS - ED}{MV}$$

式中,MV 为平均血流速度。

$$CI = \frac{A}{MV}$$

式中,A 为血管的横切面积(cm^2)。

第四节　组织多普勒和能量多普勒的成像原理及检查方法

一、组织多普勒的成像原理

组织多普勒成像是一种能将心脏室壁运动产生的低频高振幅多普勒信号用彩色编码或用频谱显示,用于观察室壁运动的新技术。心脏大血管腔内的红细胞运动速度较快,故其产生的多普勒频移较高且振幅较低;而室壁、瓣膜和大血管壁的运动速度相对较慢,故其产生的多普勒频移较低而振幅较高。组织多普勒成像采用低通滤过器,将来自心腔内红细胞运动的高频移低振幅多普勒信号去掉,只提取来自运动室壁的低频高振幅多普勒信号,将其输送到相关系统和速度计算单元进行彩色编码,通过数字模拟转换器以二维声像图和 M 型声像图显示。

二、组织多普勒检查方法与观测指标

1.心肌运动速度　将脉冲多普勒组织成像的取样容积置于所要观察的室壁部位,可获取多普勒组织成像的脉冲多普勒频谱图,由此可测量和计算出反映局部心肌收缩和舒张功能的多项指标,如心肌运动瞬时速度、平均速度、加速度和减速度等。

2.心肌运动速度阶差　将脉冲多普勒组织成像的取样容积置于心内膜和心外膜处,分别获取两处的心肌运动速度,将心内膜与心外膜心肌运动速度之差除以室壁厚度,可获取心肌运动速度阶差。正常心脏室壁各层运动速度不同,心内膜下心肌运动速度高于心外膜下心肌运动速度,故心肌运动速度阶差为正值。

3.二尖瓣环运动速度　将探头置于心尖部,在心尖位左心长轴切面、二心腔切面和四心腔切面上观察二尖瓣环不同部位的运动情况,了解心脏的收缩和舒张功能。

4.时间间期　将 M 型彩色声像图和脉冲频谱多普勒组织成像与心电图和心音图同步记录,测量局部心肌收缩及舒张期时间间期,从而可估计和比较局部心肌的收缩和舒张功能。

三、能量多普勒的成像原理及检查方法

能量多普勒是依据血管腔内运动散射体(主要是红细胞)的多普勒能量频谱的总积分,即多普勒信号的强度(振幅)或能量为成像参数,把获得的多普勒能量信号经相关技术处理,并进行彩色编码,实时显示。色彩和亮度代表多普勒信号的能量大小,此能量大小与产生多普勒信号的红细胞数量有关。

为提高图像兴趣区血流信号的显示率,在使用能量多普勒时应熟练、正确地应用仪器的有关控制键:①在灰阶图像观察的基础上,先将滤波"Filter"键置于高滤波状态,以避免闪烁干扰;②初步观察病灶的血流状态和形态学分布后,嘱患者屏住呼吸并迅速将"Filter"键换到低滤波状态,以便观察到最丰富、最完整的血管分布结构;③尽量缩小兴趣区的取样范围也可减少闪烁干扰;④降低量程"Scale"键,降低脉冲重复频率(RPF)有助于检出低速血流信号。

第五节　M型超声心动图的成像原理

当发射的超声束进入心脏各层和血流时产生反射回波,在荧光屏上显示随心脏周期性搏动而上下摆动的一系列灰度不同的纵向扫描光点,经慢扫描作横向展开,从而显示出心脏各层界面的活动轨迹曲线,心内血液显示为暗带。此种能反映心脏各界面(包括瓣膜)间距、厚度、运动方向及活动规律的曲线图为M型超声心动图。

第二章 甲状腺疾病的超声诊断

甲状腺是人体最大的内分泌腺体。近年来,甲状腺疾病的检出率逐年增加,包括甲状腺先天发育异常、甲状腺功能异常、甲状腺炎、甲状腺良性结节及恶性肿瘤。甲状腺结节作为内分泌系统较常见的疾病,大多为良性,恶性占 7%~15%。根据病理表现不同,甲状腺癌可分为分化型甲状腺癌、来源于甲状腺滤泡旁细胞的髓样癌和起源于去分化细胞的未分化癌。其中,分化型甲状腺癌又分为乳头状癌和滤泡性癌,主要为乳头状癌。

超声是甲状腺疾病的首选检查方法,除了常规高频灰阶超声和多普勒超声以外,还有超声造影和弹性成像等新技术用于甲状腺疾病的诊断。超声介入性诊疗技术已广泛应用于甲状腺疾病,超声引导下甲状腺结节穿刺活检病理学检查是目前诊断结节良恶性的可靠方法,主要包括超声引导下细针穿刺细胞学活检技术(FNA)和超声引导下粗针穿刺组织学检查(CNB)。

甲状腺其他影像学诊断方法包括核素扫描、CT、MRI 及正电子发射计算机断层显像(PET-CT)。CT 检查有助于胸骨后甲状腺病变的诊断,MRI 可发现甲状腺内异常信号区,核素扫描有助于评估甲状腺结节的功能状态,识别异位的甲状腺组织。对于甲状腺内的甲状旁腺腺瘤,超声检查易误诊为甲状腺内结节,核素显像可帮助鉴别。甲状腺实验室检查如促甲状腺激素(TSH)、三碘甲状腺原氨酸(T_3)、甲状腺素(T_4)、甲状腺球蛋白(Tg)及甲状腺相关抗体检测对疾病的鉴别诊断及术后监测随访具有重要的价值。

随着分子生物学技术的发展,多种原癌基因及抑癌基因被证实参与了甲状腺癌的发生和发展,并影响着甲状腺癌的预后。越来越多的甲状腺癌分子标志物如 BRAF、RAS、RET 癌基因及 TERT 启动子检测已应用于临床,联合细针穿刺细胞学活检技术,大大提高了甲状腺癌的检出率及术前诊断的准确性。

第一节 超声检查常规

甲状腺超声横切面扫查时,由前至后依次为皮肤、浅筋膜、深筋膜浅层、舌骨下肌群及气管前筋膜。甲状腺两侧叶前方显示的低回声为胸骨舌骨肌和胸骨甲状肌,颈外侧为胸锁乳突肌,两侧叶后方相对称的为颈长肌。

甲状腺横切时呈蝶形,左右对称,包膜完整,中央的峡部连接左右两叶。甲状腺实质一般呈均匀的稍高或中等回声,略低于正常下颌下腺,峡部后方中央为气管,呈弧形强回声带,后方逐渐衰减呈无回声,气管正后方为颈椎椎体。甲状腺后方外侧为颈总动脉和颈内静脉。近半数的甲状腺左叶后方、气管旁可显示食管,部分甲状腺右叶后方也可见到食管。

甲状腺侧叶纵切面扫查时,在颈前肌、颈侧肌或胸锁乳突肌与颈长肌之间显示侧叶呈上极较尖小、下极较钝,均匀分布的椎体状中等回声,其后方为颈总动脉或颈内静脉。颈长肌前方显示一小神经血管束,包含喉返神经和甲状腺上、下动脉。

正常人甲状腺上下径变异较大,高瘦者侧叶长径可达7~8cm,而矮胖者侧叶长径可小于5cm,前后径差异相对较小。甲状腺测量前后径意义最大,其次为左右径,侧叶前后径不能超过2cm。

甲状腺上动脉为颈外动脉第一分支,位置表浅,向内下方行至甲状腺上极后分为前、后两支,较甲状腺下动脉容易显示。甲状腺下动脉起自锁骨下动脉分支甲状颈干,到达甲状腺下极背侧分为上、下两支。甲状腺上、下动脉的平均内径约0.2cm,呈单向搏动性频谱,收缩期急速上升,峰值流速20~40cm/s,舒张期缓慢下降。

甲状腺3对静脉在甲状腺内显示点状及条状、分布稀疏的血流信号,呈连续性静脉频谱。

第二节　检查适应证、内容与方法

一、检查适应证

凡颈前区感到不适或肿大,出现颈部压迫感、声音嘶哑、吞咽困难、呼吸困难等症状,或体检、其他辅助检查发现甲状腺形态、大小、质地异常,触及可疑结节,或临床怀疑甲状腺功能亢进或减退等,均适宜做甲状腺超声检查。

1.甲状腺病变相关症状和体征

(1)甲状腺局限性或弥漫性肿大。

(2)甲状腺触诊结节,进一步判断结节囊实性或鉴别良恶性。

(3)检查甲状腺功能亢进或减退,进一步了解甲状腺病变。

(4)临床怀疑亚急性甲状腺炎或桥本甲状腺炎。

(5)临床怀疑甲状腺脓肿或血肿病变。

(6)颈部淋巴结病变或甲状旁腺疾病。

(7)甲状舌骨囊肿,需与甲状腺疾病鉴别。

2.甲状腺外科手术术前、术中及术后评估

(1)术前评估:甲状腺结节的位置、数目、数量及大小,评估结节与甲状腺包膜或周边结构的关系,以及颈部淋巴结情况。

(2)术中评估:甲状腺病灶术中定位及手术指导。

(3)术后评估:了解甲状腺术后局部血肿及水肿情况,评估肿瘤局部复发或淋巴结转移情况。

3.甲状腺病变随访

(1)甲状腺弥漫性病变药物、放射治疗的疗效随访。

(2)对穿刺活检病理为良性的结节进行动态随访。

4.超声引导下介人诊断和治疗

(1)超声引导下甲状腺经皮穿刺细胞学或组织学活检术等。

(2)超声引导下甲状腺囊性结节或囊性为主结节的囊液抽吸、药物灌注治疗;实性或实性为主结节的射频、微波及激光消融等。

5.高危人群筛查

(1)儿童或青少年有颈部受辐射史。

(2)家族有甲状腺癌病史。

(3)有家族性腺瘤性息肉病、Cowden 综合征、乳腺癌、家族性多发性内分泌肿瘤综合征、家族性甲状腺髓样癌等病史。

二、检查内容

1.大小　横断面及纵断面测量其大小,以判断甲状腺体积增大、缩小情况。

2.内部回声　根据超声仪成像频率及分辨率的不同,不同仪器所显示的正常甲状腺实质回声略有差异,分辨率较高时实质回声细密均匀,而仪器分辨率降低时回声则较为粗大,均匀性下降。在判断甲状腺实质回声水平时,一般选择胸锁乳突肌为参照物,正常腺体回声高于肌肉回声,呈均匀细点状,其实质回声与正常下颌下腺及腮腺相似。判断甲状腺结节时应以正常的甲状腺回声作为参照,从而确定其回声水平。

3.多普勒超声显像

(1)彩色多普勒血流信号:正常甲状腺实质内可见少许散在的点状血流信号。甲状腺上动脉位置表浅,在侧叶纵断面上极易显示,呈细等号样管状结构,呈分支状自颈外动脉起始部的前壁发出,斜向下走行,内径一般小于 2mm,横断面呈圆形或椭圆形,位于颈总动脉内侧,在其下极极易显示较粗的甲状腺下静脉。甲状腺下动脉大部分起自锁骨下动脉的甲状颈干分支,内径为 1.5~2.0mm,横断面上一般可见其从颈总动脉后方横过,呈管道状。甲状腺最下动脉超声显示率不高,内径较细,一般为 1mm 左右。甲状腺静脉分为上、中、下 3 对,纵断面可见许多细小的无回声围绕在甲状腺表面。挤压探头有助于甲状腺静脉的辨认,表现为可压扁的管道回声。

(2)脉冲多普勒血流信号:甲状腺动脉的测值最为重要,甲状腺动脉要记录其收缩期最大血流流速(PS)、舒张末期血流流速(DV)、搏动指数(PI)、阻力指数(RI)等重要参数。

三、检查方法

1.仪器条件及调节

(1)仪器条件:目前,甲状腺超声检查多采用多普勒超声诊断仪及高频宽带线阵探头,如 5~12MHz,或更高频率带宽的探头,在具体操作过程中,可以根据实际情况调整探头频率,如甲状腺体积较大时,可采用较低频带的探头以获得全面的图像,得到更多信息。

(2)仪器调节:首先选择机器中预设的检查模式,目前的中高档彩超仪都常规设有甲状腺检查模式;其次,开启此模式后为了获得最佳的显像效果,要进行相应的调节,包括深度、聚焦及二维灰阶总增益及彩色增益、彩色标尺、彩色取样框的大小及偏转角度、频谱多普勒状态下的取样门的宽度、取样线与血流的角度等;最后对于一些特殊情况要特殊调节,如明显肿大的甲状腺的测量可以采用双幅图像进行上下及左右拼接,或加用拓宽视野成像技术,或换用低频探头,对于感兴趣区可以采用局部放大功能。

2.检查前准备工作

(1)患者准备:嘱患者脱去高领衣物及取下颈部饰物,常规取仰卧位,肩部及颈后垫枕,充分暴露扫查视野。如果甲状腺体积较大,可以嘱患者头部转向对侧或适当侧动体位。

(2)医师准备:医师应详细了解患者的临床症状体征、相关实验室检查、其他影像学资料及既往检查病史。必要时可以进行适当的体格检查。

3.扫查方法

(1)二维灰阶图像扫查

1)横断面扫查:嘱患者平静呼吸,尽量减少吞咽动作,首先进行横断面扫查,将探头置于颈前正中、甲状软骨下方水平,自上而下进行滑行扫查,直至甲状腺下极消失为止,并分别对两侧叶进行横断面扫查。须注意扫查时一定要尽可能使探头垂直于皮肤,在最大横断面测量两侧叶的左右径、前后径。左右径即从气管强回声边缘向甲状腺外侧缘作水平线,该线最大测值即为左右径;垂直于左右径作最大前后径,即为甲状腺前后径;峡部测量在气管前方峡部正中处,选择峡部最厚处进行测量。

颈前皮肤呈弧形强回声,其深方可见回声较低的颈前肌群,两侧可见梭形对称的胸锁乳突肌断面。气管呈弧形强回声位于中央,后伴宽大声影,气管两侧即为甲状腺左右叶,两侧叶间由峡部相连,略呈马蹄形或蝶形。食管位于气管深方,大部分被气管后方声影遮盖,部分患者于甲状腺左叶背侧可探及食管左侧管壁,横断面为半月形,层次清晰,饮水时管腔内可见液体流动回声加以证实。甲状腺两侧叶的后外侧为颈总动脉及颈内静脉的横断面,寻找甲状腺两侧叶外缘的重要解剖学标志即为颈部大血管。两侧叶深方可见左右横向排列呈条状的颈长肌。

2)纵断面扫查:沿甲状腺左右侧叶长径,由内向外或由外向内作一系列滑行纵切扫查,可显示呈长梭形或柳叶状的侧叶纵断面。扫查时仔细观察纵断面全貌,注意包括上极及下极,正常上下极边缘呈锐角。两侧叶长径的测量从甲状腺腺体组织最高点测至最低点。

(2)多普勒超声检查

1)彩色多普勒血流信号显示:在二维超声检查后要进行彩色血流信号的探查,观察甲状腺内部及大血管的血流信号,一般嘱患者平静呼吸,尽量不要吞咽,必要时可以屏气。由于甲状腺实质及结节内血流速度较慢,因此彩色速度标尺一般调整为 5cm/s 左右,但对于甲状腺上动脉的显示可根据实际需要上调速度标尺。在彩色增益调节方面,一般以能够显现血流信号而不出现彩色噪声为宜。

2)频谱多普勒血流信号显示:脉冲多普勒可以测量甲状腺血管的血流频谱状态及相关血流参数。甲状腺实质病灶内部的血管内径较细,测量时尽可能调小取样门,可以采

9

用取样门的最小值,一般为0.5mm。测量甲状腺上动脉等较大血管时必须使夹角≤60°,并且测量这些大血管时要适当增加取样门宽度。另外脉冲波重复频率也不宜过大,通常使频谱波形处于图像显示高度的2/3水平为宜。

四、检查注意事项

1.在二维灰阶图像上甲状腺静脉管壁较薄,以甲状腺实质为边缘,极易误诊为甲状腺囊肿,此时可以改变探头方向,见管道状结构自甲状腺内部向外延伸,可以鉴别两者。

2.有时甲状腺双侧叶前方筋膜界面会形成声影,影响后方腺体的观察,此时可适当转动患者头部以避开声影。

3.若有甲状腺锥状叶存在则应该仔细检查,并加做锥状叶长轴矢状面及最大横断面扫查。

4.超声测量甲状腺长径有可能受到探头长度及扫查方式的影响。

5.测量甲状腺上动脉流速时不宜过度加压,以防人为造成阻力指数测值过高的假阳性。

6.在甲状腺全面扫查的基础上,一定要检查淋巴结,包括甲状腺周围淋巴结、颈部淋巴结。

第三节 甲状腺肿

一、单纯性甲状腺肿

单纯性甲状腺肿又称非毒性甲状腺肿,俗称大脖子病,是由于各种原因引起的甲状腺素合成不足而导致的甲状腺代偿性肿大,不伴有甲状腺功能异常。可分为地方性和散发性两种。多见于儿童期及青春期,女性的发病率是男性的3~5倍。本病大多预后良好,部分会随青春期发育而缩小甚至自行消失,部分可发展为结节性甲状腺肿等。

1.病理与病性改变 单纯性甲状腺肿在病理改变上可分为三期。

(1)弥漫性滤泡上皮增生(增生期):当甲状腺素减少时,垂体促甲状腺激素增多,使滤泡上皮明显增生。肉眼观,甲状腺呈弥漫性肿大,表面光滑无结节。镜下,滤泡上皮显著增生呈立方或柱状,伴有小滤泡增生,内含少量胶质。

(2)弥漫性胶性甲状腺肿(胶质贮积期):由于滤泡上皮增生,功能增强,使甲状腺素达到暂时平衡。肉眼观,甲状腺均匀弥漫肿大,表面光整无结节,切面见大量胶质。镜下,滤泡上皮变扁平,滤泡腔高度扩张,大量胶质堆积。

(3)结节性甲状腺肿(结节期):由于甲状腺内不同部位的滤泡上皮增生与复旧变化不一致,后期可形成不规则结节。肉眼观,结节大小不一,凹凸不平,境界清楚但无完整包膜,常发生囊性变、出血、钙化及纤维化等改变。镜检:滤泡大小不一,上皮扁平或低立方形,大滤泡腔内充满胶质,也可见不含胶质的小滤泡。

2.临床表现 早期单纯性甲状腺肿多无明显症状,多被他人发现或自己察觉有甲状腺轻中度增大。此时甲状腺双侧叶呈弥漫性肿大,质软,无血管杂音,无震颤,患者也无甲状腺功能亢进或减退。后期逐渐发展呈巨大甲状腺肿,并可有大小不等的结节,呈结节性甲状腺肿,可伴有甲状腺功能亢进或减退的表现。巨大甲状腺肿可引起压迫症状,如咳嗽、声音嘶哑、呼吸不畅、吞咽困难或恶心、呕吐等。位于胸骨后的甲状腺肿则可引起上腔静脉压迫综合征表现。本病根据甲状腺肿大程度可分为Ⅰ度、Ⅱ度和Ⅲ度。

3.超声表现

(1)病程早期:甲状腺双侧叶体积增大,形态规则,实质回声均匀,多普勒超声示血流信号未见明显异常。

(2)病程进展期:甲状腺双侧叶体积增大,形态尚规则,回声欠均匀,多普勒超声示血流信号稍丰富。

(3)病程后期:腺体实质回声增粗,可见大小不等的结节,结节边界清晰,部分内可见囊性无回声区或粗大强回声斑。多普勒超声示血流信号稍丰富。

(4)超声弹性成像:弹性图像特征与其内部结构密切相关。由于滤泡上皮增生、胶质沉积,甲状腺腺体整体硬度不高;随着病程进展结节形成,部分结节内出现囊性变或强回声斑,硬度也随之变化。

(5)超声造影:表现为甲状腺实质内造影剂均匀灌注,结节形成后多表现为结节内造影剂均匀灌注,呈等增强,一般在稍后的时间段可见周边环状增强。

4.超声诊断与鉴别要点　结合临床表现及实验室检查,超声诊断与鉴别要点详见表2-1。

表2-1　单纯性甲状腺肿与弥漫性毒性甲状腺肿、早期桥本甲状腺炎的鉴别要点

鉴别要点	单纯性甲状腺肿	弥漫性毒性甲状腺肿	早期桥本甲状腺炎
肿大特点	侧叶长径增大为主	侧叶长径增大为主,峡部增大不明显	侧叶前后径和峡部增大为主
实质回声	正常或稍不均匀	弥漫性减低,较均匀	弥漫性减低,可见强回声分隔及散在回声减低区
多普勒超声	正常或轻度增加	火海征	火海征或中度增加
甲状腺上动脉	流速正常或轻度加快	流速明显增快,多数 ≥ 100cm/s	流速中等增快,多数 < 100cm/s
腺体弹性(探头加压前后径缩短)	中度	显著	不显著
突眼	不伴	大多伴有	不伴或较少
T_3与T_4	正常	升高	正常、一过性升高或减低

（续表）

鉴别要点	单纯性甲状腺肿	弥漫性毒性甲状腺肿	早期桥本甲状腺炎
甲状腺自身抗体	阴性	促甲状腺激素受体抗体（TR-Ab）阳性率80%~90%，抗甲状腺球蛋白抗体（Tg-Ab）与抗甲状腺过氧化物酶抗体（TPO-Ab）可阳性，但滴度较低	Tg-Ab 与 TPO-Ab 阳性，滴度较高
甲状腺摄碘率	一般正常	明显增高，不能被 T_3 抑制	正常或增高，可被 T_3 抑制
FNA	增生的滤泡上皮细胞，不伴淋巴细胞浸润	滤泡细胞功能旺盛，背景无或可见少量至中量淋巴细胞，但无嗜酸性变细胞，可见少许退行性变细胞	中等/大量淋巴细胞和（或）浆细胞浸润，可有生发中心，可见或多见嗜酸性变细胞，退行性变细胞多见

5.实验室与其他影像学检查

（1）实验室检查：包括甲状腺激素、抗体及甲状腺摄碘率测定。散发性单纯性甲状腺肿患者血常规正常或表现为轻度贫血，甲状腺功能及摄碘率大多正常，TSH 水平可正常或有不同程度的增高。如为缺碘引发可伴有尿碘降低，血白蛋白结合碘（PBI）降低。结节性甲状腺肿或混合性甲状腺肿患者的血清 TSH 水平可低于正常，部分促甲状腺激素释放激素（TRH）兴奋试验其 TSH 反应较低，T_3 抑制试验不受抑制，多有自主性调节趋势的功能变化。Tg-Ab 和甲状腺微粒抗体（TMA）阳性时，应考虑桥本甲状腺炎的可能，应做病理穿刺及细胞学检查，明确诊断。

（2）其他影像学检查：甲状腺放射性核素显像可表现为甲状腺肿大，放射性分布均匀。CT 表现为甲状腺弥漫性肿大，甲状腺组织的 CT 值通常在 70Hu 以上。MRI 可见甲状腺增大。

6.治疗方法

（1）生理性甲状腺肿：可不予药物治疗，宜多食含碘丰富的海带、紫菜等食物。

（2）20 岁以下的弥漫性单纯性甲状腺肿患者：可给予小剂量甲状腺素或左甲状腺素以抑制腺垂体 TSH 分泌，从而缓解甲状腺的增生和肿大。

（3）伴以下情况时，可施行甲状腺手术或微创消融术：①因气管、食管或喉返神经受压引起临床症状者；②胸骨后甲状腺肿；③巨大甲状腺肿影响生活和工作者；④结节性甲状腺肿继发功能亢进者；⑤结节性甲状腺肿疑有恶变者。

（4）手术方式：多采用甲状腺次全切除术。

二、结节性甲状腺肿

结节性甲状腺肿是一种常见的甲状腺良性疾病，发病率较高，有报道患病率可达 4%。患者多数有单纯性甲状腺肿病史，发病年龄一般在 30 岁以上，且女性发病率多于男性,女性与男性发病之比为(4~5)∶1。

1.病因 结节性甲状腺肿的发病机制与病因目前仍不明了,很可能是多因素所致,如遗传、放射、免疫、地理环境、致甲状腺肿物质、碘缺乏、化学物质刺激及内分泌变化等。近年来甲状腺肿瘤基因突变也有相关研究。

2.临床表现 一般病史较长,进展缓慢。早期可无症状,患者多无意中发现甲状腺结节前来就诊。甲状腺肿大程度不一,多不对称。结节数目及大小不等,一般为多发性结节,结节质软、光滑、无触痛。结节较大时可发生压迫症状,如呼吸困难、吞咽困难和声音嘶哑等。结节内急性出血可致肿块突然增大及疼痛。

伴发甲状腺功能亢进(甲亢)时,患者有乏力、体重下降、心悸、心律失常、怕热多汗、易激动等症状,但甲状腺局部无血管杂音及震颤,突眼及手指震颤少见。来自碘缺乏地区的患者也可伴有甲状腺功能减退(甲减)表现,出现心率减慢、水肿与皮肤粗糙及贫血表现等。老年患者症状常不典型。

3.超声表现

(1)灰阶超声:甲状腺正常大小或两侧叶不对称性增大。甲状腺内部回声不均匀,可见回声不等的结节,边界清晰,无明显包膜,其内可见囊性变,可伴有弧形或颗粒状强回声斑。

(2)多普勒超声:结节内血供状态不等,有的结节内部血流丰富,甚至呈彩球样;以退化为主(囊性变)的结节内部无或少许血流信号。结节以外的甲状腺实质血流信号无明显增多,甲状腺上动脉内径正常或稍增宽,流速在正常范围内或稍加快。

(3)超声弹性成像:结节超声弹性表现为偏绿色或以绿色为主,质地较软。

(4)超声造影:一般与周围正常甲状腺组织同步等增强是结节性甲状腺肿的超声造影特征。

4.超声诊断与鉴别要点 本病需与甲状腺腺瘤、甲状腺乳头状癌相鉴别(表2-2)。

表2-2 结节性甲状腺肿、甲状腺腺瘤与甲状腺乳头状癌鉴别要点

鉴别要点	结节性甲状腺肿	状腺腺瘤	甲状腺乳头状癌
数量	多发多见	单发多见	单发多见
形态	规则或不规则	椭圆形或圆形	不规则
边界	清晰或模糊	清晰	不清晰
包膜	无	有	无
内部回声	不均匀,内部回声多样	均匀,多为等或高回声	多为实性不均质低回声
囊性变	常见	常见	少见
晕环	有或无	常有均匀低回声晕	常无
钙化	有或无	少见,粗大钙化	多见,微小钙化

（续表）

鉴别要点	结节性甲状腺肿	状腺腺瘤	甲状腺乳头状癌
内部血供	血供程度不一	实性部分血供丰富,分布尚规则	血供程度不一,分布不规则
环绕血流	有或无	常有,大于1/2圈	无或小于1/2圈
颈部淋巴结转移	无或伴反应性淋巴结	无或伴反应性淋巴结	可伴有转移性淋巴结
核素显像	可为温结节或凉结节	可为温结节或凉结节	多为冷结节

5.实验室及其他影像学检查

（1）实验室检查:甲状腺功能检查多正常,后期多有甲状腺功能减退。TRH 兴奋实验,其 TSH 水平对 TRH 无反应。

（2）其他影像学检查:放射性核素显像可见放射性分布不均匀,温结节和凉结节均可存在。CT 表现为甲状腺非对称性增大,伴有出血、囊性变或强回声斑所致的不均匀区。MRI 表现为弥漫性信号不均,可显示小至 3~5mm 的结节。

6.治疗方法

（1）内科药物治疗结合手术治疗:内科药物治疗后结节缩小可保守治疗。结节增大有压迫症状者,应切除甲状腺结节手术治疗,术后应观察甲状腺功能变化。对热结节有功能自主性者也应采取手术治疗。

（2）手术治疗:分为甲状腺次全切除术及甲状腺全切除术,术后常有甲状腺功能减退,采用甲状腺激素终身替代治疗。

（3）消融治疗:近年来超声引导下射频消融应用于结节性甲状腺肿的治疗,有很好的效果,且术后并发症较少。

三、毒性弥漫性甲状腺肿

毒性弥漫性甲状腺肿又称原发性甲状腺功能亢进症、突眼性甲状腺肿或格雷夫斯病（Graves 病）,是一种伴甲状腺激素分泌过多引起的特异性自体免疫性疾病。本病的发病率约0.5%,多见于 20~40 岁女性,女性与男性的发病率之比为（4~9）：1。对于 Graves 病的发生尚未得到肯定的解释,大部分学者认为与遗传、精神、免疫系统等有关。

1.病理与病性改变　肉眼见甲状腺通常是左右对称的弥漫性肿大,表面轻度凹凸不平,血管明显增粗,清晰可见,甲状腺呈略带光泽的红色。镜下滤泡上皮的过度增生是 Graves 病的基本病理表现,由大小不等的滤泡组成的小叶结构。有胶质的滤泡中可见到 scalloping 空泡。过度增生上皮常排列成乳头状或锯齿状结构,细胞为高柱状、胞质淡染,有时可见散在的多倍体化大型细胞核。间质多呈轻度纤维化并伴有淋巴细胞浸润和树突状细胞增加。2%~9%的毒性弥漫性甲状腺肿可合并腺瘤、乳头状癌或滤泡癌等肿瘤性病变。

甲状腺激素分泌过多的病理生理机制尚未完全阐明,有学者认为过量的甲状腺激素对线粒体氧化磷酸化过程产生影响,引起临床症状。如甲状腺激素提高基础代谢率,加快营养物质的消耗。甲状腺激素可加强儿茶酚胺在神经、心血管和胃肠道等脏器中的兴奋和刺激,同时对肝脏、心肌和肠道也有直接刺激作用。

2.临床表现　多数患者以甲状腺肿大就诊,可伴有颈部杂音和震颤。部分功能亢进患者可有神经系统、心血管等多系统异常的表现。例如,情绪激动,舌、手有细震颤,怕热,发生危象时可出现高热、心动过速、心悸、胃纳明显亢进但体重下降、大便次数增多、疲乏无力、紫癜、贫血。女性患者可出现月经减少、周期延长、闭经;男性患者可发生阳痿或乳房发育等,部分患者可见对称性黏液性水肿、匙状甲、浸润性或非浸润性突眼等临床表现。

3.超声表现　灰阶超声显示毒性弥漫性甲状腺肿患者甲状腺多呈弥漫性、对称性、均匀性中度增大(包括峡部),可增大 2~3 倍,少数为不均匀肿大。肿大甲状腺可压迫颈动脉鞘,使血管移位。甲状腺包膜常不规则,但包膜完整且与周围组织无粘连。实质回声多呈低、中等,分布均匀或不均匀,可表现为均匀性减低,或是局限性不规则片状减低,或是弥漫性细小减低回声,构成"筛孔状"结构。少部分病例可见结节样回声,结节的回声可为实质性、囊实混合性和囊性,甲状腺弥漫性肿大的基础上反复增生复旧,可形成结节,与结节性甲状腺肿的表现类似。

多普勒超声显示甲状腺实质内弥漫性分布短棒状及索条状血流,血管内径增宽,血流信号丰富并有搏动,甲状腺内血流呈"火海征",多数患者甲状腺上动脉内径增宽,流速增快,流量增加,实质内动脉呈高速低阻,还可见高速静脉宽带频谱。

4.超声诊断与鉴别诊断要点　毒性弥漫性甲状腺肿的超声图像和桥本甲状腺炎相似,前者会出现甲亢的高代谢表现。另外,彩色多普勒超声所见"火海征"并不是甲亢所特有,甲减时也可出现,需结合病史、TSH 水平及甲状腺核素扫描以明确诊断。当合并结节时,需与结节性甲状腺肿相鉴别,结节肿患者甲状腺呈非对称性肿大,轮廓清晰,表面不光滑,呈结节性,实质增粗分布不均,可见多个结节,大小不等且无包膜,结节内常出现囊性变、钙化等。对于声像图上鉴别有困难时,应注意结合患者症状、体征、临床表现及实验室检查等资料。

5.实验室及其他影像学检查　毒性弥漫性甲状腺肿血清 T_3、T_4 升高,TSH 降低,摄碘率增高,血清甲状腺刺激性抗体(TS-Ab)阳性,血脂可减低,血糖升高或糖耐量减低,血清磷、碱性磷酸酶及骨钙素升高等。

核素扫描甲状腺呈现弥漫性放射性碘吸收亢进。X 线检查可以帮助确定气管有无受压、甲状腺的腺体有无坠入胸腔内。CT 扫描有助了解甲状腺位置,甲状腺与血管和食管的关系。MRI 检查甲状腺弥漫性增大,T_1WI、T_2WI 均表现为高信号,增大的腺体实质内可见较多索条状纤维间质和扩张血管影。

6.治疗方法　主要应用抗甲状腺药物治疗、放射性碘治疗、手术治疗及介入栓塞治疗。近年来,有研究证实局部热消融治疗毒性弥漫性甲状腺肿也取得较好疗效。

第三章　乳腺疾病的超声诊断

第一节　超声检查常规

超声检查能清晰显示乳房内各层软组织结构,超声诊断乳腺疾病主要用于:①确诊乳腺内肿块并判断囊实性;②鉴别乳腺肿瘤良恶性及肿瘤定位;③无创观察部分乳腺导管情况;④观察腋窝及胸廓旁淋巴结肿大情况并判断肿大淋巴结性质。

由浅至深,正常乳腺的声像图由皮肤、皮下脂肪层、腺体层组成,乳腺后方为乳腺后间隙和胸壁结构。乳腺随年龄和生理状态的变化主要表现在脂肪和腺体的变化,通常,随着年龄增加,腺体内终末导管和腺泡萎缩,腺体变薄,回声增高,皮下脂肪和乳腺后间隙脂肪相对增多。

一、皮肤

皮肤表现为一条平直带状稍强回声,厚度<2mm(厚度≥2mm定义为皮肤增厚,在乳晕周围区域和乳房下皱襞,正常的皮肤厚度可达4mm)。乳头大小因年龄、发育及经产情况而异。年轻、乳房发育良好及未生育者,乳头较小,哺乳后乳头增大,色素加深。

二、皮下脂肪层

介于皮肤和腺体层之间,除乳头外,腺体层均被脂肪组织覆盖。皮下脂肪厚薄因年龄和肥胖程度差异较大。皮下脂肪呈较低回声,穿行于其间的线状高回声为库珀(Cooper)韧带。库珀韧带将皮下脂肪分隔为结节样低回声结构,检查时需注意观察,勿误认为肿瘤。老年女性库珀韧带较青春期女性容易显示。

三、腺体层

腺体层回声与年龄及妊娠哺乳相关。青春期腺体组织相对较多,呈低回声,分布可稍不均匀,其间高回声的间质偏少,扪诊质地稍硬。性成熟期或育龄腺体层回声结构差异较大,整体上腺体组织相对减少,结缔组织较多,两者交织而成,此时腺体层的回声相对青春期增高,其间可见低回声条状结构,时常可见高回声管腔闭合线,向乳头方向汇聚,为导管所致,呈高低回声相间的斑纹征图像,并可见少量散在的片状低回声区域,为腺体(小叶为主)组织所致。妊娠期受激素影响,腺泡充分发育,腺管内径增宽、分支增多,此时间质变薄,腺体层增厚,腺体层回声普遍减低。哺乳期腺管腔进一步扩张,管壁薄而光滑,腔内充满乳汁,有时可见流动现象,CDFI显示血管增多、增粗,血流速度加快。绝经后进入老年萎缩期,此时腺体萎缩退化,腺体层变薄,高回声的索条状结构为主或突现,中等回声的脂肪组织随之增多。

四、乳腺后间隙及胸壁

乳腺后间隙位于浅筋膜深层与胸壁肌层之间,以脂肪为主。

超声图像可清楚显示胸大肌、胸小肌及肋间肌,肌筋膜为线状稍高回声,连续光滑,肌纤维呈相对稍低回声。肋骨长轴为带状强回声伴声影,肋骨短轴为弧形强回声伴声影。肋软骨短轴声像与乳腺低回声肿瘤尤其是纤维腺瘤类似,可根据解剖层次、内部及后方回声进行鉴别。

五、区域淋巴结

正常腋窝淋巴结呈卵圆形或蚕豆形,长径与短径的比值大于2,淋巴门结构表现为中心稍高回声,与周围脂肪纤维结缔组织的回声相似,皮质表现为淋巴门周围、位于被膜下的薄层低回声,显示或不显示淋巴门血流。胸骨旁淋巴结、胸肌间淋巴结通常不显示。

第二节　检查适应证、内容与方法

一、检查适应证

1.主要适应证

(1)患者主诉乳腺不适或有乳腺疾病相关临床症状和体征。

(2)患者经钼靶X线摄影检查、磁共振检查或其他影像检查提示乳腺病变。

(3)致密型乳腺癌患者排除隐匿型乳腺病变。

(4)常规体检:包括乳腺疾病的筛查,以及哺乳期妇女、妊娠期妇女的乳腺评估。

(5)乳腺植入物的评估:植入物的完整性、有无变形等。

(6)乳腺疾病患者的术前和术后评估:包括术前对肿块位置、大小、数目、血流情况和淋巴结转移的评估,以及术后排除局部血肿、皮下积液、胸壁局部复发和转移等。

(7)乳腺病变的随访:包括一般乳腺病变的随访和放化疗患者的疗效评估。

(8)超声引导下乳腺疾病和腋窝淋巴结的穿刺活检及介入治疗。

(9)胸壁皮肤肿块或异物的评估。

2.绝对禁忌证　无绝对禁忌证。

二、检查内容

1.乳腺整体评估

(1)乳腺外形有无失常,双侧是否对称,乳腺表面皮肤有无改变(如橘皮样变)。

(2)乳腺回声强度(随乳腺组织中腺体与脂肪组织比例的变化而有差异)。

(3)乳头有无牵拉、内陷。

(4)乳腺内的血流情况,双侧是否对称。

(5)腺体层结构的评价。

2.乳腺病变的评估

(1)病变的性质:弥漫性病变或局限性病变。

(2)病变的范围:一般测量三个径线,包括肿块的最长径、前后径及与之垂直断面的上下径。对有晕环征的肿块,测量时应包括周边回声增强的不规则外缘。

(3)病变的特征

1)形态(分为3类):椭圆形(可能包括2~3个大分叶)、圆形、形态不规则。

2)方位(分为2类):平行、不平行。参照皮肤回声线来定义方位,平行是指肿块长轴与皮肤平行,横径大于前后径;不平行是指肿物前后径大于横径,圆形肿块定义为不平行。

3)边缘(分为2类):光整、不光整。光整是指整个肿块的全部边缘都是界限清晰的。当肿块任意部分不光整时,肿块的边缘即描述为不光整。不光整可进一步详述为模糊、成角、微小分叶、毛刺或这些特征的组合。

4)内部回声(分为6类):无回声、低回声、等回声、高回声、囊实混合性回声和不均匀回声。将肿物与乳腺脂肪组织相比较来确定其内部回声,其中不均匀回声仅用来描述实性肿块。

5)后方回声特征(分为4类):后方回声无改变、后方回声增强、后方回声衰减和后方回声混合性改变。需注意的是肿块侧方声影不属于后方回声衰减。当肿块具备一种以上的后方回声特征时,可描述为肿块后方回声呈混合性改变。

6)钙化(分为3类):导管内钙化、肿块内钙化和肿块外钙化。以≥0.8cm为界值,钙化可分为微钙化和粗钙化。

7)血供情况(分为3类):肿块没有血流信号显示、肿块内部显示血流信号和肿块周边显示血流信号。血流信号的显示与肿块大小有关,需结合肿块大小、血流丰富程度和分布来判断肿块性质。

8)弹性:利用弹性成像技术评价肿块的软硬度。

9)肿块周围组织改变(分为4类):①结构扭曲,指正常乳腺解剖层次破坏,库珀韧带增厚或僵直;②导管改变,表现为不正常的管径或导管呈树枝样改变;③皮肤改变,包括皮肤增厚(正常皮肤厚度<2mm)和皮肤收缩(皮肤表面凹陷或边界不清,呈绷紧状态);④水肿,声像图表现为周围组织增厚、回声增强。

(4)乳腺病变的位置:首先,明确肿块的解剖层次,乳腺区域肿块可位于乳腺腺体、皮肤、皮下脂肪层或胸壁。其次,乳头和乳晕区肿块单独描述,其他区域肿块采用象限定位法和时钟定位法相结合的方式描述。以乳头为中心,经过乳头的水平线和垂直线将乳腺分为4个象限,即外上象限、外下象限、内上象限和内下象限,乳头和乳晕所在区域为中央区。时钟定位法即参照时钟表盘形式定位。例如,左乳外上象限1点位距乳头约3.8cm处腺体内探及3.1cm×2.6cm×2.3cm低回声结节。

3.双侧腋窝淋巴结的评估　根据美国癌症联合委员会(American Joint Committee on Cancer,AJCC)的资料,腋窝淋巴结分为3区:Ⅰ区(低位腋窝),胸小肌外侧缘以外的淋巴结;Ⅱ区(中位腋窝),胸小肌内外侧缘之间的淋巴结;Ⅲ区(高位腋窝),胸小肌内侧缘以内、位于锁骨下的淋巴结。超声检查时,腋窝Ⅰ区通常都能显示数个正常淋巴结,但Ⅱ区、Ⅲ区正常淋巴结一般不能显示。

超声检查淋巴结时应注意其大小、形态、皮质厚度、边缘和淋巴门受压、移位的情况。恶性淋巴结可以呈椭圆形、类圆形或形态不规则,声像图上表现为淋巴结皮质不均匀增厚、回声减低,高回声的淋巴门被压缩、移位或完全消失。

三、检查方法

1.患者准备 患者仰卧位,双侧手臂置于头部两侧,充分暴露双侧乳腺和双侧腋窝。乳房过大的患者,检查一侧乳房时,身体向对侧倾斜。

2.仪器及调节 采用彩色多普勒超声诊断仪,一般选择高频线阵探头。病变位置表浅者可调高探头频率,位置较深者则调低探头频率。检查深度一般调节至图像刚好显示胸膜。焦点位置与腺体深度一致,随病灶深度的改变而随时调节。对于较小病变,可选择局部放大功能观察病变及其周围。

3.检查方法

(1)放射状扫查(旋转扫查):从乳腺外缘向乳头方向,以及从乳头向乳腺外缘连续扫查。以顺时针或逆时针连续扫查360°。

(2)横向扫查:从胸骨旁向腋前线乳腺外侧缘方向,或从腋前线乳腺外侧缘向胸骨旁方向扫查。

(3)纵向扫查:从乳腺上缘至乳腺下缘,沿乳腺依次扫查。

(4)乳头和乳晕区扫查:乳头和乳晕深面为病变好发部位,尤其对于有乳头溢液,特别是有血性液体溢出的患者,应多角度多方位仔细检查,观察乳晕区域有无导管扩张,管壁有无增厚,导管走行是否自然,导管内有无结节等。

(5)腋窝淋巴结扫查:分别沿腋窝长轴和短轴扫查,检查腋窝肿大淋巴结、副乳腺或其他病变。

(6)扫查过程中各扫查路径要有重叠,以避免遗漏,遇到可疑区域时可通过结合病史,乳房触诊,双侧乳腺对照扫查,运用彩色多普勒超声、弹性成像等多种方法相结合,帮助做出最终诊断。

第三节 乳腺增生症

乳腺增生症是一种良性乳腺疾病,是正常乳腺组织发育和退变过程中发生的结构失常,与内分泌紊乱有关,是女性中多见的一类临床综合征。其在欧美的病理学名称是导管/小叶增生,不典型增生;疾病名称是腺病/结构不良。在国内,大部分学者认为它是一种疾病。

乳腺增生症多见于30~50岁的女性,据证实的病例系列统计,占乳腺良性病变的3%~4%。乳腺增生症并非炎症性或肿瘤性疾病,其大多数情况下是乳腺组织对激素的生理性"过度"反应,仅有少部分病变将会发展成为非典型增生或原位癌。

一、病理与病性改变

一般组织学上将乳腺增生症分为乳腺腺病、乳腺纤维囊性增生症及放射状瘢痕

(radial scar, RS)等,它们之间有依存关系,但不一定同时存在。

1.大体病理

(1)腺病通常肉眼下不容易被发现,少数病例表现为一种坚硬的、有弹性的灰色结节(又称结节性腺病或腺病瘤)。在极少数情况下,病灶内出现较多的钙化。微腺型腺病则表现为边界不清的硬化结节。

(2)乳腺纤维囊性增生症主要受累部位是乳腺终末导管——小叶单元,大的囊肿肉眼可见,小的镜下才可发现,为终末导管高度扩张所致,其内常含黄色或棕褐色的液体。

(3)放射状瘢痕一般肉眼也不容易被发现。当病灶较大时,形成黄色条纹,即反应性弹性纤维基质组成的质地坚硬的改变,形态不规则,此时可被肉眼所见,但难以与浸润性癌相鉴别。

2.组织病理学

(1)腺病主要包括硬化性腺病、结节型腺病、微腺型腺病、大汗腺腺病和腺管腺病等,最常见的特征是小叶、腺泡和管状结构的增生,由一层基膜包围的上皮细胞和肌上皮细胞层组成。其中,常见的硬化性腺病表现为腺泡结构、周围肌上皮细胞层和基膜的密集增生,小叶结构可发生扩张和变形,但小叶中央性排列仍可见,常见沙砾体钙化。大汗腺腺病表现为腺泡细胞的明显增生。微腺病呈非小叶中央型,腺泡由单层扁平立方上皮细胞构成,浸润基膜并缺乏肌上皮细胞。

(2)乳腺纤维囊性增生症是由终末导管、终末小叶增生形成被覆扁平上皮的囊肿,常伴有大汗腺化生。纤维囊性乳腺病中最重要的部分是上皮增生,其增生程度变化很大,大多数病例仅表现为轻度增生,无继发浸润性癌的危险性。

(3)放射状瘢痕病灶中心区可见透明变性的致密胶原纤维,有时可存在小而不规则的导管,其细胞无异形性,导管周围基膜完整,间质中缺乏反应性成纤维细胞增生。病灶周围可存在不同程度的导管扩张、导管上皮增生、大汗腺化生及增生等改变。

二、临床表现

乳腺增生症多见于30~50岁的女性,临床主要表现为一侧或者双侧乳房胀痛及肿块,具有周期性。乳房胀痛一般于月经前明显,月经后减轻,严重者整个月经周期都有疼痛。体检发现一侧或者双侧乳房内可有大小不一、质韧的单个或多个细小结节感,可有触痛,与周围分界不清,也可表现为弥漫性增厚。少数患者(约20%)可有乳头溢液,多为浆液性或乳汁样液体,血性液体少见。

三、超声表现

乳腺增生症发生于腺体层,超声基本征象一般可分为五种类型。

1.散在分布的囊肿,可为圆形或椭圆形,也可呈囊管状结构,内部为无回声;有些病灶内部可见分隔,分隔可以厚薄不均,呈囊实性回声;部分病灶囊壁或分隔上可见实性结节样改变,形成复杂性囊肿。

2.单发或多发的索条状低回声,直径≥2.0mm,此为导管增生所致。

3.单发或多发的片状或不成形的低回声区,回声可不均匀,边界不具体,后方回声无改变或稍增强或稍衰减。

4.单发或多发的局部增厚,回声不均,伴有较小的囊性改变,边界不清,后方可衰减,呈结构紊乱状态,多为纤维囊性病或者腺病所致。

5.单发或多发的低回声结节,回声可不均匀,边界欠清或较清,可不规则,有时可伴衰减,多为腺病所致。

以上病变类型可多种同时出现,累及一侧或双侧。CDFI 显示大多数结节内部无血流信号;上述复杂性囊肿的实性部位可见血流,血流增多时需要考虑是否行活检除外恶性。少数病变形态不规则,边界不清,部分呈毛刺状,类似乳腺浸润性癌的超声改变,但密切随访(间隔 3~4 个月)变化不明显,CDFI 显示内部无血流信号。对于年龄较大,病灶短期内明显生长、血流增多的病变则应行超声引导下穿刺活检除外恶性。

四、鉴别诊断要点

乳腺增生症根据患者临床表现结合超声、X 线及 MRI 检查均可以做出诊断,若与乳腺癌鉴别较困难时,可行活检或切除进行确诊。常常要与以下疾病进行鉴别。

1.积乳囊肿　一般见于哺乳期或哺乳后妇女,当囊内乳汁稀薄呈无回声时,易与乳腺纤维囊性增生症相混淆,后者常伴有与月经周期相关的乳痛症。

2.纤维腺瘤　当小叶内纤维组织增生明显、纤维化、玻璃样变性成瘤样肿块时,应与纤维腺瘤鉴别。结节是否有包膜是两者的主要鉴别点。纤维腺瘤常为单发,大多有完整的包膜,声像图上呈薄而光滑的包膜回声,可有侧方声影;而乳腺囊性增生症的结节无包膜,声像图上缺乏包膜回声。

3.乳腺癌　外形不规则的实性乳腺增生结节需与乳腺癌鉴别。根据结节边缘、纵横比、内部钙化、后方回声、血流等进行鉴别。增生结节虽然外形不规则,但边缘无蟹足状或角状凸起,结节纵横比<1,内部无血流或仅见少量血流;乳腺癌病灶多外形不规则,边缘模糊,可见角状凸起,肿瘤纵横比>1,内部可见沙砾样钙化,后方回声可衰减,肿瘤内常可见动脉血流,好发于中老年女性。

4.术后瘢痕　需与放射状瘢痕相鉴别。术后瘢痕有明确手术史,病变部位与手术部位完全一致。放射状瘢痕是一种少见的上皮性病变,超声难以分辨,在 X 线检查中的典型表现包括中央不透明区、星芒状结构、钙化等。MRI 检查可通过动态增强显像进行鉴别。

五、实验室及其他影像学检查

1.X 线片表现　①病变部位的棉花团或毛玻璃状密度增高影,边缘模糊不清,有时可见索条状结缔组织穿越其间,当伴有囊性改变时,其内可见圆形透亮影;②仅表现为病变区域不规则、沙砾状、点状钙化或绒毛样纤维密度影;③病灶中央不透明区、星芒状结构、钙化等,常导致周围结构的牵拉、扭曲,此时需要与乳腺癌相鉴别。

2.MRI 表现　为乳腺导管扩张,形态不规则,边界不清楚;分期不同,MRI 表现不同。早期为小叶增生型,表现多较典型,为弥漫性、区域性或局灶性的非肿块样强化;中期为纤维腺病型,晚期为硬化性腺病型,此两期多表现为肿块样,与乳腺癌相似,其强化特点也多变,可表现为无强化、显著强化、延时强化、快速强化等,易造成诊断不明确或误诊。MRI 可通过动态增强鉴别手术后瘢痕与放射状瘢痕,后者表现为病灶边缘模糊,可见毛刺,呈等 T_1 稍高 T_2 信号,弥散加权成像(DWI)呈等高信号,表观弥散系数(ADC)值减低,增强扫描病灶呈不均匀明显强化,时间−信号强度曲线呈快速上升平台型。

六、治疗方法

本病的治疗主要是对症治疗,大部分患者通过休息甚至服用中药,不但临床症状可以得到缓解或消失,部分增生病变可以缩小甚至消失。

第四章　先天性心脏病的超声诊断

第一节　房间隔缺损

房间隔缺损(atrial septal defect, ASD)是指胚胎时期房间隔的发育出现异常,致左、右心房之间的间隔出现缺损,ASD 是最常见的先天性心脏病之一,新生儿发病率约 56/100 000。ASD 多为散发病例,有家族聚集现象,也可见于某些先天性畸形综合征,如 Holt-Oram 综合征、Noonan 综合征、Down 综合征等。

一、病理

房间隔是由左侧的原发隔和右侧的继发隔共同构成。胚胎期卵圆孔瓣使血液自右至左单向流动,出生后卵圆孔闭合。胚胎发育时原发隔上的继发孔吸收过多或继发隔生长发育不足,则形成继发孔型房间隔缺损。如果原发隔的下缘与心内膜垫未能融合,则形成原发孔型房间隔缺损。临床上房间隔缺损可分为 4 种类型。

1.继发孔型房间隔缺损　最为常见,约占 ASD 的 75%,缺损位于卵圆窝或房间隔中部,又称中央型,大小不等,多数呈椭圆形,通常为单发,少数呈多发或筛孔状缺损,或伴发房间隔膨出瘤。

2.原发孔型房间隔缺损　位于房间隔下后侧与室间隔相连处,是由于胚胎时期心内膜垫形成异常所致,也是具有两组房室瓣的部分型房室隔缺损的一种类型,占 ASD 的 15%~20%。

3.静脉窦型房间隔缺损　少见,约占 ASD 的 10%,缺损发生于房间隔后上部近上腔静脉口处或后下部近下腔静脉开口处,常合并肺静脉异位引流。

4.冠状静脉窦型房间隔缺损　是指冠状静脉窦顶部与相对应左心房后壁之间的间隔部分缺损或完全缺如,形成左心房和冠状静脉窦之间的异常交通,左心房血液经冠状静脉窦分流到右心房,以冠脉静脉窦终末处多见,又称为无顶冠状静脉窦。此型罕见,少于 1%,常合并永存左上腔静脉。

卵圆孔位于房间隔中部,一般在生后第 1 年内闭合。但在部分婴幼儿和 25% 的成人中,卵圆孔部位的房间隔未形成解剖学的闭合,而残留一斜行的裂隙,由左心房面活瓣样组织覆盖,即为卵圆孔未闭(patent foramen ovale, PFO),直径 1~10mm,平均 5mm。在某些先天性心脏病及出现矛盾栓塞或脑卒中患者中,PFO 具有重要的临床意义。

房间隔膨出瘤发生率为 0.2%~1.1%,为房间隔呈瘤样突向心房的任何一侧,其形成与房间隔的心内膜结缔组织先天性缺陷和(或)左、右心房存在明显压差有关。

二、病理生理

对于单纯 ASD 患者,血流动力学改变主要取决于缺损大小、两侧心房的压力差及两侧心室的顺应性等。ASD时,左右心房间出现分流,其分流方向主要取决于左右心房之间的压力差。对于出生几个月的婴儿,多数右侧心腔压力高于左侧,常出现短期、少量右向左分流。生理状态下,左心房压力虽高于右心房,由于右心房易扩张,加之右心室壁薄、顺应性好,故右侧心腔压力较低,心房水平为左向右分流。由于长期心房水平左向右分流,右心容量负荷增加,导致右心扩大。

由于肺循环阻力低、容量大,因此 ASD 的患者早期即使有肺循环血流量的明显增加,有的甚至高达体循环血流量的 2~5 倍,肺动脉压力仍可维持正常,但长期肺循环血流量增加,肺血管将出现一系列病理变化,最终导致肺动脉高压,初期可能为动力性肺高压,随着肺血管的器质性改变,将形成阻力性肺动脉高压。

在容量负荷增加的基础上,随着肺动脉压的升高,右心增大、右心室肥厚,右心压力逐渐升高,左、右心房间的压力逐渐接近,心房水平左向右分流逐渐减少。当右心房压力达到甚至超过左心房压力时,则出现以右向左为主的双向分流,患者出现发绀,此时称为"艾森曼格综合征"。

通常情况下,左心房压力高于右心房,卵圆孔呈功能性闭合,没有心房水平分流或少量左向右分流。但当右心房压力高于左心房时,PFO 则出现右向左分流或双向分流,可能引起不明原因的脑缺血,其病理机制为"矛盾栓塞",即静脉系统的栓子通过动静脉系统之间的异常通道进入动脉系统,造成动脉系统栓塞。

单纯房间隔膨出瘤没有明显的血流动力学改变,但常合并其他心血管畸形,如房间隔缺损、室间隔缺损、动脉导管未闭等。

三、临床特点

患儿症状依 ASD 大小、部位、年龄和并发症等情况而定。大部分儿童能耐受心房间交通所致的肺血流增多而长期无明显临床症状,多因心脏杂音,或偶然行胸部 X 线、心电图等检查发现异常征象而被诊断。ASD 患者由于左向右分流致肺血流量过多,故患者易患肺部感染,活动后易出现心悸、气短等。对于缺损较大且有明显分流的患儿,随着年龄的增长发生肺动脉高压的概率将随之增加,5%~10% 的患儿将在成年时发现肺血管阻力明显增加,随之出现心力衰竭的相关临床症状,如发绀、腹胀、下肢水肿等,还可能出现运动耐量下降、房性心律失常及矛盾栓塞等。部分患儿早期出现发绀表现,可能与 ASD 的位置相关,如静脉窦型 ASD,由于部分体静脉血液可能汇入左心房而出现发绀。

体格检查:少数缺损较大患者,因右心室增大、肥厚可致胸廓畸形。病情较重者,可于活动后出现发绀,随着病情发展多数可能出现持续发绀,可有杵状指(趾)。心界一般无明显扩大,当出现右心衰竭时,可出现心界扩大、肝大和下肢水肿。胸骨左缘第 2、第 3 肋间通常有收缩期杂音,较柔和、局限,一般不伴震颤,有时肺动脉瓣区可闻及收缩期喷射样杂音伴震颤,多与流经肺动脉瓣口的血流量增多有关。第二心音固定分裂是 ASD 的特征性体征,一般不受呼吸影响。心动过缓、心力衰竭或合并轻度肺动脉瓣狭窄、完全性右束支传导阻滞时,第二心音分裂更为明显。出现明显肺动脉高压者,可出现肺动脉瓣区第二心音亢进。

四、超声心动图检查要点和表现

诊断 ASD 需要在两个以上声窗显示房间隔回声连续性中断，心房水平左向右分流，并需要结合血流动力学改变和心脏杂音进行诊断。

1.检查要点

（1）ASD 位置、类型、大小、形态、数目。

（2）心房水平分流的位置、方向。

（3）评估三尖瓣反流程度及估算肺动脉压力。

（4）右心室大小及功能。

（5）并发心血管畸形，尤其需排除部分性肺静脉异位引流。

2.超声心动图表现　应用二维超声心动图及彩色多普勒血流显像和脉冲多普勒技术，可从剑突下四腔图、剑突下双心房图、胸骨旁大动脉短轴图、胸骨旁四腔图及高位右胸骨旁图综合评估 ASD。三维超声心动图可直观地显示 ASD 的全貌。经食管超声心动图（transesophageal echocardiography，TEE）常用于经胸图像质量不佳的患者，或用于经导管或外科 ASD 矫治术前评估。对比超声心动图也是一项适用的技术，有助于诊断某些特殊类型的 ASD，如与左上腔静脉相关的冠状静脉窦型 ASD。

（1）房间隔缺损大小：应用二维及彩色多普勒血流显像评估 ASD 的大小、位置、形态、数目；多角度及多声窗测量缺损的大小；在剑突下四腔图、腔静脉长轴双房图及剑突下大动脉短轴图上，分别测量房间隔缺损的上下径、长径和前后径，于胸骨旁四腔图测量缺损分别距心房顶部、二尖瓣前叶根部及房间隔的总长度。

（2）心房水平分流：多声窗多角度观察 ASD 处分流血流方向，应用脉冲多普勒技术评估缺损处分流速度，如果速度较快，则应测量心房水平的分流压差。

（3）评估三尖瓣反流程度及估测肺动脉压力：观察三尖瓣反流束在右心房内的分布，判断反流程度；根据三尖瓣反流压差、收缩期室间隔形态、下腔静脉内径和塌陷率估测肺动脉压力。

（4）右心室大小及功能：胸骨旁左心室长轴及短轴图、四腔图可评估容量负荷过多状态下的右心室大小及功能。右心室容量负荷增加可出现室间隔运动异常，表现为收缩早期的快速前向运动或整个收缩期运动平缓。

（5）排除肺静脉异位引流：显示各支肺静脉的回流，包括高位胸骨旁短轴及长轴图排除额外的肺静脉回流入上腔静脉；尽可能排除部分性肺静脉异位引流入体静脉。

1）继发孔型 ASD：剑突下声窗是检测继发孔型 ASD 最理想的声窗，房间隔与超声束近似垂直。剑突下长轴图，继发孔型 ASD 位于卵圆窝处，与右心房后壁或肺静脉无延续；剑突下短轴图，卵圆窝的上缘带将继发孔型 ASD 与上腔静脉和右上肺静脉分隔开。

心尖四腔及胸骨旁短轴图可显示 ASD 及其前、后残端，与剑突下切面观互为补充以获得更多 ASD 信息。多孔 ASD，应测量房间隔的总长度及多孔彼此间隔的距离，以选择合适的介入封堵策略。

心尖四腔图不是 ASD 的理想声窗，但可用于测量三尖瓣反流压差以评估右心室收缩压。右心声学造影时,心尖四腔图常用于观察有无心房水平分流,如果左心房出现微泡代表右向左分流或右心房内见负向显影代表左向右分流。

三维超声心动图可实现从右心房或左心房方向正面观察 ASD,有助于直观了解缺损的位置、大小及与毗邻结构的关系,同时还能动态观察整个心动周期缺损大小的变化。

2)静脉窦型 ASD:剑突下双房图和右侧胸骨旁高位短轴图是观察上腔静脉型 ASD 的最佳声窗,上腔静脉型 ASD 是右上肺静脉正常位置的左心房右上角与上腔静脉-右心房交界处之间的交通。二维超声表现为椭圆形状的右上肺静脉位于上腔静脉后方,横跨于缺损之上,血流从左心房流向右心房。左侧或右侧胸骨旁的上腔静脉入口横断面有利于显示静脉窦无顶,可见分隔右上肺静脉与上腔静脉之间的间隔缺失,该声窗同时也可显示左心房与上腔静脉之间的交通及右上肺静脉于左心房的开口。

剑突下下腔静脉长轴与胸骨旁大动脉短轴图是显示下腔静脉型 ASD 的最佳声窗,缺损位于房间隔后下份,后份无残端。该类型缺损可能合并右下、右中肺静脉异位引流。

3)冠状静脉窦型 ASD:当患者有 ASD 的病理生理且冠状静脉窦扩张时,应当首先排除冠状静脉窦型 ASD。此型 ASD 若未见完整的冠状静脉窦,提示心房-窦壁组织(分隔冠状静脉窦与心房的间隔组织)完全缺失,称为完全型无顶冠状静脉窦。部分型无顶冠状静脉窦患者可见部分的心房-窦壁组织,且冠状静脉窦可辨识。若合并左上腔静脉,则左上腔静脉的左心房末端位于左上肺静脉前方、左心耳后方。冠状静脉窦间隔的残缘,可见于左上腔静脉-左心房入口处。经左上肢静脉行右心声学造影,于心尖四腔图,可见左心房左侧首先出现造影剂,而右心房随后出现造影剂。

4)卵圆孔未闭:剑突下双心房图及胸骨旁大动脉短轴图显示房间隔卵圆窝处斜行分离;彩色多普勒血流显像示心房水平细束左向右分流。

5)房间隔膨出瘤:房间隔菲薄松弛时,左心房压高于右心房使房间隔向右心房内呈瘤样凸出。

五、鉴别诊断

1.单心房　巨大 ASD 易误诊为单心房,需多声窗、多角度观察有无房间隔残端。

2.肺动脉瓣狭窄　ASD 分流量较大时可引起相对性肺动脉瓣口狭窄,但通常不存在瓣上狭窄后扩张征象,仔细观察肺动脉瓣膜形态和活动情况可资鉴别。

第二节　室间隔缺损

室间隔缺损(ventricular septal defect,VSD)是指左、右心室之间的异常交通。VSD 是最常见的先天性心脏病之一,可单独发生,也可属于法洛四联症、心室双出口、永存动脉干、完全型大动脉转位、肺动脉闭锁、主动脉缩窄等复杂先天性心脏病的并发症之一。本节仅讨论单纯 VSD。

VSD 发病率占全部先天性心脏病患者的 20%~30%,无明显的性别差异。先天性心脏病患者中 26% 以上可以合并 VSD。VSD 的自然闭合率为 30%~50%,其与缺损大小、部位及患者的年龄相关。自然闭合的 VSD 中,绝大多数是较小的膜周部和肌部缺损。出生时仅有 VSD 的患者,3 岁以内自然闭合率约 40%,随后闭合率减低。

VSD 的病因学是多因素所致,常常与基因异常综合征尤其是 13-三体、18-三体、21-三体及其他相对少见的先天性综合征相关。

一、病理

心脏胚胎发育的第 8 周,圆锥动脉干圆锥段间隔、心内膜垫与肌部室间隔对接融合,中央由膜状纤维闭合,使心室间隔孔关闭,发育成完整的室间隔。因此,室间隔由两部分组成,包括纤维组织构成的膜部和心肌组织构成的肌部。VSD 可出现于室间隔的任何部位,其空间位置差异较大,目前国际上常用的 VSD 分类方法将其分为三类,即膜周部、肌部及双动脉下 VSD,而肌部 VSD 又可分为流入道部、流出道部及小梁部。膜周部 VSD 是指右心室面三尖瓣隔瓣/前瓣交界处至主动脉右冠瓣/右冠瓣下交界处之间的膜部室间隔及其周围发生的缺损。主动脉瓣下狭窄、二叶式主动脉瓣畸形、主动脉瓣及主动脉弓发育不良的患儿常常合并后间隔对位不良型 VSD。除外同时累及流出道及流入道的巨大 VSD,双动脉下 VSD 往往远离三尖瓣。多发性小的肌部 VSD 呈"瑞士奶酪"样改变。

VSD 的大小差异较大,可小至针尖,也可大到几乎累及整个室间隔,多数呈圆形或椭圆形。缺损一般为单个,也可为多个,分别出现于相同或不同的部位。根据 VSD 大小相对于主动脉瓣环径的宽度,将其分为小、中、大三种类型:若缺损<1/3 主动脉瓣环径,则为小室间隔隔缺;若缺损大小介于 1/3~1/2 主动脉瓣环径,则为中 VSD;若缺损>1/2 主动脉瓣环径,则为大 VSD。

二、病理生理

VSD 可因左向右分流导致血流动力学状态及肺血管阻力的改变。

1.左向右分流　心室水平左向右分流导致肺血流量及左心室容量增加,分流量的大小取决于 VSD 的大小和肺血管床阻力。小缺损为压力限制,可阻止体循环压力传递至右心室,以保持右心室内压力正常,但由于肺血管阻力在出生几周后将显著下降,故即便是小的限制性 VSD 也可能发生明显的左向右分流。中等大小缺损通常能限制一定压力,但限制血流作用较小,故此类缺损导致右心室内压力升高和明显的左向右分流。大缺损抗压力和限制血流作用都较小,右心室压几乎等于体循环压,左向右分流反而减少。

2.肺血管阻力改变　血流动力学改变显著的 VSD 患儿,随着出生后肺阻力的减低,左向右分流将增加,从而导致肺循环容量负荷加重,若未及时干预,肺小动脉血管内膜及中层逐渐增生、肥厚,管壁硬化,管腔逐渐变细,上述不可逆变化使肺血管床阻力增加,限制左向右分流。随着肺血管阻力进一步升高,超过体循环压,心室水平出现右向左分流,发绀明显,即为艾森曼格综合征。

3.合并心内畸形　近 50% 的 VSD 患者常常合并其他的心脏畸形,如房间隔缺损、肺动脉狭窄、永存左上腔静脉、动脉导管未闭、双腔右心室和主动脉瓣下狭窄等。此外,法洛四联症、心室双出口和永存动脉干等复杂心血管畸形必定存在 VSD。

4.主动脉瓣反流　部分主动脉瓣下或双动脉下 VSD 的患者,因缺损位于主动脉右冠瓣下,右冠瓣极容易部分脱垂入缺损内,导致舒张期关闭错位,从而引起反流。其次,圆锥间隔的缺如,导致主动脉瓣支撑装置的残缺,从而引起反流。部分双动脉下VSD患者,圆锥间隔并未完全缺失,但主动脉瓣脱垂也有可能发生在此种类型。

三、临床特点

1.临床表现　VSD患者根据缺损的大小、数目、类型等不同,临床表现差异较大。小缺损患者一般无明显临床表现,较大缺损患者往往发育较差,易患感冒或肺部感染,活动后心悸、气短、疲乏等,部分患儿早期有心力衰竭、出现呼吸急促、吸奶困难等。后期还可出现发绀、咯血、心前区疼痛、周围水肿和腹胀等。

2.体格检查　绝大多数VSD患者在胸骨左缘第3、第4肋间可闻及粗糙响亮的全收缩期杂音,向心前区传导伴震颤。伴肺动脉高压者,肺动脉瓣区第二心音亢进,常同时伴有舒张期吹风样杂音。较大VSD患者,心界向左下扩大,心尖冲动增强呈抬举感。大型VSD患者可有活动后发绀及杵状指(趾)。

四、超声心动图检查要点和表现

二维超声心动图多声窗扫查结合彩色多普勒血流显像及连续多普勒技术可对VSD患者进行完整的解剖及血流动力学诊断和评估。三维超声心动图可直观显示VSD全貌。

1.检查要点

(1)解剖评估:①明确VSD类型、位置、大小、数目;②明确VSD与周围结构的毗邻关系,如三尖瓣、主动脉瓣及肺动脉瓣等;③测量VSD的边缘,以评估患者是否可行经导管VSD介入封堵治疗。

(2)血流动力学评估:①评估心室水平分流方向并应用连续多普勒测量分流速度及压差;②评估VSD限制性程度并根据心室水平分流方向及压差,评估右心室收缩压;③根据左心房、左心室大小及左心室收缩、舒张功能,评估左心室容量超负荷程度,并排除其他合并的心血管畸形。

2.超声心动图表现

(1)室间隔的显示:①剑突下心尖四腔图探头声束向上扫查可见房室交界处室间隔及膜周部室间隔,继续向上、向前扫查可见肌部室间隔;剑突下大动脉短轴图可观察膜周部及肌部室间隔;②心尖四腔图从后向前扫查,即从后方的冠状静脉窦水平至房室瓣水平,可观察后间隔;继续向前扫查,可观察膜周部室间隔及前室间隔;③胸骨旁左心室长轴图可观察室间隔中部及心尖肌部室间隔,将探头于右室流入道水平由后下向前上扫查至肺动脉瓣水平,可从后间隔扫查至前间隔,同时也能从后向前观察膜周部室间隔;④胸骨旁心底短轴图可见膜周部室间隔位于三尖瓣隔瓣附着处(约9点钟位)至11点钟位,圆锥间隔位于11点钟位至2点钟位(参照美国小儿超声心动图,临床主要以缺损上缘所处位置为分型依据)。由心底短轴图扫查至心尖,可排查肌部或低位心尖部VSD。

(2)膜周型室间隔缺损:应用二维及彩色多普勒血流显像于剑突下心尖四腔图向前上方扫查,观察膜周部缺损的大小及分流血流方向;也可应用心尖四腔图向前方扫查,观察三尖瓣与主动脉瓣之间的膜周部缺损;于胸骨旁心底部短轴图可显示膜周部缺损。

因三尖瓣隔瓣及其瓣下腱索组织常常部分遮挡膜周部 VSD,限制缺损处的分流,故可能低估缺损的实际大小。

膜周部 VSD 若合并主动脉右冠瓣部分脱入缺损内可限制心室水平分流,也可能低估缺损的实际大小,可应用胸骨旁左室流出道长轴图及心底部大动脉短轴图检查。

当膜周部 VSD 合并双腔右心室时,剑突下右室流出道长轴图有助于明确诊断。

膜周部 VSD 常伴发假性膜部瘤形成,是由于缺损处分流血流的长期冲击,三尖瓣隔瓣及其瓣下腱索与缺损发生粘连,缺损上方隔瓣形成瘤壁,隔瓣腱索与部分纤维组织围成膜部瘤破口(外口,可多个),真正的缺损则是位于左心室侧的内口。

(3)膜周部对位不良型室间隔缺损:应用剑突下长轴切面观向前扫查,对位不良型 VSD 可出现于右室流出道长轴图。胸骨旁心底部短轴图可见膜周部室间隔向前方移位,与主动脉不在一条线上,可导致右室流出道狭窄。心尖五腔图可见主动脉骑跨于室间隔之上。

尽管胸骨旁心底部短轴图可见缺损,但膜周部对位不良型 VSD 只有当扫查至左室流出道水平才能明确诊断。

(4)肌部室间隔缺损:肌部 VSD 的大小及数目不定,较大的肌部缺损二维超声易于辨识。由于肌部的缺损被心肌组织遮挡,随着心肌收缩,缺损可能变小,故仅靠二维超声心动图往往难以做出诊断。彩色多普勒血流显像有助于确定室间隔肌部缺损的位置、大小及数目,检查时需明确分流是否从一侧心室分流至另一侧心室。后室间隔肌部小缺损的分流有时呈蓝色为主花彩血流,可能被误认为是三尖瓣反流,并高估肺动脉收缩压。

剑突下扫查,可明确是否存在肌部 VSD;心尖由后向前扫查,可明确肌部缺损位于后间隔、室间隔中部或前间隔;胸骨旁短轴图由心底扫查至心尖,后室间隔肌部 VSD 常常位于 7~10 点钟,中部肌部 VSD 常位于 10~12 点位置,前间隔肌部 VSD 位于 12~2 点位置。多发性肌部 VSD 患者合并有大缺损时,对多个缺损的检出将变得比较困难,由于跨心室水平分流压差小,分流往往不明显,故小缺损易漏诊。

(5)双动脉下 VCD(干下型 VCD):胸骨旁心底部大动脉短轴图,以及胸骨旁/剑突下右室流出道长轴图是显示双动脉下 VSD 的最佳声窗;彩色多普勒血流显像示分流血流直接从左心室经肺动脉瓣口流入肺动脉,连续多普勒显示缺损处高速左向右分流。双动脉下 VSD 可能合并主动脉右冠瓣脱垂入 VSD,从而限制心室水平分流,同时也可导致主动脉瓣反流。

(6)流入道型 VCD:流入道型 VSD 位于后室间隔的三尖瓣隔瓣后方,且缺损与三尖瓣之间无肌性组织相隔,借此与发生在后间隔的肌部 VSD 相鉴别。剑突下扫查,可见缺损位于房室瓣下方,但可能无法完全显示缺损的全貌。胸骨旁四腔图可见房室瓣后下方室间隔回声失落。胸骨旁短轴图由心底至心尖部扫查,流入道型 VSD 位于后室间隔房室瓣水平的 7~9 点位置。

注意事项:在测量跨心室水平分流峰值压差时,取样线应与分流方向平行,以获取较为准确的峰值压差。因心室水平分流压差同时取决于体循环压及右心室压,所以需要综合应用三尖瓣反流压差、收缩末期室间隔形态与右心室大小、肥厚程度评估右心室收缩压。

五、鉴别诊断

1.冠状动脉瘘　部分患者的室间隔内冠状动脉血流信号丰富,容易与小型肌部 VSD 混淆。VSD 一般为心室水平收缩期高速分流,冠状动脉瘘分流多为连续性分流频谱。

2.主动脉窦瘤破入右心室　容易与膜周型或双动脉下 VSD 混淆,前者为连续性分流频谱,后者为高速收缩期分流。

第三节　动脉导管未闭

动脉导管未闭(patent ductus arteriosus,PDA)是常见的先天性心血管病之一,占全部先天性心脏病的 5%~10%,其男女比例约为 1:3。绝大部分足月儿的动脉导管会在 2~6 周内功能性关闭继而形成动脉韧带,若出生后 3 个月仍未闭合称为动脉导管未闭(PDA),导致主动脉与肺动脉之间出现异常血流交通。

早产儿动脉导管常不能自行闭合,胎龄越小、体重越低,则动脉导管未闭发生率越高,且常与呼吸窘迫综合征同时存在。如其动脉导管持续开放且管径较大,则异常的血流动力学改变会诱发和促进充血性心力衰竭、肺水肿及肺出血、慢性肺部疾病、颅内出血和坏死性小肠结肠炎等多种并发症,增加病死率,因此早产儿和极低出生体重儿的 PDA 常需要进行早期药物干预或手术治疗。

一、病理

动脉导管是胎儿时期由第 6 对弓动脉演变生成的肌性动脉结构,上端连接于主动脉弓远端或峡部,下端多连接于左肺动脉,或左右肺动脉的分叉处,是胎儿时期重要的生理性分流通道。当出生后动脉导管未正常闭合时,在主动脉与左肺动脉之间可仍遗留有该通道。右位主动脉弓时,动脉导管也可由右肺动脉连于右侧主动脉弓,或左肺动脉连于左锁骨下动脉。

未闭的动脉导管口径与长度可从数毫米到数厘米不等,细者可仅 0.2cm,最粗者可和附近主动脉管径相仿。根据其形态可分为五种类型:①管型:导管连接主动脉与肺动脉的两端口径一致,导管较长,管壁厚度也介于主动脉与肺动脉之间,此型最常见,占所有病例的 80% 以上;②漏斗型:动脉导管的主动脉端口径大于肺动脉端口径,犹如漏斗状;③窗型:导管极短,口径极粗,外观似主动脉、肺动脉窗样结构,管壁往往极薄,手术操作困难,危险性大;④动脉瘤样:导管连接主动脉与肺动脉的两端细而中间呈瘤样扩张,管壁薄而脆,内可有血栓形成,有的肺动脉端可闭锁成盲管,手术危险性极大;⑤哑铃型:中部细,两端粗,此型较少见。

二、病理生理

胎儿时期,由于肺部无气体交换,肺部血管床仅接受肺动脉供血的 5%~8%,其余血流均经由未闭的动脉导管进入降主动脉,因而动脉导管是胎儿期重要的生理性分流通道。出生后,肺部膨胀,肺循环阻力降低,经动脉导管分流入降主动脉的血流量明显减少,因此生理上不再依赖动脉导管。由于新生儿血氧分压升高,可促发氧诱导的动脉导管收缩,加上胎盘来源的前列腺素减少导致由前列腺素介导的动脉导管舒张作用减弱,两者共同促使动脉导管发生功能性关闭。随后动脉导管血管内膜溶解,纤维组织增生,充满管腔,动脉导管发生重塑从而实现解剖关闭。

如动脉导管持续存在,其管腔未关闭,则将在主动脉与肺动脉间出现异常分流。病变早期,无论收缩期还是舒张期,主动脉压力均高于肺动脉(收缩期 20mmHg/舒张期6mmHg),因而主动脉血液经未闭的导管持续性流入肺动脉。如导管较小,分流量不大,对心功能的影响较小,可不出现任何症状。如导管的管径较大时,左向右分流量也较大,肺循环血流量明显增多,回流至左心房左心室的血流量也增多,从而出现左心容量负荷过重。而为了弥补主动脉至肺动脉的分流对体循环造成的损失,左心室代偿性地增加心排血量。这两种因素均可造成左心房与左心室肥厚、扩大,最终导致左心衰竭。

由于肺循环血流量增加,肺血管扩张充血,肺动脉出现反射性痉挛,产生动力性肺动脉高压,导致右心压力负荷增加。如肺血管床长期扩张充血,则肺小血管将发生炎性病变,引起肺小动脉硬化,管壁增厚,导致肺循环阻力增加。当肺动脉压力超过主动脉舒张压时,血液可只在收缩期分流入肺动脉。此时如及时手术,阻断分流,肺小动脉的病理变化能获改善,肺动脉压可逐步降低。如进一步发展,肺小动脉内膜增生,血栓形成,管腔硬化变窄,阻力增高,将成为不可逆性的永久病理改变,形成梗阻性肺动脉高压。当肺动脉压接近或超过主动脉压时,可出现双向或右向左分流,即艾森曼格综合征,临床上可出现发绀。由于其分流部位在左锁骨下动脉远端的降主动脉,发绀仅见于下半身或下肢末端,因而称为差异性发绀。

极低出生体重早产儿由于常伴发呼吸窘迫综合征及机械通气的应用,肺动脉压力和阻力较高,故通过动脉导管的分流量较少;之后,随着呼吸窘迫综合征的好转,机械通气停止,肺动脉压力和阻力下降,约有 30% 的患儿出现通过动脉导管的左向右分流量明显增大,从而引起左心室容量负荷过重,严重者出现心力衰竭和肺水肿。

三、临床特点

动脉导管未闭的临床表现受到导管大小、分流方向、分流量大小、肺血管阻力、心脏代偿能力和其他器官状况等诸多影响。直径 1.5mm 以下的小型导管分流量较小,可由心脏完全代偿,临床常无明显表现,多为体检偶然发现。体格检查时可于胸骨左缘第二肋间及左锁骨下方闻及连续性机械样杂音,伴有震颤,脉压可轻度增大。分流量大的动脉导管未闭,后期常伴有继发性严重肺动脉高压,可导致双向分流或右向左分流。此时上述典型杂音的舒张期成分逐渐减轻或消失,甚至收缩期杂音也可消失而仅可闻及因肺动脉瓣关闭不全的舒张期杂音。此时患者可出现差异性发绀且临床症状较严重,可有乏力、劳累后心悸、气喘、胸闷、咳嗽、咯血等心力衰竭表现。在极低出生体重早产儿由于大量左向右分流导致肺充血和体循环盗血,早期即可出现一系列表现,如脉压增大、水冲脉、心前区搏动增强、心脏杂音、心脏增大、充血性心力衰竭、呼吸衰竭等,甚至可出现支气管肺发育不良、脑室内出血和新生儿坏死性小肠结肠炎等多种并发症。

四、超声心动图检查要点和表现

1.检查要点

（1）动脉导管大小及形态的评估。

（2）动脉导管分流方向及速度的评估。

（3）肺动脉压力的评估。

2.超声心动图表现

（1）动脉导管大小及形态的评估：观察动脉导管最常用的为胸骨旁心底短轴图及胸骨上窝长轴图，上述声像图中左肺动脉的起始部与降主动脉之间可见异常通道相交通。该管道通常位于左肺动脉左侧，测量时应分别测量其肺动脉端及主动脉端的宽度，以及管道的总长度。由于彩色多普勒容易产生溢出效应，因此通常不推荐采用彩色多普勒进行测量。当动脉导管存在大量分流导致肺循环与体循环血流量比值（Qp/Qs）明显变大时，临床可有明显症状，此时 M 型超声测量左心房与主动脉根部内径比值（LA/AO）多数 ≥1.5。

不同类型的动脉导管在超声声像图上形态各有不同：管型动脉导管一般较长，直径常在 2mm 以上，两端开口直径均一；窗型动脉导管未闭者，降主动脉紧贴左、右肺动脉的分叉处，降主动脉前壁与分叉处稍左的肺动脉壁融合，其间可见较大的回声中断；漏斗型可见降主动脉端的导管开口较大，管体逐渐变细，并开口于左肺动脉起始部，其肺动脉端的开口朝向常有变化；动脉瘤型两端开口均小，中间膨大呈瘤样；哑铃型可见导管的中间部狭窄，而两端开口较大。

（2）动脉导管分流方向及速度的评估：当动脉导管内血流为左向右分流时，彩色多普勒可于胸骨旁心底短轴图显示肺动脉主干内红色为主的花色血流信号，其分流束起源于降主动脉并经动脉导管进入肺动脉主干，并沿肺动脉主干外侧壁走行；胸骨上窝长轴图可见分流束起源于左锁骨下动脉开口远端的降主动脉前壁，进入未闭的动脉导管，再流向主肺动脉分叉处。应用连续多普勒超声，可显示经动脉导管的双期连续性血流频谱，流速多大于 4m/s。

如果早产儿呼吸窘迫尚未解除，肺动脉压力和阻力较高时，则往往仅显示少量舒张期湍流信号。当肺动脉压明显升高，超过主动脉压时，则可出现经动脉导管流入降主动脉的右向左分流信号。脉冲或连续多普勒也仅舒张期可见左向右分流信号，而收缩期为右向左分流信号，且流速多较低，不超过 1m/s。

（3）其他超声表现：①肺动脉收缩压的估测：根据导管分流的速度、方向及由肱动脉血压估测的主动脉压力可对肺动脉收缩压进行估测。左向右分流时，$SPAP = SBP - 4V^2$；右向左分流时，$SPAP = SBP + 4V^2$（SPAP：肺动脉收缩压；SBP：肱动脉收缩压；V：收缩期动脉导管最大分流速度）；②房室大小及肺动脉内径：由于容量负荷增加，左心房及左心室可增大；受分流束冲击及肺动脉高压影响，肺动脉主干可增宽；室间隔活动可出现增强。

五、鉴别诊断

1.主-肺动脉间隔缺损　本病又称主肺动脉窗、部分性主动脉干等。为一种少见的先天性心脏病,它是由于胚胎发育过程中,动脉干间隔发育不全,升主动脉与肺动脉主干的分隔遗留口径不等的缺损。病变位置主要在主动脉瓣上方的升主动脉部位,为升主动脉的左壁与毗邻的肺动脉主干的右壁、右肺动脉开口近端处的交通。其特征表现为心底短轴图在肺动脉瓣远侧可见主动脉的断面环有一缺口和肺动脉干相通,主动脉和肺动脉均有增宽。脉冲多普勒和彩色多普勒可在肺动脉近端瓣上显示双期连续性异常血流信号。与动脉导管未闭的主要鉴别点是分流的部位不同。动脉导管未闭是左肺动脉的近端与降主动脉间的分流,双期连续性异常血流出现在肺动脉的远端;而主-肺动脉间隔缺损分流位于肺动脉主干的右壁、右肺动脉开口近端处。

2.冠状动脉畸形　包括冠状动脉-肺动脉瘘及冠状动脉异常起源于肺动脉。冠状动脉-肺动脉瘘指正常起源的左、右冠状动脉的主支或分支与肺动脉主干之间相交通,冠状动脉血流通过瘘口分流入肺动脉内;冠状动脉异常起源于肺动脉指左冠状动脉或右冠状动脉异常开口于肺动脉主干,血流从开口于主动脉的正常冠状动脉经心肌内冠状动脉循环流向异常开口于肺动脉的冠状动脉并分流入肺动脉内。上述两种冠状动脉畸形可于彩色多普勒显示肺动脉主干近端显示一束或多束分流信号流入肺动脉主干内,频谱多普勒于瘘口或异常开口处可显示舒张期为主血流信号。瘘口较大、分流量较多时相应的冠状动脉可增粗、扭曲,患者心脏可有不同程度的增大,其心脏腔室的大小与冠状动脉瘘所致的血流动力学改变密切相关。与动脉导管未闭鉴别点在于分流的部位。冠状动脉畸形分流至肺动脉的开口多位于肺动脉近端,且伴有冠状动脉内径和走行的异常;而动脉导管未闭异常分流位于肺动脉远端分叉处。

3.重度肺动脉瓣反流　重度肺动脉瓣反流时,由于舒张期大量血流逆向反流入右心室内,此时彩色多普勒及频谱多普勒可在肺动脉主干内检出逆向血流。与动脉导管未闭的逆向血流鉴别点主要是血流汇聚点位置及血流时相不同。重度肺动脉瓣反流的反流信号起源于肺动脉瓣口,且在右心室流出道内可检出明显的反流信号,反流信号仅出现于舒张期。动脉导管未闭的分流信号起源于肺动脉分叉动脉导管开口处,且分流信号多为全心动周期的连续性频谱。

4.Valsalva窦瘤破裂破入右心室流出道　主动脉窦又称 Valsalva 窦或冠状动脉窦。部分患者由于存在先天发育缺陷,主动脉窦可在血流长期冲刷下呈囊袋状扩张而形成主动脉窦(Valsalva)瘤。当窦瘤囊壁发生破裂时,主动脉内的血液大量涌入与破裂口相通的心室腔,临床上则出现症状和体征,此即 Valsalva 窦瘤破裂。本病的临床表现与体征常易与动脉导管未闭混淆,但其超声心动图表现具有特异性。二维超声可于主动脉窦处显示窦部呈囊样扩张,突入邻近心腔,并可见窦壁破口。彩色多普勒破口处可见全心动周期分流信号,频谱多普勒可显示连续性高速湍流频谱。

第四节　法洛四联症

法洛四联症(tetralogy of Fallot,TOF)是儿童最常见的发绀型先天性心脏病,主要病理改变包括肺动脉狭窄、主动脉骑跨、室间隔缺损、右心室肥厚。1671 年 Stensen 首次描述

TOF 的解剖特征,1888 年 Fallot 详细描述其病理改变及临床表现,1924 年 Abbott 与 Dawson 将此畸形命名为法洛四联症。TOF 约占发绀型先天性心脏病的 50%,约占所有先天性心脏病的 10%,占活产婴儿的 0.018%~0.026%。

一、病理

法洛四联症的心脏血管畸形均与胚胎期圆锥动脉干发育不良有关。肺动脉下圆锥发育不良,导致右室漏斗部狭窄;肺动脉未能正常向上、向前发育,主动脉不能正常旋转,造成主动脉骑跨;圆锥间隔向前移位而未能与正常位置的窦部室隔对拢,形成的间隙称为对位不良型室缺;容量负荷和压力负荷增加导致继发性右心室肥厚。

根据病理解剖特点可将法洛四联症分为:TOF 合并不同程度的肺动脉狭窄、TOF 合并房室间隔缺损、TOF 合并肺动脉瓣缺如三种。

1.TOF 合并肺动脉狭窄　漏斗间隔向前、右移位是法洛四联症的基本病理改变,导致右心室流出道狭窄,程度轻重不一。狭窄可以局限在漏斗部口,而漏斗部腔及肺动脉发育尚可;也可广泛狭窄。大部分均合并肺动脉瓣狭窄,二叶瓣及单叶瓣畸形多见。肺动脉总干及分支发育不良,瓣上狭窄及肺动脉分叉处狭窄常见,包括左、右肺动脉分支起始部,尤其是左肺动脉。一侧肺动脉可起自动脉导管或升主动脉,常见的是左肺动脉。

典型法洛四联症的室间隔缺损为大型、非限制性缺损,包括膜周、漏斗肌部及双动脉下三种。膜周室间隔缺损约占 80%,缺损的上缘为主动脉瓣,前上缘为漏斗间隔,主动脉瓣、二尖瓣及三尖瓣呈纤维连接。漏斗部间隔缺如者,缺损延伸至肺动脉下时为双动脉下型缺损,东方人约占 11.4%。多发性室间隔缺损约占 5%,大多位于肌部小梁部,走行迂曲,右室面常被肌小梁遮挡,容易漏诊。

主动脉增宽、右移骑跨于室间隔之上。正常时,主动脉右冠瓣在正前方,左冠瓣及无冠瓣延续于二尖瓣前叶。法洛四联症的主动脉右冠瓣偏前左,无冠瓣偏右,主要是左冠瓣延续于二尖瓣前叶。

2.TOF 合并房室间隔缺损　TOF 合并房室间隔缺损少见,约占所有 TOF 患者的 1.6%,大多合并基因异常及心外其他系统的畸形。合并的房室间隔缺损大多为 Rastelli 分型中的 C 型,A 型少见。

3.TOF 合并肺动脉瓣缺如　TOF 合并肺动脉瓣缺如少见,约占所有 TOF 患者的 3.0%。病理特点为肺动脉瓣环发育小,瓣环处仅见少量残留的纤维条索样瓣叶组织,肺动脉总干短,总干及分支明显扩张。常合并动脉导管缺如,与 TOF 合称肺动脉瓣缺如综合征。

TOF 其他心血管系统合并畸形有冠状动脉畸形、房间隔缺损或卵圆孔未闭、动脉导管未闭、右位主动脉弓、左侧上腔静脉残存、侧支血管形成等。TOF 合并冠状动脉畸形的占 2.5%~9.0%,常见的有左前降支发自右冠状动脉、左冠状动脉发自右冠状动脉、圆锥支发自右冠状动脉。其中左前降支起自右冠状动脉最常见,左前降支横过右室流出道,影响右心室流出道成形术。肺动脉瓣闭锁或严重狭窄时,可合并冠状动脉肺动脉瘘,向肺动脉供血。

二、病理生理

TOF 的血流动力学改变取决于右心室流出道的狭窄程度及室间隔缺损的大小。肺动脉狭窄严重、室间隔缺损较大时,右心室收缩时血液通过室间隔缺损进入骑跨的主动脉,造成持续的低氧血症和发绀。右心室流出道梗阻的程度决定了症状的出现时间及发绀的严重程度。当右室流出道轻到中度狭窄时,心室水平为左向右分流,此时患者可无明显的发绀(非发绀型法洛四联症)。右心室压力负荷及容量负荷增大,导致右心室增大、肥厚;右心房一般增大。肺血流量减少可导致左心室舒张末期容量减低,左心房、左心室正常或减小。

三、临床特点

TOF 患者可出现不同程度的发绀,主要表现在口唇、指(趾)甲、耳垂、口腔黏膜等毛细血管丰富的部位,出生时发绀多不明显,随年龄增长逐渐明显,哭吵及活动后加重。部分患者喂养、哭吵、活动后气促明显,发绀加重,甚至出现昏厥、抽搐症状,称之为缺氧发作。婴幼儿常双膝屈曲体位,儿童活动后喜蹲踞。杵状指(趾)是 TOF 的典型体征。胸前可闻及收缩期喷射性杂音,少数伴收缩期震颤。心电图表现为电轴右偏,右心室肥厚,右心房增大。X 线片表现为肺血减少、肺动脉段平直或凹陷,心尖上翘,心影呈靴型。

TOF 患儿的手术治疗包括姑息手术和根治手术。姑息手术是建立体-肺分流,增加肺动脉血流量,促进肺动脉发育。其常用的手术方式:①Blalock-Taussing(B-T)分流术:将锁骨下动脉直接与同侧肺动脉吻合,适于较大的婴儿;②Gore-Tex 植入分流术:又称为改良的 B-T 分流术,通过植入人造血管将锁骨下动脉与同侧肺动脉相连通,适于小婴儿;③Waterston 分流术:将右肺动脉与升主动脉吻合,由于手术并发症多,已经很少采用;④Potts手术:将左肺动脉与降主动脉吻合,该手术也很少采用。根治手术包括修补室间隔缺损,切除漏斗部肥厚的肌束和补片扩大右室流出道,部分患者还可能进行肺动脉瓣的植入。

四、超声心动图检查要点和表现

1.检查要点

(1)右心室流出道及肺动脉狭窄的检出及评估。

(2)明确室间隔缺损的位置及大小。

(3)确定主动脉骑跨的程度。

(4)右心室肥厚的检出。

(5)其他合并心脏畸形。

(6)胎儿期超声心动图表现。

(7)术后超声心动图表现。

2.超声心动图表现

(1)右心室流出道及肺动脉狭窄:肺动脉狭窄是 TOF 的最基本病理特征,超声检查应明确狭窄的部位及程度。剑突下右心室流出道图、胸骨旁大动脉根部短轴图、胸骨旁右心室流出道长轴图可显示向左、向前移位的圆锥隔,明确右心室流出道狭窄。胸骨旁及高位胸骨旁肺动脉短轴图可显示肺动脉总干及肺动脉分支,主要显示肺动脉分支近端(图4-1)。胸骨上窝右肺动脉长轴图可以比较清晰地显示右肺动脉及其分支。由于左肺动脉向后走行,常较难显示;胸骨上窝切面显示右肺动脉长轴后,探头略向前、向左倾斜可以显示左肺动脉长轴,也可在剑突下右心室流出道长轴及高位胸骨旁短轴图显示。合并肺动脉瓣狭窄时,瓣膜增厚,瓣膜开放受限,瓣口变小。彩色多普勒超声显示狭窄处血流呈五彩镶嵌状射流,应用连续多普勒超声可以测量肺动脉血流速度,根据简化Bernoulli方程可以算得狭窄处压差的大小,判断狭窄的严重程度。

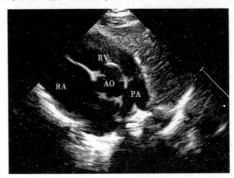

图4-1 法洛四联症

胸骨旁大动脉短轴图显示肺动脉瓣、瓣下狭窄,总干及分支发育差

AO.主动脉;PA.肺动脉;RA.右心房;RV.右心室

肺动脉发育情况的评估对于术治疗有重要意义。定性判断肺动脉狭窄的方法:①婴儿期肺动脉总干内径小于0.7cm、儿童期肺动脉总干内径小于1.3cm,一般认为肺动脉重度狭窄;②根据肺动脉总干(MPA)与升主动脉(AAO)内径的比值判断,MPA/AAO>1/2属于轻度狭窄,1/3<MPA/AAO≤1/2属于中度狭窄,MPA/AAO≤1/3属于重度狭窄。

定量判断肺动脉狭窄的指标:①McGoon指数:左、右肺动脉近第一分支处内径之和与横膈水平降主动脉内径的比值,正常值大于2.0;一般认为大于1.5可考虑进行法洛四联症根治手术;②Nakata指数:左、右肺动脉近第一分支处的截面积相加值(mm^2)除以体表面积,称为肺动脉指数,又名Nakata指数;正常值为(330 ± 30)mm^2/m^2;一般认为大于100mm^2/m^2才能承受根治手术,小于150mm^2/m^2低心排出量发生率较高。

(2)室间隔缺损:剑突下及心尖五腔图、胸骨旁长轴图可显示对位不良型室间隔缺损,室间隔残端到主动脉前壁根部的距离为室缺的大小,结合胸骨旁大动脉短轴图可以判断室间隔缺损的类型。圆锥隔缺如者为双动脉下室间隔缺损,可在左心室长轴图、胸骨旁大动脉短轴、胸骨旁右心室流出道长轴图显示。

TOF的室间隔缺损一般为大型对位不良型,双向分流;缺损周围的三尖瓣组织附着,可堵塞室缺的分流口,出现限制性分流,此时应多切面判断造成室缺分流梗阻的原因。多发性室间隔缺损大多为对位不良型室间隔缺损与肌部小梁部缺损的组合,由于右室面肌小梁粗糙,右室面常有多束分流;由于右心室流出道梗阻,左右心室间无明显压力阶差,双向分流彩色不易显示;此时应降低彩色血流标尺,多切面仔细显示,明确诊断。

(3)主动脉骑跨:胸骨旁左室长轴及心尖五腔图可显示增宽的主动脉及主动脉骑跨征象,主动脉瓣与二尖瓣呈纤维连接。主动脉骑跨程度的判断:标准左心室长轴图,骑跨率=(主动脉前壁内缘至室间隔的距离/主动脉根部内径)×100%;骑跨率<25%为轻度骑跨,25%~50%为中度骑跨,>50%者为重度骑跨。彩色多普勒超声显示来自左心室的红色血流及来自右心室的蓝色血流同时进入升主动脉。

(4)右心室肥厚:TOF的右心室肥厚是继发性改变,可应用四腔心切面及右室流出道切面综合判断。右心房也可增大,左心房、左心室偏小。

(5)冠状动脉及其他合并畸形:应用高频探头于胸骨旁大动脉根部短轴图,仔细检查冠状动脉的起源及走行。出现下列情况需要考虑冠状动脉畸形的可能:冠状动脉开口显示不清;一侧冠状动脉的开口显示不清,对侧冠状动脉增宽者;左右冠状动脉开口明显不等大者;仅见单支冠状动脉者。在胸骨旁左室长轴图探头向左上显示右室流出道及其前壁时可直接观察有无冠状动脉分支横跨右心室流出道。其他合并畸形如动脉导管未闭、房间隔缺损及右位主动脉弓等,可有相应超声心动图表现。

(6)胎儿期超声心动图表现:TOF预后较差,产前超声检查应明确诊断。胎儿流出道切面可观察到较大的室间隔缺损,心室水平可探及低速右向左分流,主动脉骑跨在室间隔上。右室流出道切面可显示肺动脉狭窄,肺动脉总干小于主动脉,但胎儿期肺动脉内可测不到高速血流。三血管切面上肺动脉、主动脉、上腔静脉的排列位置顺序正常,但肺动脉均小于主动脉内径,正常的V形消失。四腔心切面右房、右室多无明显增大,仅在妊娠晚期肺动脉严重狭窄时出现右心室肥厚。

(7)术后超声心动图:TOF患儿术后需要终生随访,定期复查超声心动图,显示右室流出道及肺动脉有无再发狭窄、肺动脉瓣反流有无进行性加重、右心室大小和室壁厚度、三尖瓣反流等,以及室间隔缺损有无残余分流,心腔内有无赘生物形成,主动脉瓣有无反流,左、右心室功能的评价等。

右心室双出口:胸骨旁左心室长轴切面可以显示主动脉后壁与二尖瓣的连接关系,结合剑突下切面,判断主动脉瓣下是否存在圆锥结构;若主动脉瓣与二尖瓣间为纤维连接,诊断为法洛四联症;若主动脉瓣与二尖瓣间为肌性连接,诊断为右心室双出口。

第五章　后天性心脏病的超声诊断

第一节　冠状动脉硬化性心脏病

冠状动脉硬化性心脏病(简称冠心病)是指冠状动脉及其主要分支发生动脉粥样硬化,造成血管腔狭窄或阻塞,引起心肌氧供需矛盾,从而导致心肌缺血缺氧或坏死性损害,包括急性、暂时性和慢性缺血。

冠心病的辅助诊断主要依靠心电图及经皮穿刺冠状动脉造影术。随着超声技术的发展,超声心动图在冠心病诊断方面的作用逐渐显示出其重要性。超声心动图可比较灵敏地检出由于心肌缺血引起相应冠状动脉供血区心肌出现的节段性运动异常;可以直观地显示由于心肌缺血而引起心脏形态改变,如心肌梗死后室壁瘤形成、室间隔穿孔及心室腔血栓形成等;可以无创性评估各种类型冠心病的心功能状态;无创性评估冠状动脉储备能力;可以动态、反复评估不同阶段心脏结构形态的变化和心功能改变,为临床治疗和预后评估提供重要的诊断信息。

由于超声技术本身的局限性,超声心动图仅能显示左右冠状动脉起始部分,不能显示并评估整个冠状动脉系统的全貌。超声心动图可以作为一种辅助检查,供临床参考。

一、冠状动脉解剖

冠状动脉有两支主干,分别起始于主动脉根部的左、右冠状窦。左、右冠状动脉主干及其分支走行于心包脏层下的脂肪组织内,发出较细的分支穿入心肌层内,再逐级分支供应心肌细胞等组织。

1.左冠状动脉　起自主动脉根部的左冠状窦。主干在起始部分内径为 4.1~6.0mm,最大可达 7.5mm。左冠状动脉起始后向左行于左心耳与肺动脉根部之间,随即分为前降支和左旋支。

(1)前降支:左冠状动脉主干的延续,沿室间沟下行,绕过心尖切迹,大部分止于后室间沟下 1/3,一部分止于中 1/3 或心尖切迹。其末梢可与后室间支末梢吻合。前降支的主要分支有对角支、左心室前支、左圆锥支、右心室前支、室间隔前支等。前降支的血液供应范围包括左心室前壁、前乳头肌、心尖、右心室前壁一小部分、室间隔前 2/3、心脏传导系的右束支和左束支的前半部分。

(2)左旋支:起始后沿冠状沟左行,绕过心左缘至膈面,大多数止于心左缘与房室交点之间。左旋支的主要分支有左心室前支、左缘支、左心室后支、窦房结、左心房支等。左旋支供血范围包括左心房、左心室前壁一小部分、左心室侧壁、左心室后壁的一部分或大部分,约40%的人左旋支还分布于窦房结。

2.右冠状动脉　起始于主动脉根部的右冠状窦,起始部直径为 3.1~5.0mm,最大可达

7.0mm。主干行于右心耳与肺动脉根部之间,继而沿冠状沟右行,绕过心右缘至心脏膈面,通常在房室交点附近分为后室间隔支和右旋支 2 个终末支。右冠状动脉的主要分支有窦房结支、右圆锥支、房间隔前动脉(Kugel 动脉)、右心室前支、右缘支、右心室后支、后室间支(后降支)、右旋支、左心室后支、房室结支及右心房支等。

右冠状动脉供血范围包括右心房、右心室前壁大部分、右心室侧壁和全部后壁,左心室后壁的一部分、室间隔后 1/3 及左束支的后半。此外,右冠状动脉还供应房室结(93%)和窦房结(60%)。

二、冠状动脉循环

心脏的氧及营养物质的供应几乎全依靠冠状动脉循环,仅有心内膜是靠房室腔内的血液供应。冠状动脉的小分支与主支成直角方向从心包脏层横穿入心肌深层直到心内膜附近,并在心内膜下分支成网。

冠状动脉循环的生理特点:①途径短,流速快,血液从主动脉根部进入冠状动脉到右心房只需 6~8 秒。②血流量大:心脏重 300g 左右(占体重 0.5%),静息状态下,冠状动脉总血流量为 250mL/min,占心排血量的 5%~10%,运动时,冠状动脉血流量还将大大增加。③动静脉血氧差大(氧利用率高),冠状动脉血氧含量为 20mL/100mL,冠状窦静脉血氧含量为 6mL/100mL,氧摄取率达到 70%~80%(动静脉血氧差为 14mL/100mL,而其他器官的动静脉血氧差为 5~6mL/100mL)。④灌注压较高,冠状动脉直接开口于主动脉根部,加之冠状动脉血管途径短,因而在整个冠状动脉的行程中能保持较高的压力,以保证心肌供血。⑤血流量有明显的时相性,心脏收缩期血流明显减少或暂停;舒张期心肌壁张力减小,冠状动脉血管开放,血流量增多。

三、病理生理

冠心病的最根本原因是由于冠状动脉供血与心肌血氧需求量之间产生的供需矛盾。冠状动脉的狭窄、阻塞导致心肌缺血。由于心肌缺血发生的速度、缺血程度、缺血时间及缺血后血流恢复情况等不同,缺血心肌在形态、功能、代谢等方面可产生不同形式的损伤。

心肌缺血的主要原因:冠状动脉流量绝对不足和冠状动脉血流量相对不足。冠状动脉阻塞及痉挛是导致冠状动脉血流量绝对不足的主要原因。在运动、应激低血压、心力衰竭等生理或病理状态下,均可引起心肌相对性缺血。

心肌缺血后,由于心肌能量供应不足,ATP 和磷酸肌酸减少,酸中毒及心肌收缩成分破坏等,可导致心肌收缩力下降,心排血量减少。由于心肌缺血导致的心肌局部或普遍性收缩减弱是超声技术诊断冠心病的重要病理基础。心肌舒张功能降低,心肌电生理的变化可导致心律失常,心脏形态学改变。心肌缺血时,心肌发生水肿、坏死及纤维化,局部心肌变薄,于心脏收缩及舒张时发生"矛盾运动"。也可形成"室壁瘤"。由于局部心肌坏死造成室间隔穿孔等。

四、临床表现

1.心绞痛 心绞痛发作时主要表现为胸痛、胸闷,以胸骨体上、中段后方多见,也可表

39

现为左上胸部。疼痛界限不清,常放射至左肩、左上肢前内侧及无名指和小指。疼痛性质多呈"压榨性""压迫感"或"紧缩感",严重时可有"窒息感"。心绞痛很少有针刺样或刀割样疼痛,其疼痛性质不随体位或呼吸变化而改变。疼痛持续时间一般为 1~5 分钟,很少超过 15 分钟。心绞痛经休息后可减轻,舌下含服硝酸甘油可在 30 秒至数分钟缓解。劳累、情绪激动、焦虑、寒冷、吸烟、心动过速或休克等是心绞痛的发作诱因。

心绞痛的主要体征:发作时焦虑不安、面色苍白、大汗、血压增高、心率增快。较严重者于心尖部闻及第一心音减弱。如果存在乳头肌急性缺血,则出现乳头肌功能不全,于心尖部可闻及收缩期喀喇音。

2.急性心肌梗死的主要临床症状。

(1)心前区疼痛:典型者为突发性胸骨后压榨样闷痛或紧缩感,或堵塞样疼痛,可放射至左肩、左上肢前内侧,直至无名指与小指。常伴有烦躁不安、出冷汗,有窒息感或濒死感。疼痛剧烈而持久,多持续 30 分钟以上甚至达数小时之多。休息或舌下含服硝酸甘油不能缓解。部分不典型者疼痛常放射至上腹部、颈部、下颌、左肩胛及背部等。部分急性心肌梗死患者无疼痛,称之为无痛性心肌梗死。多见于老年人、糖尿病等,多同时合并心源性休克、心力衰竭或严重心律失常等。

(2)充血性心力衰竭:约 25% 急性心肌梗死患者并发心力衰竭,常在起病后数小时至数天内发生。心力衰竭的临床表现严重程度取决于已经发生的梗死面积、部位及侧支循环建立的情况。

(3)心源性休克:以老年及糖尿病患者多见。多在起病后数小时至数天内发生。

(4)心律失常:约 95% 的急性心肌梗死患者有心律失常。其中 70%~80% 为室性期前收缩。室性快速性心律失常是入院前死亡的主要原因。

(5)胃肠道症状:急性心肌梗死时常伴有频繁恶心、呕吐、上腹部胀痛。下壁梗死时,常常仅有上腹部剧痛,伴恶心、呕吐等。

五、超声诊断

冠状动脉分支供应相应节段的心肌血液,当冠状动脉某一分支出现狭窄或阻塞时,其所供应的心肌即出现供血不足或完全缺血。超声心动图上具体表现为心肌节段性收缩运动异常。一旦心肌发生缺血,立即出现室壁运动异常。室壁运动异常是超声心动图诊断心肌缺血的主要依据之一。由于心肌局部室壁运动受邻近心肌运动状态的影响,仅应用超声心动图的节段性室壁运动异常来诊断心肌缺血有一定的局限性。当缺血附近心肌代偿性收缩运动增强时,可能掩盖邻近缺血心肌的异常运动,导致假阴性结果;当缺血附近心肌受缺血心肌明显的收缩障碍或"矛盾运动"影响时,也会出现运动幅度降低,导致假阳性结果。当冠状动脉狭窄不严重时,冠心病患者在静息状态下表现为心功能正常,没有明显的临床症状。各种检查也难以发现心肌缺血的征象,常规心电图正常,常规超声心动图也不能表现出节段性运动异常。负荷超声心动图通过最大限度激发心肌血氧供需矛盾,从而诱发心肌缺血,及时记录心肌运动状态可出现节段性收缩异常,从而诊断冠心病。

（一）节段性室壁运动异常

1.冠状动脉供应节段与超声心动图切面的关系　左前降支供应左心室前壁、前外侧壁室间隔前 2/3、心尖部及后外侧壁。左心室后壁、下壁及室间隔后 1/3 由后降支供血，可能由右冠状动脉为主或左冠状动脉为主，也可能左右冠状动脉支均等分布供应。冠状动脉分支狭窄至一定程度可引起所供血的心肌区域出现运动异常。当冠状动脉阻塞不完全，狭窄并不严重时，静息状态下可不引起心肌缺血；慢性冠状动脉狭窄，侧支循环建立比较充分，也可保持局部心肌的供血而不出现局部心肌收缩运动异常。

2.标准切面及命名

（1）左心室长轴切面：以二尖瓣为中心，显示主动脉瓣，充分显示左心室腔及左心室心尖部。

（2）心尖四腔心切面：于心尖部向心底部扫查，充分显示心脏四个腔室、房室瓣及心尖部心肌组织。

（3）心尖两腔心切面：心尖四腔心切面旋转 90°，充分显示左心室、左心房和心尖部心肌。

3.室壁节段划分法　为描述缺血心肌的区域并定量分析缺血的程度和范围，人为地将左心室壁进行分段。由于不同作者重点观察的视角和研究方法不同，分段的方法和数量也不同。其基本原则为尽量有明确的解剖标志，并与血流供应相关，简洁实用。

目前文献报道的超声分段方法较多，较为常用的是美国超声心动图学会推荐的 16 段分段方法，将左心室分为前间隔、后壁、前壁、下壁、室间隔及侧壁。其中前间隔、后壁各分为中段、基底段，前壁、下壁、室间隔、侧壁各分为尖段、中段和基底段，共计 16 段(图 5-1)。

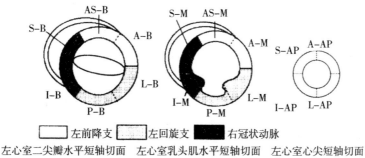

左心室二尖瓣水平短轴切面　左心室乳头肌水平短轴切面　左心室心尖短轴切面

图 5-1　左心室壁 16 段分段法

A.前壁；L.侧壁；I.下壁；P.后壁；AS.前间隔；S.室间隔；AP.心尖部；M.中部；B.基底部

4.局部室壁运动评定方法　节段性室壁运动异常评定主要包括室壁运动幅度、运动速度及室壁增厚率异常。

（1）室壁运动幅度异常：①运动幅度减低：正常室间隔运动幅度为 7～11mm，游离壁 8～12mm。冠心病时室壁运动幅度较正常降低 50%～70%；②收缩运动静止：收缩期局部室壁不运动；③反向运动：又称矛盾运动，收缩期局部室壁与其他节段心肌运动方向相反,向外膨出,舒张期则向内运动。

(2)室壁运动时相不一致:局部心室壁收缩,即舒张时相与正常室壁不一致。

(3)室壁运动不协调:局部室壁运动明显减弱,不运动或矛盾运动时局部呈顺时针或逆时针扭动。

(4)M型超声显示室壁运动速度减低。

5.室壁运动评定方法　包括定性、半定量和定量三种方法。

(1)定性评估:于左心室长轴、不同水平面的左心室短轴切面及心尖四腔心切面肉眼观察各部位室壁运动。正常情况下,室壁运动呈协调一致运动,收缩期呈向心运动,舒张期呈离心运动。室间隔运动幅度略小于游离壁,基底部略小于腱索和乳头肌水平的运动幅度。

(2)半定量评估:常用室壁运动指数评估各节段室壁运动情况。目测各心肌节段收缩情况。各节段室壁运动记分方法:1分,收缩运动正常;2分,运动减弱;3分,运动消失;4分,矛盾运动;5分,室壁瘤。将全部节段得分相加并除以节段数目,得到室壁运动记分指数(wall motion score index,WMSI),WMSI越大,提示心室功能越差。WMSI=1,表明左心室收缩功能正常,WMSI 1~1.5,表明左心室收缩功能轻度减退,WMSI 1.5~2.0,表明左心室收缩功能中度减退,WMSI≥2.0,提示左心室收缩功能严重受损减退。

(3)定量测定:主要是采用声学定量、应变率、斑点追踪等超声新技术对节段性室壁运动异常进行定量分析。

(二)急性心肌梗死的超声心动图诊断

冠状动脉急性闭塞,使该支血管所供血的局部心肌缺血、坏死,受累心肌出现室壁运动异常。

1.二维超声与M型超声表现

(1)依梗死区范围不同,可发生不同程度和不同范围的节段性室壁运动异常:超声显示:相应节段心肌运动减弱、不运动或矛盾运动。局部室壁收缩增厚率降低或室壁变薄。一般穿透性心肌梗死均可出现局部室壁增厚率降低或室壁变薄。非透壁性心肌梗死则多呈现局部室壁运动幅度降低。非梗死区室壁运动可呈代偿性增强。

(2)局部心功能明显降低:包括局部室壁增厚率($\Delta T\%$)、心内膜弧长缩短率($\Delta P\%$)等均降低。常伴有二尖瓣口舒张期血流频谱异常。若梗死面积较小,心脏整体心功能可正常。

(3)伴右心室心肌梗死者可见右心室腔扩大及游离壁运动异常。

(4)部分病例可有少量心包积液。

2.频谱多普勒和彩色多普勒　可以灵敏地检出由于心肌缺血造成乳头肌功能不全或心腔扩大、变形而致二尖瓣及三尖瓣反流频谱。梗死面积大且心功能差者,可发现各瓣口流速减低。

3.心肌声学造影　采用心肌声学造影可显示梗死区域灌注缺损,并可能区别坏死心肌与存活心肌。

(三)急性心肌梗死并发症的超声诊断

1.室壁瘤 室壁瘤是急性心肌梗死后较为常见的并发症,发病率高达 22%~40%。多在梗死后 1 个月内形成。室壁瘤最常见于心尖部,85%~95%病例发生在心尖部,可累及前壁或前侧壁。室壁瘤内常有附壁血栓形成。

二维超声图主要表现为梗死区心肌的变薄、扩张,但室壁各层结构仍存在。瘤壁明显变薄,回声增强。二维及 M 型超声显示局部室壁于收缩期、舒张期均膨出,膨出部分室壁不运动或呈矛盾运动,瘤壁与相对正常心壁间有交界点,该点两侧室壁运动相反。室壁瘤与正常心腔交界处称瘤颈,该处宽度与瘤的直径相似,借此可与假性室壁瘤相鉴别。若伴有血栓形成则在瘤腔内显示中低回声团块,紧贴瘤壁。超声诊断室壁瘤的灵敏度为93%~100%,特异度为94%~100%。

多普勒超声、彩色多普勒可显示瘤腔内血流呈漩涡状,血流速度明显低于左心室腔内。

2.假性室壁瘤 由于急性心肌梗死或心脏创伤、脓肿等导致心脏游离壁破裂、穿孔,局部壁层心包将外流的血液包裹,形成局限性囊腔。假性室壁瘤有小而窄的破裂口与心室腔相通。假腔内包含有血液、血栓及纤维性心包组织。超声心动图表现如下。

(1)二维超声所见:在左心室腔外有一囊状无回声腔。该腔与左心室腔之间有一小的室壁破口相通,即瘤颈。瘤颈直径明显小于囊腔的直径,常小于瘤体最大直径的40%。假性室壁瘤的破口处显示为心肌连续性突然中断。穿孔周围的室壁运动异常,伴局部室壁变薄。囊腔内可能有血栓形成。

(2)多普勒超声:彩色多普勒可显示在左心室腔和假性室壁瘤之间的瘤颈出现双向分流频谱,若瘤腔内有血栓形成,则双向分流不明显。

3.左心室附壁血栓形成 左心室附壁血栓是急性心肌梗死常见的并发症,急性心肌梗死患者中发生率为20%~60%,伴有室壁瘤者发生率更高。可发生在急性心肌梗死后数小时至数天内。血栓最多发生于运动消失或反向运动心尖部等瘤壁区域。

心室附壁血栓主要由二维超声诊断。表现为左心室腔内实质性回声团块,新鲜血栓回声低,大致与心肌回声相似,较陈旧的机化血栓回声较强,呈斑点状或分层状。血栓形态不一,多呈半球形或不规则形突向心腔,基底宽而固定不动,偶可见血栓表面有带状或线状物漂浮。彩色多普勒可显示局部无血流充盈,对诊断有一定帮助。

4.室间隔穿孔 室间隔破裂穿孔是急性心肌梗死比较少见的并发症,发生率约1%,多发生在大面积心肌梗死之后,穿孔部位多在心尖部及近心尖的室间隔下部,穿孔大小不一,通常在 5mm 以下,大的可达 10mm。临床上以急性心肌梗死后突然发生胸骨左缘响亮、粗糙的收缩期杂音伴有震颤,同时有严重的充血性心力衰竭。

二维超声显示室间隔下部或心尖部回声中断,边缘不整齐。穿孔周围室壁运动异常。穿孔大小多在 5mm 左右,收缩期明显大于舒张期。左右心室可能扩大或伴有心功能减低。边缘不规则的、较小的室间隔穿孔二维超声常常难以发现,借助彩色多普勒显像较容易检出。彩色多普勒可检出经室间隔破损口左心室向右心室的分流频谱,彩色多普勒呈五彩镶嵌的高速血流束。

连续多普勒可探及穿孔室间隔的分流频谱,据此可分析左向右分流的血流速度并计算左右心室压力阶差。

二维超声心动图结合多普勒技术对检出急性心肌梗死的准确率很高,对显示穿孔部位、大小及数目具有很高的价值和优越性。

(四)陈旧性心肌梗死的超声诊断

急性心肌梗死后缺血部位心肌坏死,随时间推移,局部纤维组织增生,逐渐替代坏死心肌,纤维组织收缩形成瘢痕。超声心动图表现:①二维超声显示局部室壁回声增强或明显增强,透壁性瘢痕可占据心室壁全层,正常三层室壁结构消失,局部室壁变薄,可有点状、条状或小片状强回声;②缺血局部室壁不运动或运动明显减弱,常伴有扭动现象;③左心室心尖圆钝,乳头肌以下水平心腔扩大;④心内膜回声增强;⑤左心房可轻度扩大;⑥局部收缩功能损害,常伴有左心室舒张功能减退,表现为二尖瓣口血流频谱 E 峰减低、A 峰增高、E/A 倒置等。梗死心肌面积较大时,可伴有整体左心功能下降,射血分数(EF)减低。

(五)慢性心肌缺血的超声心动图诊断

当冠状动脉狭窄达 50%~70%时,冠状动脉血流量下降,所供应心肌区域缺血,导致局部室壁运动障碍。超声心动图表现:①节段性室壁运动障碍,二维超声显示室壁运动幅度降低。M 型显示室壁运动速度减低或局部收缩时间延迟;②局部心内膜回声增强;③左心室心尖部圆钝及左心房轻度扩大;④心功能减退,可表现为局部心功能异常,严重而广泛的心肌缺血时,整体心功能可降低,EF 可在 50%以下,舒张功能减退。

常规二维超声心动图对冠状动脉狭窄>50%的患者检出率较高。采用负荷超声心动图则可明显提高检出率。

(六)超声心动图负荷试验

冠心病患者在休息状态常表现为心功能正常,如果无持久性心肌损害,常规超声心动图难以发现节段性室壁运动异常。负荷超声心动图为临床判断心肌灌注提供了新的无创性方法。负荷超声心动图通过最大限度激发心肌需氧增加而诱发心肌缺血,从而检出缺血心肌的节段性运动异常。心肌缺血时室壁运动异常往往早于心电图改变和心绞痛的发生,因而提高了超声诊断冠心病的灵敏度。负荷超声心动图最常用的方法是运动负荷试验和药物负荷试验。

1.负荷超声心动图的适应证

(1)用于诊断冠心病,评估心肌缺血的范围和严重程度。

(2)药物负荷试验可用于评估心肌存活性。

(3)心肌梗死后预后估测。

(4)评价经皮冠状动脉腔内成形术(PTCA)和冠状动脉旁路移植术(CABG)疗效及判断再狭窄。

（5）评估瓣膜病变程度。

2.负荷超声心动图的禁忌证

（1）不稳定型心绞痛。

（2）未有效控制的高血压（收缩压≥180mmHg,舒张压≥110mmHg）。

（3）肥厚性梗阻型心肌病。

（4）活动性心腔血栓。

（5）严重的心脏瓣膜病。

（6）充血性心力衰竭。

（7）有严重心律失常病史。

（8）明显的支气管狭窄、房室传导阻滞、低血压等。

3.负荷超声心动图试验的终点指标

（1）达到目标心率（按年龄预测的最大心率的85%,即次极量心率）。

（2）出现新的节段性室壁运动异常或原有的室壁运动异常加重。

（3）严重高血压（收缩压≥220mmHg,舒张压≥110mmHg）,或出现低血压（血压较静息状态时低20mmHg以上）。

（4）出现心绞痛。

（5）心电图ST段下降≥2mV。

（6）运动至第七级（运动负荷最大负荷量）或药物负荷达最大剂量。

（7）出现频发室性期前收缩或室性心动过速等严重心律失常。

（8）出现心悸、头痛、呕吐等其他患者不能耐受的严重不良反应。

4.运动负荷试验　常用的运动负荷试验有踏车试验和平板运动试验。运动负荷试验前记录常规二维超声心动图各切面图像,连接心电图实时监测。运动负荷试验以达到目标心率,心电图出现ST段下降≥2mV,出现心绞痛、严重心律失常,体力不能支持,出现新的室壁运动异常或原有的异常室壁运动加重等为运动终点。超声心动图负荷试验以出现室壁运动异常或原有的室壁运动异常加重为诊断冠心病的标准。运动中由于直立的体位、晃动的躯体及呼吸频率加快,直接影响了运动中的超声检查。运动后需立即让患者躺下进行超声心动图检查,由于运动停止后心肌缺血尚能维持一段时间,应尽快进行检查才能发现室壁运动异常。

虽然运动负荷超声心动图试验是当今最符合生理的负荷试验,但有些患者如老年体力不能支持,下肢血管疾病或下肢肌肉骨骼疾病患者均不能胜任运动负荷试验,而且运动后呼吸增快和胸壁运动影响了图像质量,使运动负荷试验的临床应用受到一定限制。

5.药物负荷试验　药物负荷试验不受患者体力不支或其他疾病的限制,目前在临床上应用较为普遍。常用的有双嘧达莫、腺苷和多巴酚丁胺。

（1）双嘧达莫超声心动图负荷试验:主要原理是通过双嘧达莫内源性腺苷的增加扩张正常的冠状动脉,静脉注射双嘧达莫后扩张冠状动脉引起心肌内血流分布不均,正常冠状动脉血流量明显增加而狭窄的冠状动脉血流没有增加,发生所谓窃血现象,使心内膜和侧支循环灌注不足。双嘧达莫扩张血管可使血压略降,反射性心率加快。严重的不良反应不多,可诱发心绞痛和心律失常,有致急性心肌梗死的报道。其他不良反应有头痛、头晕、面红、恶心等。

双嘧达莫试验常用剂量和方法:0.56mg/kg,静脉注射,于4分钟内注入。若要增加灵敏度,可加大剂量,于停药4分钟后再以0.28mg/kg于2分钟内静脉注射。总量为10分钟内0.84mg/kg。用药前及用药过程中数字化记录二维超声心动图左心室长轴、短轴、心尖四腔和心尖两腔心切面,直至停药后10分钟。若仍未达到目标心率,则观察3分钟后加用阿托品强化,阿托品每分钟0.25mg,总量在1mg以下。整个试验中连续记录心电图和血压。

注意事项:双嘧达莫试验要求禁食,禁用含咖啡因的饮料和药物。试验中出现支气管痉挛时可静脉注射氨茶碱对抗。出现心绞痛时可给硝酸甘油舌下含化或静脉注射硝酸甘油。

常规剂量双嘧达莫试验诊断冠心病的特异度很高,可达100%,但灵敏度在55%左右,低于运动负荷试验。大剂量双嘧达莫试验的灵敏度仍然低于运动试验。双嘧达莫试验主要是利用其冠状动脉血流再分配的特点来诊断局部心肌缺血,但双嘧达莫本身没有正性肌力作用,用药后反映心肌耗氧量的指标(心率血压乘积)并不增加,致使双嘧达莫试验灵敏度不高,并非是很理想的超声心动图负荷试验药物。

(2)多巴酚丁胺试验:多巴酚丁胺为人工合成的儿茶酚胺类正性肌力药物,具有较强的β_1受体兴奋作用,引起心肌收缩力增强,心率加快,心肌耗氧量增加,对动脉阻力影响较弱,对血压影响较小。冠心病患者因其冠状动脉储备低下,较大剂量的多巴酚丁胺可造成心肌供氧失衡,缺血心肌出现节段性室壁运动异常,据此可诊断冠心病。较低剂量的多巴酚丁胺能改善静息状态时运动异常但尚有收缩储备力的心肌室壁运动,据此可鉴别存活心肌。由于多巴酚丁胺具有较大的变力作用、较小的变时作用、外周血管作用小、作用迅速、不良反应少等优点,已经成为超声心动图负荷试验较理想的正性肌为刺激药物。多巴酚丁胺试验的剂量和方法。

1)于给药前记录血压、心率、心电图及基础状态下二维超声心动图的左心室长轴、短轴、心尖四腔和心尖两腔心切面图,数字化存储。于给药开始后记录各级剂量的二维超声图像(用药前、低剂量、峰值剂量及终止运动后)。

2)持续静脉滴注,从$5\mu g/(kg \cdot min)$开始,按$10\mu g/(kg \cdot min)$、$20\mu g/(kg \cdot min)$、$30\mu g/(kg \cdot min)$、$40\mu g/(kg \cdot min)$间隔,每3分钟递增一次,最大剂量为$30 \sim 50\mu g/(kg \cdot min)$。若在达到峰值剂量后仍未达到目标心率者,再加用阿托品强化。静脉注射0.25mg,此后,每隔1分钟增加0.25mg,最大总量不超过1mg。

3)回放超声图像,分析结果。

如停药后出现胸痛、心律失常等症状,大多无须处理。若症状加重,可酌情给予β受体阻滞剂或对症处理。

6.负荷超声心动图结果判定 各种超声心动图负荷试验原理和方法不同,但均是根据室壁运动的变化判定是否存在病变。一般情况下,静息时室壁运动正常,负荷时运动增强,提示结果正常。若新出现局部室壁运动异常,则提示存在心肌缺血。若静息时室壁运动异常,负荷时运动异常加重恶化,提示心肌缺血;若负荷时原有的室壁运动异常无变化,提示存在心肌梗死。若原有的室壁运动异常减轻、改善,提示局部心肌为存活心肌。

(七)心肌声学造影

心肌声学造影(myocardial contrast echocardiography,MCE)是将声学造影剂通过心脏导管在主动脉根部或直接注入冠状动脉内,或者经静脉注射,通过肺循环进入左心系统,灌注到心肌微循环,利用声学造影剂的散射效应使心肌组织回声增强,观察研究心肌血流灌注情况。

声学造影剂通常是由微粒或微泡组成的液体,微泡直径很小(为 2～10μm),可以与3～10MHz 的超声束形成共振,从而产生非常大的散射面,背向散射力也增强,使超声回波信号明显增强。心肌声学造影正是利用这一特性,当造影剂进入心肌微循环后,使心肌组织的超声图像明显增强,从而了解和评估心肌组织血流灌注情况,据此诊断冠心病,并可评估疗效和预后。

1.理想的声学造影剂的条件　①经静脉注射能顺利进入心肌微循环并产生良好的心肌显像;②有较长的半衰期;③不影响正常冠状动脉血流,无不良反应;④无生物活性,在人体内降解,并无残存;⑤剂型稳定,易于使用、保存和运输;⑥价格低廉。

2.心肌声学造影的主要临床应用

(1)诊断急性心肌梗死:发生急性冠状动脉阻塞后,在其所供应的心肌区域无血液供应,MCE 可直接显示此危险区心肌及数小时后梗死心肌区无灌注现象,超声图像上相应节段呈现为充盈缺损。动物实验和临床应用均证实了 MCE 诊断急性心肌梗死的价值。

(2)评估冠状动脉侧支循环:冠状动脉阻塞后,侧支循环能否及时建立及侧支循环的丰富程度对患者预后影响很大。若冠状动脉造影证实冠状动脉狭窄或闭塞,而声学造影剂进入冠状动脉后,狭窄或闭塞冠状动脉的供血区显影,说明存在侧支循环。反之,说明尚无有效的侧支循环建立。

(3)估测冠状动脉循环储备能力:冠状动脉血流储备(coronary flow reserve,CFR)是指当运动或其他负荷使心肌耗氧量增加时,冠状动脉血流可以随之增加的最大能力。多采用测量静息状态下冠状动脉血流量与血管最大扩张状态下冠状动脉血流量比值来评估 CFR。实验已经证实心肌声学造影可以有效评估 CFR。声学造影剂进入冠状动脉循环后,分析时间-强度曲线的各种参数,如显影开始至峰值时间、峰值强度、排空时间、排空半衰期及曲线下面积等,结合负荷试验,估测出冠状动脉血流储备。

(4)评估溶栓、PTCA 及搭桥术治疗效果:冠状动脉造影(CAG)是急性心肌梗死再灌注治疗后评价血管再通的可靠方法。但 CAG 仅仅能显示心脏的输导血管,即 100μm 以上的血管,而心肌声学造影可以使心肌内微循环血管显影,心肌声学造影又具有无创、可反复检查并可在床旁检查等优点。因而,心肌声学造影在评估急性心肌梗死后血管再通、心肌血流灌注方面有独特的优势。若各种再灌注治疗后声学造影显示充盈缺损明显改善,提示治疗效果良好。

(5)除以上临床应用外,实验和初步临床应用证实声学造影技术还可应用于评估心肌梗死后存活心肌及是否存在"无复流"现象。常规超声心动图评估存活心肌主要是采用负荷试验,给予多巴酚丁胺等药物负荷后根据局部心肌收缩运动的改变情况可判别心肌是否存活。MCE 则可通过评估微血管的完整性判断心肌存活性。实验证实 MCE 是一种较好的无创性方法。

心肌声学造影多采用连续滴注和弹丸注射法。采用目测方法和仪器定量分析方法对造影结果进行分析。目测法是通过肉眼评估心肌声学造影效果和造影剂充盈情况,可定性判定,也可通过记分半定量评估造影结果。目测法难以避免地带有操作者和诊断者的主观因素。目前较高档的超声仪器已经配置了专门用于声学造影分析的软件,主要分析造影剂注射后显像的时间–强度曲线,该曲线表示了该区域内造影剂进入心肌的时间、强度及由心肌内清除的时间。常用的分析参数:①峰值回声强度(PI),反映毛细血管的数量或横截面积;②曲线上升斜率,反映毛细血管平均流速;③曲线下面积(AUC):与造影剂分布容积、血流速度及平均渡过时间密切相关;④清除率:主要反映冠状动脉血流储备。影响时间–强度曲线的因素很多,所以对反映造影结果的各种参数分析时要考虑到可能影响的因素。一些参数的临床实用价值尚待进一步深入研究证实。

心肌声学造影是近年来发展起来的无创性评估心肌血流灌注的新技术方法,实验和临床都证实了这项新技术的应用前景,但目前尚有不少实际应用问题有待解决。由于对设备和技术要求高,目前临床上尚未广泛应用。在临床广泛应用之前,尚需更多的基础研究、动物实验及临床研究。

(八)冠状动脉血流显像

1.经胸、经食管超声心动图　常规经胸超声切面可显示冠状动脉主干,异常时,常可显示扩张、迂曲行走的冠状动脉二维图像及其血流情况,然而,经胸超声受患者体型、肺气等声窗影响,往往很难显示感兴趣的区域和冠状动脉节段。经食管超声心动图在一定程度上弥补了常规经胸超声的不足,但也难以准确显示并测量冠状动脉血流动力学状态。

2.冠状动脉内多普勒超声(ICUS)　用 ICUS 方法,将顶端带有超声探头的冠状动脉导管通过常规冠状动脉插管技术送入冠状动脉,直接观察病变部位的形态学变化并进行血流动力学检测。主要目的:显示并判别冠状动脉斑块性质;确定是否存在动脉夹层和血栓;定量分析管腔大小、管壁厚度、斑块厚度、狭窄程度等,为治疗措施做出较为可靠的评估;评价冠状动脉成形术及支架植入术后的效果和并发症;冠状动脉内血流动力学测量,评估冠状动脉血流储备。目前已经有新技术,冠状动脉超声顶端侧壁带有旋切/旋磨窗口,通过冠状动脉内超声做出较为准确的诊断和评估后直接对病变进行治疗。

(九)组织多普勒成像

组织多普勒成像(tissue Doppler imaging,TDI)与彩色多普勒血流显像基本原理相反,主要应用于心肌显像。彩色多普勒血流显像是应用多普勒原理采集血管及心腔内血流信号,进行彩色编码,在二维切面图的基础上叠加彩色血流图像信息,心肌运动的信号则被过滤掉。TDI技术则是利用组织运动频移信号成像,将心腔内血流产生的高频低幅频移信号过滤掉,而将室壁心肌运动产生的低频高幅频移信号保留,并以彩色图像或脉冲多普勒方式显示,用以评估心肌运动状态。

1.TDI的主要显示方式

(1)速度显示方式:分别以二维彩色、M型及脉冲多普勒显示心室壁在心动周期不同时相的运动速度和运动方向。

(2)加速度显示方式:以二维彩色超声图显示心室壁不同心动周期运动加速度的大小和方向。

(3)能量图显示方式:通过二维彩色超声图上心室壁色彩不同明亮程度显示心肌在不同心动周期能量大小的变化。

2.TDI主要临床应用

(1)评估心脏整体功能:TDI可通过测量二尖瓣环运动速度评价左心室舒张功能,与有创检查具有良好的相关性。TDI通过显示心脏不同部位在不同心动周期的运动状态,评估心脏整体功能。

(2)评估局部心功能:TDI通过心肌不同色彩显示、收缩波幅的高低等,定性或定量评估局部心肌运动状态。

(3)心律失常的评估:TDI可以作为心律失常的辅助检查功能。TDI的速度和加速度显示方式可用于检测、判别心室壁心肌的收缩顺序、室性心律失常的异位起搏点及预激综合征旁路的判别,并对心律失常的电生理治疗有一定的指导作用。

3.DTI的主要局限性　频谱测量受取样容积的影响;其结果受声束与被检测心肌表面夹角的影响;周围组织运动也会影响DTI的速度测量;由于图像帧频较低,对较微弱信号分辨力较低。

(十)应变、应变率及二维斑点追踪成像

应变和应变率是物理学概念,是指物体在外力的作用下发生形变。在心动周期内,心肌纤维随心脏的收缩和舒张运动发生缩短、变厚、伸长变薄这一过程,也遵循物理学上应变的规律,即可用应变来表示心肌收缩、舒张功能状态。应变率是单位时间发生的应变。应变率成像技术是在组织多普勒成像技术基础上,通过计算局部心肌组织的速度地图来反映室壁厚度变化及变化的速率,通过彩色编码显示出结果。应变和应变率主要应用于评估局部心肌的运动情况。无论是急性心肌梗死或慢性心肌缺血,均可导致缺血心肌变薄、运动幅度减弱或明显减弱,收缩不协调,甚至收缩运动静止。此时,相应区域的色彩会变暗。

相对于应用节段性运动障碍评估局部心肌功能,应变和应变率是从心肌组织变形的角度评判心肌运动,具有较高的时间和空间分辨率,其结果较少受心脏整体运动的影响,也很少受缺血周围正常心肌的代偿性收缩增强影响。因此,此项技术可更全面、更准确地评估室壁运动状态、评价局部心肌运动功能。

由于应变率成像技术是在组织多普勒成像技术基础上发展的新技术,其结果必然受

多普勒成像角度的影响,这也是应变率成像主要不足之处。

二维斑点追踪成像是在应变和应变率成像基础上的一项新技术。由于心脏二维超声图像是由多个均匀分布于心肌内的声学斑点构成,这些斑点与心肌组织同步运动。斑点追踪成像技术可以连续追踪每个斑点的运动轨迹,并定量分析心室壁心肌运动的速度,并检测出其应变和应变率。斑点追踪成像技术是在二维灰阶图像中追踪心肌组织运动轨迹,故可以避免在组织多普勒成像基础上的应变和应变率技术声束角度对其的影响。二维斑点追踪成像技术对于急性心肌梗死、缺血性心肌病的心肌节段性运动障碍的识别和诊断有较高的特异度和灵敏度。

第二节　心瓣膜病

一、二尖瓣狭窄

二尖瓣狭窄是慢性风湿性心瓣膜病中最常见者,女多于男,为(3~4)∶1。单纯二尖瓣狭窄较二尖瓣狭窄合并关闭不全多一倍。二尖瓣狭窄最重要、最特征性的临床表现是心尖部有隆隆样或雷鸣样舒张期杂音。

1.病理概要　从初次链球菌感染至形成二尖瓣狭窄,需 2 年左右。病变之初为瓣膜交界处及其基底部水肿、炎性浸润及赘生物形成,以后瓣膜粘连、纤维化致瓣口狭窄。狭窄严重时瓣口为一裂隙样小孔。本病按病变轻重和形态,可分为两大类型。

(1)隔膜型:瓣膜主体没有病变或仅有轻度病变,活动尚好,又可分为三型:①瓣叶交界处相互粘连,瓣口狭窄,其边缘纤维样增厚或有钙质沉着;②除上述病变外,瓣膜本身有增厚,其活动受限并可伴轻度关闭不全,这是最常见的一型;③由于腱索及乳头肌粘连、缩短,将瓣叶向下牵拉,使之呈漏斗状,瓣叶本身也有不同程度的病变,但瓣叶主体仍有相当的活动度,有的还伴较明显的关闭不全,此型称为隔膜漏斗型。

(2)漏斗型:瓣膜、腱索及乳头肌病变程度比较严重,由于纤维化缩短,瓣膜变硬呈漏斗状,常伴较严重的关闭不全。

二尖瓣狭窄按瓣口大小,又可定量分为轻、中、重三种。轻度狭窄:瓣口直径在 1.2cm 以上,中度狭窄:瓣口直径在 0.8~1.0cm;重度狭窄:瓣口直径在 0.8cm 以下。正常二尖瓣口直径为 3.0~3.5cm,面积 4.0~6.0cm^2,瓣叶质地柔软。

由于二尖瓣口狭窄,左心房压升高,左心房扩张,肺静脉压和毛细血管压升高,肺静脉和肺毛细血管扩张、淤血。当肺循环血容量长期超过其代偿量时,肺动脉压逐渐升高,导致右心室肥厚及扩张,最终造成右心衰竭。

2.M 型超声表现

(1)尖瓣前叶 EF 斜率减慢,呈"平台"样或"墙垛"样改变。这是由于瓣口狭窄,舒张期左心室充盈受阻,房、室间压力差始终较高,使二尖瓣持续地处于开放状态。EF 斜率常小于 30mm/s,其减慢程度与狭窄程度有一定相关(图 5-2)。

(2)二尖瓣前、后叶舒张期呈同向运动。这是由于瓣叶交界粘连、融合、钙化及纤维化,后叶受前叶牵拉,被动向前移动所致。

(3)前、后叶舒张期最大距离(即 E-E 间距)缩小。正常 E-E 间距为 21~39mm。二尖瓣狭窄时明显缩小,其缩小程度与狭窄程度有良好的相关性。

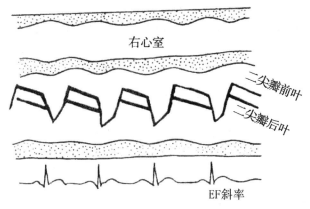

图 5-2　二尖瓣狭窄

二尖瓣前后叶波群示二尖瓣前、后叶均增厚,前叶曲线呈"墙垛"样,前、后粘连;后叶与前叶呈同向运动

(4)前叶活动幅度减低。正常前叶活动幅度大于 20mm,若小于 15mm,且有瓣叶增厚、回声增强或呈多层回声,应考虑有瓣叶钙化。

(5)二尖瓣前叶回声增强。此乃瓣叶增厚、钙化和纤维化所致,有钙化者常有多层回声。

(6)左心房明显增大。左心房与主动脉内径比值增大。其大小可作为衡量狭窄程度及心功能状态的参考指标。正常 LA/AO 为 0.9±0.13。由于左心房增大,可使心脏位置改变,而致右心室流出道变窄或左心室大小正常。而事实是右心室流出道可以增宽,左心室可以变小,肺动脉后瓣活动曲线上的 a 波变浅或消失,瓣叶提前开关。

3.B 型超声表现

(1)左心室长轴切面,可见二尖瓣前叶及后叶增厚,回声增强尤其瓣尖多呈结节状,舒张期前叶呈弓状,形成圆隆状膨向左心室流出道内。瓣叶僵硬,活动度小,后叶被牵拉前移,并被拉长呈"直立"状。收缩期前后叶接合处回声增强、增粗,并可见增粗的腱索与瓣叶相连、融合,还可见增厚的乳头肌。

(2)二尖瓣口水平短轴切面,见瓣膜增厚瓣口呈鱼嘴状,回声增强,有时并见钙化。由此处测得二尖瓣口面积,轻度狭窄为 2.0~2.5cm^2,中度狭窄为 1.0~1.9cm^2,重度狭窄小于 1.0cm^2。

(3)在左心室长轴切面及心尖、剑突下和胸骨旁四腔切面,可见左心房扩大。这是二尖瓣狭窄致左心房排空受阻所致。正常时,从主动脉后壁至左心房后壁的垂直距离,即左心房的前后径不超过 35mm,狭窄时常超过 40mm。但若大于 50mm,已不仅是单纯狭窄,常伴有二尖瓣关闭不全。

（4）在心尖四腔切面，可见肺静脉明显扩张。

（5）二尖瓣狭窄常继发肺动脉高压，因而常见肺动脉扩张，右心室扩大。

4.频谱多普勒表现

（1）将取样容积置于二尖瓣口，可录得充填的、正负双向的方块形血流频谱。其峰值流速明显加快，常见 E 峰大于 1.5m/s。A 峰也见增快，超过正常的 0.4m/s。

（2）将取样容积置于二尖瓣口左心房侧，由于瓣口狭窄血流受阻，左心房内血流减慢，因而峰值血流速度 E 峰明显降低，常小于 0.5m/s。

（3）将取样容积置于二尖瓣口远端的左心室腔内，可录得湍流所产生的舒张期双向低频血流频谱。

（4）合并肺动脉高压时，可分别于右心室流出道及右心房内，录得肺动脉瓣反流和三尖瓣反流血流频谱。

（5）通过测量二尖瓣口血流频谱的峰值血流速度（V），利用伯努利方程，可计算出最大瞬时跨瓣压差（P）。如测得 E 峰血流速度 V 为 1.6m/s，代入公式 $P=4V^2$，则得最大瞬时跨瓣压差为 10.2mmHg。

（6）通过测量舒张早期最大瞬时压差下降一半的时间，即半降时（PHT），利用 Hatle 的经验公式，可计算出二尖瓣口的面积（MVA）。例如，测量某二尖瓣狭窄患者的半降时为 250ms，代入公式 MVA＝220/PHT（ms），得此患者的二尖瓣口面积为 0.88cm²。需要说明的是，本公式是经验公式，仅适用于未合并二尖瓣反流及未主动脉瓣病变者，且以瓣口狭窄程度重者为好。

5.彩色多普勒表现

（1）心尖四腔切面可见持续于整个舒张期的、以鲜亮的红色为主的、窄细的、五彩相间的射流束通过二尖瓣口，当其通过二尖瓣口后，迅速扩大，形成喷泉形或蘑菇形等多种形态。

（2）由于二尖瓣狭窄，左心房压力升高，血流缓慢，因而左心房血流显色暗淡或不显色。

（3）合并肺动脉高压时，在肺动脉长轴切面或主动脉短轴切面，于右心室流出道内可见红色"烛火"样或"火苗"样肺动脉瓣反流血流束；在四腔切面，于右心房内可见以蓝色为主的多彩二尖瓣反流束。

6.鉴别诊断　超声心动图对二尖瓣狭窄不仅能确定诊断，而且能定量其狭窄程度，但就其本身的表现而言，仍需与下列疾病鉴别。

（1）左心房黏液瘤时，M 型超声的二尖瓣前叶曲线也可出现"平顶"样或"墙垛"样改变。但其二尖瓣后叶曲线正常，在前叶曲线的后方有云雾状回声。

（2）主动脉瓣关闭不全时，二尖瓣前叶的 EF 斜率也减慢呈"平台"状，但它同时有舒张期"毛刷"样高频颤动，且二尖瓣后叶活动正常。

（3）特发性肥厚型主动脉瓣狭窄时，也有二尖瓣前叶 EF 斜率减慢，使成"墙垛"样，但其后叶活动正常，前叶的 CD 段应有 SAM 现象。

（4）肺动脉高压时，二尖瓣前叶 EF 斜率减慢，使其呈"墙垛"样，但后叶活动正常。

此时还应伴有肺动脉瓣后叶曲线的 EF 斜率减慢和 a 波消失。

二、二尖瓣关闭不全

二尖瓣关闭不全约占风湿性二尖瓣病变的 1/3,单纯性关闭不全占其中一半,另一半合并二尖瓣狭窄。单纯二尖瓣关闭不全患者,男多于女,约为 3∶2,它的最重要的临床表现是心尖区Ⅲ/Ⅵ级以上音质粗糙、音调高亢的吹风样全收缩期杂音并向腋下传导。

1.病理概要　风湿性二尖瓣关闭不全的主要病理改变是由风湿性心内膜炎所致的瓣膜瘢痕及其短缩,还有腱索及乳头肌的粘连。由此而造成瓣膜不能正常关闭。当心脏收缩时,左心室血液大部分经主动脉瓣口进入主动脉,另一部分则经闭合不完全的二尖瓣口反流入左心房,引起严重的血流动力学障碍。

由于左心室血液反流入左心房,左心房容量增加,压力增高,进而引起肺淤血、肺动脉压增高,右心负荷加重,引起右心室肥厚扩大,最终导致右心衰竭。左心室除接受正常的肺循环回流的血液外,还要额外地接受收缩期反流至左心房的血液,其容量负荷加重,久之可出现扩张。

2.M 型超声表现(图 5-3)

(1)由于通过二尖瓣口的血流量增多,血流速度加快,至二尖瓣前叶曲线的 DE 上升速度及 EF 斜率加快。

(2)由于瓣膜病变,二尖瓣波群的 CD 段呈多条增粗、增强的紊乱回声。

(3)由于大量反流的血液冲击左心房后壁,因而在心底波群的左心房后壁出现病理性 C 凹,其深度大于 4mm,同时并有左心房内径增大。

(4)由于容量负荷过重,左心室内径增大,室间隔及左心室后壁搏动显著增强。

(5)容易探及三尖瓣活动,并见右心室扩大。

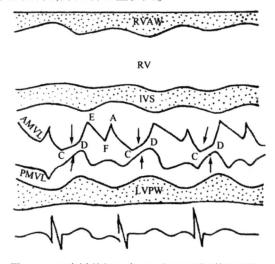

图 5-3　二尖瓣关闭不全 CD 段呈双线(箭头所指)

3.B 型超声表现

(1)在室长轴切面,显示二尖瓣前、后叶均增厚,开放正常或稍小。心室收缩时,二尖瓣关闭处呈多条紊乱回声。此切面尚可见左心房及左心室内径增大。

（2）二尖瓣口水平短轴切面显示，二尖瓣开放时其前叶、后叶均增厚，回声增强，在部分患者还可见结节状强回声。心脏收缩时，二尖瓣前、后叶闭合部回声分离或显示的不规则的暗区，这表明前、后叶不能完全合拢。可将风湿性二尖瓣病患者在此切面显示二维图像分为四个类型，借以判定二尖瓣的关闭状态。

Ⅰ型：二尖瓣前、后叶的整个瓣叶均能完全对合，其间无裂隙。表示瓣膜功能尚好，无关闭不全现象，可能为正常瓣膜或单纯性二尖瓣狭窄。

Ⅱ型：除瓣口内侧或外侧缘处有小的瓣叶对合欠佳外，基本上能完全关闭。表示有轻度关闭不全，但无严重的血流动力学障碍，无重要临床意义。

Ⅲ型：瓣口中心处前、后叶不能对合，有较大面积的孔隙，收缩期有大量血液经此返回左心房，表示有显著的二尖瓣关闭不全。

Ⅳ型：在收缩期，前、后叶有多处对合不良，存在多个孔隙。血流动力学有严重障碍，是二尖瓣关闭不全的征象。

（3）心尖、胸骨旁及剑突下四腔切面，显示左心室、左心房和右心室增大。

（4）心底短轴切面显示左心房明显扩大，并可见左心耳扩张及肺动脉和右心室流出道增宽。

4.频谱多普勒表现

（1）多普勒取样容积置于二尖瓣环处，可录得负向、峰顶圆钝、充填、带宽、持续于整个收缩期的反流频谱，其加速支和减速支均陡直，最大峰值速度多数超过 4m/s。反流较明显时，这频谱在瓣环的左心室侧可录得，且一直延伸至左心房侧。

（2）在左心房内多点探测，可录得由于湍流所致的正负双向的低频湍流频谱。

（3）由于通过二尖瓣口的血流量增多，二尖瓣舒张期前向血流频谱的 E 波明显增高。

（4）在中度以上二尖瓣反流，由于收缩期主动脉血流量减少，主动脉血流频谱峰值前移，流速减低。重度反流时，只能录得收缩早中期主动脉血流信号，收缩晚期血流信号消失。

（5）左心房收缩压的估测：二尖瓣反流时，左心房收缩期容量增大，压力升高，可用频谱多普勒进行估测。

$$LASP = SBP - \Delta PGMR$$

式中，LASP 为左心房收缩压，SBP 为从肱动脉测得的收缩期血压，$\Delta PGMR$ 为反流最大速度换算的压差。从左心房收缩压可以估测肺小动脉嵌顿压，如左心房升高，肺小动脉嵌顿压也高，心功能减退。

5.彩色多普勒表现

（1）于心尖四腔或二腔切面，收缩期于左心房内可见源自二尖瓣环的、以蓝色为主色彩斑斓的反流束。依二尖瓣反流口的形态，可见一股或多股反流束，依其大小反流束可窄可宽，依其部位，反流束进入左心房后，可沿左心房后壁行走，也可直指左心房中部甚至直达顶部，依反流量的大小，显色可鲜亮或暗淡。

（2）尖瓣反流量较大时，舒张期通过二尖瓣口的血流量增多，因而二尖瓣口前向血流的亮度增加。

6.反流量的估测 对于二尖口的反流量,既往有多种方法可对其做半定量的估测。

(1)依频谱多普勒所测得反流信号的区域定量,如反流信号仅在二尖瓣环周围探及为轻度反流,达于左心房中部为中度,至左心房顶部为重度。

(2)依彩色多普勒出现二尖瓣反流信号的区域定量,如反流信号仅出现在二尖瓣环附近为轻度反流,至左心房中部为中度,达左心房顶部为重度。还可直接测量二尖瓣反流面积,依反流面积与左心房面积之比进行反流半定量,小于1/3为轻度,大于1/3为中度,大于2/3为重度。

(3)依二尖瓣反流容量,算出反流分数而定量。①在二维超声心动图上测得主动脉瓣环部直径D,然后求出其面积$A(A=\pi \cdot D^2/4)$;脉冲多普勒测得主动脉环处的血流速度积分(TVI);两者之积即为主动脉瓣环处流量(QAo);②二维或M型超声心动图测得二尖瓣口面积(MVA);脉冲多普勒测得二尖瓣口血流速度积分(MVI);两者之积即为二尖瓣口流量(QMV);③二尖瓣反流量(MVRQ)等于二尖瓣口流量与主动脉瓣环处流量之差(MVRQ=QMV-QAo);④二尖瓣反流分数(MVRF)为反流量除以二尖瓣口流量,即MVRF=MVRQ/QMV;⑤定级:轻度MVRF<30%,中度MVRF30%~38%,重度MVRF38%以上。

上述二尖瓣反流的定量方法中,第一、第二种都为半定量方法。第三种虽较全面,但受瓣口形态、合并狭窄及合并主动脉瓣病变、取样容积大小和深度、仪器灵敏等多种限制,计算也较烦琐。为克服这些不良因素,有人提出用血流汇聚的方法来定量二尖瓣反流。

(4)血流汇聚法定量。原理:在一定血流动力学范围内,当血流加速流向一窄孔时,在窄孔近端形成等速半圆形表面。根据彩色多普勒在反流口近端血流加速超过混叠极限时彩色显示发生倒返的原理,可以确定混叠界面并测其至反流口的距离(R),进而根据公式$2\pi R^2$计算出半球表面积,然后再乘以等速表面流速,求出反流容积。

方法:在心尖四腔切面,彩色多普勒显示二尖瓣口血流,测量血流汇聚混叠界面(反流口近端加速血流区颜色由蓝转红的界面)至二尖瓣口的垂直距离(R)。根据半球血流会聚公式,计算出每搏二尖瓣反流量。

$$MVRV = 2\pi R^2 \cdot NL \cdot Sys$$

式中,MVRV为每搏二尖瓣反流量(mL),R为混叠界面至反流口的距离(cm),NL为混叠极限(cm/s),Sys为收缩间期(S)。当脉冲重复频率为4MHz时,探头3.75MHz产生51cm/s混叠极限,5MHz时产生41cm/s混叠极限。

血流汇聚法定量二尖瓣反流不受左心室几何形态、计算公式假设条件及联合瓣膜病损的影响,是目前应用的简便有效的新方法。其受限因素少,适应证更广,准确性更好。

7.鉴别诊断

(1)非病理性反流:一般非病理性反流的反流量较小,反流分数多数小于15%。彩色多普勒显示细小的反流束多数局限于二尖瓣环附近。很少引起左心房和左心室的增大。

(2)二尖瓣脱垂:该病可有风湿性二尖瓣关闭不全的全部表现。而其自身的特征性改变是收缩中晚期二尖瓣曲线的 CD 段下移形成"吊床"样改变,可资鉴别。

(3)室间隔缺损:它常合并二尖瓣关闭不全,是房室环扩大所致。由于其具有室间隔缺损的一些特征性的改变,鉴别应无困难。

三、主动脉瓣关闭不全

主动脉瓣关闭不全是慢性风湿性心瓣膜病的一种。本病多见于男性,男女比例约为2:1。单纯主动脉病变少见,只占慢性风湿性心脏病的 3%~5%,但主动脉瓣病变占慢性风湿性心瓣膜病的 20%~35%,因其常与二尖瓣病变合并存在。主动脉瓣关闭不全的特征性临床表现是胸骨左缘第三、第四肋间闻及递减型叹息样舒张期杂音。

1.病理概要　风湿性主动脉瓣关闭不全的主要病理改变是主动脉瓣因发炎和肉芽组织形成而致的增厚、硬化、短缩和畸形,在主动脉瓣关闭线上可见细小的疣形赘生物。主动脉瓣关闭不全可同时伴有程度不同的狭窄,但严重关闭不全时常无明显狭窄。主动脉关闭不全造成舒张期主动脉瓣反流,并因此而造成左心室的扩张,反流越重,扩张越明显。

2.M 型超声表现

(1)在心底波群见,瓣膜回声增粗、增强,舒张期关闭呈双线,间距在 4mm 以上。瓣膜的开放和关闭速度加快,开放幅度增大。收缩期瓣叶出现快速颤动。

(2)在心底波群还可见主动脉内径增宽;前壁主波搏幅增大超过 15mm,重搏波消失或减低;后壁搏幅上升及下降速度增快。

(3)二尖瓣波群见二尖瓣前叶舒张期波幅增高,并有 30~40 次/秒高频率的细震颤。此为舒张期主动脉反流血液冲击所致。类似的震颤有时也可见于室间隔左心室面。

(4)由于血液反流妨碍二尖瓣开放及左心室压力增高,舒张期充盈速度减缓,可致二尖瓣 EF 斜率减慢。

(5)由于左心室容量负荷加重,可见左心室增大,室间隔与左心室后壁搏幅增高。

3.B 型超声表现

(1)在左心室长轴切面,见瓣膜回声增强、增粗,舒张期瓣叶不能闭合于主动脉根部中央,而呈二线、三线或多线杂乱回声。在此切面并见左心室扩大及左心房和升主动脉扩张。

(2)在心底短轴切面,正常人的三叶主动脉瓣呈纤细、光滑的回声,并于舒张期闭合呈"Y"状,显示于主动脉腔中央。主动脉瓣关闭不全时,由于瓣叶闭合障碍而见裂隙,裂孔大于 5mm。

(3)在胸骨旁、心尖及剑突下四腔切面,可见左心室及左心房扩大。

(4)在胸骨上窝主动脉弓长轴切面,可见升主动脉扩张。

4.频谱多普勒表现

(1)心尖五腔切面、取样容积置于左心室流出道内,可录得持续于整个舒张期的、正向充填、频带增宽、上升支陡直、下降支延缓的主动脉瓣反流频谱。其峰值流速多数超过4m/s。

（2）中度以上的主动脉瓣反流,由于收缩期通过主动脉瓣口的血流增多,因而主动脉血流频谱的峰值流速增高,但一般不超过2m/s。

（3）由于二尖瓣口血流速度增快,二尖瓣血流频谱的E峰和A峰均可增高,A峰更高可大于E峰。由于主动脉瓣反流束对二尖瓣的冲击,其血流频谱可出现毛刷样高频颤动,且持续于整个舒张期。

（4）反流程度的估测

1）反流分数（RF）的计算:以主动脉瓣口血流量（AVF）作为每搏总排血量,二尖瓣口血流量（MVF）或肺动脉瓣口血流量（PVF）作为每搏有效排血量,则

$$RF = (AVF - PVF)/AVF = 1 - PVF/AVF \text{ 或 } RF = (AVF - MVF)/AVF = 1 - MVF/AVF$$

RF<20%为轻度反流,20%~40%为中度反流,40%~60%为中至重度反流,>60%为重度反流。

按这种方法计算的反流分数判定反流程度较准确,但计算较为复杂。

2）反流信号的估测:用频谱多普勒探测反流信号出现的部位,半定量反流程度。

轻度:反流信号分布局限于主动脉瓣环附近区域。

中度:反流信号分布至二尖瓣前叶水平。

重度:反流信号分布至二尖瓣前叶水平以下。

（5）左心室舒张末压的估测

$$LVEDP = DBP - \Delta PAR$$

式中LVEDP为左心室舒张末压,DBP为肱动脉测量的舒张压,ΔPAR为主动脉反流频谱上舒张期峰速所换算成的最大跨瓣压差。

5.彩色多普勒表现

（1）于左心室流出道内见起自主动脉瓣环、持续于整个舒张期的、以鲜亮的红色为主的五彩相间的反流束。反流束可沿室间隔下行,也可沿二尖瓣前叶走行;轻度反流时可呈细条状,仅占据左心室流出道的一部分,重度反流时呈喷泉状充满整个左心室流出道。

（2）由于通过主动脉瓣口的血流量增加,收缩期主动脉瓣口的前向血流着色鲜明。

（3）反流程度估测

1）由于彩色反流射流信号距离瓣口最近端的宽度（JW）大致相当于反流口的大小,因而以该处左心室流出道的宽度（LVOTW）除JW即得反流分数（RF）。在左心室长轴及心尖五腔切面可测得反流分数。

$$RF = JW/LVOTW$$

2）在胸骨旁主动脉瓣短轴切面,通过测量反流信号的面积（JA）和该处主动脉的横截面积（AOA）,也可得到反流分数（RF）。

$$RF = JA/AOA$$

以上述的反流口宽度换算成面积,或以直接测得的反流口面积乘以反流血流的速度积分,可计算出每搏反流量。

6.鉴别诊断

（1）主动脉瓣脱垂常致主动脉瓣关闭不全,应与之鉴别,前者于左心室流出道内舒张

期可见异常回声。重度脱垂时,随心脏的舒、缩活动可见脱垂的主动脉瓣在主动脉腔内及左心室流出道内来回摆动。

(2)感染性心内膜炎有主动脉瓣赘生物附着时可致主动脉关闭不全,但可见蓬草样或团絮状回声附着于瓣膜,可资鉴别。

(3)较轻的主动脉瓣反流应与非病理性反流鉴别,一般非病理性主动脉瓣反流的反流分数小于15%。

四、主动脉瓣狭窄

主动脉瓣狭窄可以是先天性的,也可以是后天性的。后天性的又可分为风湿性和老年退行性。单纯性主动脉瓣狭窄10%~20%是风湿所致。风湿性主动脉瓣狭窄多见于年轻人,且同时伴有二尖瓣病变。主动脉瓣狭窄的最主要的临床表现是胸骨右缘第二肋间粗糙、响亮的收缩期杂音,并向颈部传导。

1.病理概要　风湿性主动脉瓣狭窄的主要病理改变是慢性炎症和钙质沉着引起瓣膜粘连和增厚,使其开放受限而致瓣口面积减小。正常主动脉瓣口面积约$3cm^2$,当其减小至正常的1/4或更小时出现严重症状。由于狭窄而致左心室阻力负荷加重,左心室后壁代偿肥厚,左心室也可轻度扩大。

2.M 型超声表现

(1)主动脉瓣回声增粗并见钙化所致的强回声,甚至可见斑块状强回声。瓣膜厚度增加,可超过主动脉前壁的厚度。

(2)瓣膜开放幅度减小,常小于14mm或主动脉内径的一半。

(3)由于左心室排血受阻,主动脉充盈不足,在心底波群见 V 波低平,V′消失。

(4)由于长期存在的左心室排血受阻,压力负荷加重,在心室波群可见室间隔及左心室后壁呈对称性增厚,左心室内径可轻度增大(图5-4)。

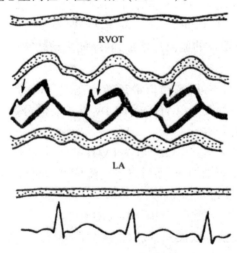

图5-4　主动脉瓣狭窄

心底波群示主动脉增厚,开幅小,提前关闭(箭头所指)

3.B 型超声表现

（1）左心室长轴切面,瓣叶增厚、回声增强、开放受限。若瓣叶开放的距离小于 8mm,为重度狭窄;8～12mm 为中度狭窄;12～14mm 为轻度狭窄。在此切面还可见室间隔与左心室后壁呈对称性增厚。

（2）心底短轴切面,可见主动脉瓣瓣叶增厚,回声增强、增多,开放明显受限,瓣口面积明显变小且极不规则,即失去正常的圆形或近似的等边三角形。在此切面,以机器提供的面积测量功能,可直接测得瓣口大小。若瓣口面积 1～3cm^2 为轻度狭窄,1～0.75cm^2 为中度狭窄,小于 0.75cm^2 为重度狭窄。

（3）在胸骨上窝主动脉弓长轴切面,可显示升主动脉呈窄后扩张。

4.频谱多普勒表现

（1）取样容积置于主动脉口可录得收缩期射流频谱。轻度狭窄时,频谱形态近似非对称的三角形,重度狭窄时呈对称的圆钝形曲线。射血时间延长,峰值后移,峰值显著增高,一般是狭窄越重流速越高,有高达 7m/s 者。

（2）由于主动脉瓣狭窄,血流受阻,左心室流出道内前向血流速度减慢,因而血流频谱的峰值降低、后移,使频谱呈近似对称的圆钝形。

（3）在狭窄远端的升主动脉内,可录得由湍流所致的双向充填的低频血流信号。

（4）由于左心室舒张功能减损,二尖瓣血流频谱的 A 波增高,以至 A 波高过 E 波。

（5）主动脉瓣口面积的估测

1）若无心内分流和瓣口反流,可按下式求得主动脉瓣口的面积(AVA)。

$$AVA = SV/Vm \cdot ET = SV/SVI$$

式中,Vm 为主动脉瓣口的平均射流速度,ET 为左心室射血时间,SVI 为主动脉收缩期流速积分,SV 为每搏量(采用右心导管和热稀释技术测得),因而这种方法是半创伤性的。

2）张运等采用了一种完全无创的方法,其公式如下。

$$AVA = CMA \cdot DVI/SVI$$

式中,CMA 是从 M 型和 B 型超声心动图测得的舒张期二尖瓣口平均面积,DVI 为二尖瓣口舒张期流速积分,SVI 为收缩期主动脉瓣口流速积分。此法与心导管技术所测结果相关良好),其限制是不能有瓣口反流和心内分流。

3）挪威学者设计了一个适合于兼有主动脉瓣狭窄和关闭不全双病变的主动脉瓣面积估测公式。

$$AVA \cdot SVI = AoA \cdot SVI'$$

式中,SVI 为利用连续式多普勒测得的狭窄的主动脉瓣口的流速积分;AoA 为先从 B 型超声心动图测得主动脉环直径,然后计算得来的该部的面积;SVI'为主动脉瓣环的收缩期流速积分。因此上式可写作:

$$AVA = AoA \cdot SVI'/SVI$$

考虑到 SVI'/SVI 应同主动脉瓣环处的峰值流速(Vp')与主动脉瓣口的峰值流速

（Vp）之比（VP′/Vp）相似,代入上式,得：

$$AVA = AoA \cdot Vp′/Vp$$

这一公式非常简便,而且与心导管技术利用格林公式所测得的主动脉口面积相关良好（$r = 0.87$）。

5.彩色多普勒表现

（1）窄的主动脉瓣口出现窄细的射流束,狭窄越重流束越细,甚至难以显示。但当它进入升主动脉后便会明显增宽而成喷泉状或蘑菇状或其他扩散的形状。这一射流束可持续出现于整个收缩期。射流束显色明亮,在心尖五腔切面以蓝色为主,而在胸骨上窝主动脉弓长轴切面则主要显红色。

（2）于血流受阻于主动脉口,左心室流出道内血流显色暗淡。

6.鉴别诊断　风湿性主动脉瓣狭窄,由于同属主动脉口狭窄,须与先天性主动脉瓣上狭窄和瓣下狭窄进行鉴别,但后两者在超声上均有明显的特征性表现,不难鉴别,以后的章节将述及。由于同属膜性狭窄,本病尚须与二叶式主动脉瓣鉴别,但后者瓣膜回声纤细、弹性较好,常有关闭时"Y"形结构消失和关闭线在 M 型超声心动图上偏离中心等可资鉴别。

五、三尖瓣关闭不全

三尖瓣关闭不全多数为功能性,器质性者少见。但器质性中以风湿为多。据病理解剖资料,器质性三尖瓣病变的发病率占慢性风湿性心脏病总数的 10%～15%。本病女多于男,且多发于青年。主要的临床表现是胸骨左缘第三至五肋间闻及响亮、高调的收缩期杂音,并于深吸气末加重。

1.病理概要　风湿性三尖瓣关闭不全其瓣膜可由于慢性炎症过程而发生类似风湿性二尖瓣病变的变化。由于收缩期有部分血液反流至右心房,右心房容量增大、压力增高,可使右心房扩张与肥厚。当右心房压力超过 10mmHg（1.33kpa）时,可致上、下腔静脉压增高和扩张,并导致全身静脉回流障碍,从而产生腹腔积液和周围水肿。

2.M 型超声表现

（1）三尖瓣前叶搏动幅度增大。DE 上升速度和 EF 斜率均增大。由于三尖瓣收缩期不能完全合拢,CD 段呈多条粗糙紊乱的回声。

（2）右心房内径增大。

（3）病变较重时可见右心室扩张,内径增大,并可见由于右心室容量负荷加重所致的室间隔与左心室后壁呈同向运动。

3.B 型超声表现

（1）在右心室流出道长轴切面、心尖及剑突下四腔切面,可见三尖瓣叶回声增强、增粗,瓣尖呈结节状,收缩期瓣膜关闭不全,右心房及右心室增大。

（2）在右心室流出道长轴切面及心尖四腔切面,当从外周静脉注入声学造影剂后,可见造影剂回声在三尖瓣口做往返穿梭运动。

（3）在剑突下四腔切面及下腔静脉长轴切面,注射造影剂后可见收缩期有造影剂回声出现于下腔静脉内,有时并可见于肝静脉内。同时还可见到右心房、右心室和下腔静脉扩张,其内径增大。

4.频谱多普勒表现

(1)取样容积置于三尖瓣环,可录得单峰、负向、充填的收缩期反流频谱,其加速支和减速支均陡直而呈对称的圆钝形,其最大流速超过4m/s。

(2)在右心房内做多点探测,可录得收缩期双向低频湍流频谱,反流程度越重,湍流在右心房内的分布越广。

(3)反流较重时,由于受右心房内反流血流的影响,腔静脉血流频谱中的 S 波消失,而代之以负向波,D 波峰值则增大,故形成先负后正的频谱形态。

(4)反流较重时,由于舒张期流经三尖瓣口的血流量增多,因而三尖瓣血流频谱的 E 峰增高。

(5)反流程度的估测。应用连续式多普勒测得三尖瓣反流的最大流速,可用以下公式求得右心室收缩末压(RVSP)。

$$RVSP = \Delta PTR + RAP$$

式中,ΔPTR 为三尖瓣反流最大流速值按伯努利方程换算成的跨瓣压差,RAP 为右心房压,一般为 5mmHg。

RVSP≤5mmHg 为轻度反流,5～10mmHg 为中度反流,超过 15mmHg 为重度反流。

5.彩色多普勒表现

(1)右心房内可见起源于三尖瓣环的、持续于整个收缩期的、以鲜亮的蓝色为主的、五彩相间的反流束。反流束可指向右心房中部,也可沿房间隔行走,也可沿右心房侧壁形成环状。反流重时,在宽阔的右心房内可形成喷泉状,并在右心房内迅速散开。

(2)反流较重时,舒张期三尖瓣口血流着色明亮,而肺动脉瓣口、二尖瓣口及主动脉瓣口血流着色暗淡。

(3)反流程度的估测。利用彩色多普勒,可对三尖瓣反流进行半定量分级。血反流束占据部分右心房为Ⅰ级;抵达右心房后壁为Ⅱ级;进入腔静脉为Ⅲ级。

6.鉴别诊断

(1)三尖瓣关闭不全或三尖瓣反流多数为非器质性或功能性,故同时有其他疾病存在,应注意其他疾病的诊断。

(2)超声对三尖瓣反流容易确定,但精确定量有困难。

六、肺动脉瓣关闭不全

肺动脉瓣关闭不全绝大多数为功能性,多继发于肺动脉高压。器质性肺动脉瓣病变很少见。主要的临床表现是胸骨左缘第二、第三肋间及舒张早期或舒张期早中期高音调、吹风样杂音。

1.病理概要　肺动脉瓣关闭不全时,右心室在舒张期除接受来自三尖瓣口的血流外,还要接受来自肺动脉口的反流血流,因而造成右心室容量负荷增加,引起右心室扩张和肥厚。肺动脉高压时造成肺动脉瓣反流,反流又可进一步造成肺动脉高压引起肺动脉显著扩张。

2.M 型超声表现

(1)肺动脉瓣曲线的 a 波变浅(<2mm)或消失,EF 斜率减慢,收缩中期部分关闭使成"W"形。

(2)右心室扩大,内径>20mm;右肺动脉扩大,内径增宽,超过 18mm;右心房也扩大。

(3)BC 幅度增大,斜率加速。

3.B 型超声表现

(1)在肺动脉干长轴切面可见肺动脉干及左、右肺动脉均明显扩张。正常时较难显示或仅显示肺动脉,此时很容易显示。并常可显示两个瓣叶,其回声增强,活动增大。

(2)左心室长轴切面显示右心室扩大,右心室前壁及室间隔增厚,室间隔与左心室后壁呈同向运动。

(3)心尖四腔及右心室流入道长轴切面显示右心房扩大。

(4)在右心室流出道或肺动脉干长轴切面,从周围静脉注入造影剂后,收缩期见造影剂回声经肺动脉瓣从右心室流出道进入肺动脉干,而舒张期可见其经肺动脉瓣反流入右心室流出道。

4.频谱多普勒表现

(1)将取样容积置于肺动脉瓣环下,可录得正向、单峰、窄带、充填、上升支陡直、出现于舒张期的肺动脉瓣反流频谱。若合并重度肺动脉高压,其最大峰值流速可达 4m/s 以上。

(2)若肺动脉压不过高,由于收缩期通过肺动脉瓣口的血流量增加,肺动脉血流频谱峰值增高,但一般不超过 3m/s。

(3)在右心室腔内,于舒张期可录得由于肺动脉瓣反流所致的双向低频湍流血流频谱。

(4)反流程度的估测。利用脉冲多普勒测量收缩期主动脉瓣血流量(AVF)和收缩期肺动瓣血流量(PVF)。此时肺动脉瓣血流量为右心室的全部心搏量,主动脉瓣血流代表右心室的有效心搏量,则反流分数(RF)可按下式得出。

$$RF = (PVF-AVF)/PVF$$

(5)肺动脉舒张压的估测。通过测量肺动瓣脉反流频谱的峰值血流速度,利用伯努利方程,可按下式计算肺动瓣脉舒张压。

$$PADP = \Delta P + RVDP$$

式中,PADP 为肺动脉舒张压;ΔP 为所测肺动脉瓣反流频谱峰值流速,并利用伯努利方程计算而得的瞬时跨瓣压差;RVDP 为舒张早期的右心室压力,一般近似于零。

5.彩色多普勒表现

(1)室流出道内于舒张期,显示起源于肺动脉瓣环的明亮的红色反流束。轻度反流时,其呈窄细条状或烛火样,仅占部分流出道;重度反流时,呈喷泉状,可充满整个右心室流出道。

(2)若肺动瓣脉反流而不伴有明显肺高压,主肺动脉内前向血流量增多,可显示出多色斑点状或红蓝双向的涡流。若肺高压明显,主肺动脉内前向血流受阻,流速减缓,显色暗淡。

6.鉴别诊断 众多的资料表明,利用脉冲多普勒和彩色多普勒于相当多的一部分(35%~92%)健康成年人尤其是青年人,可探及肺动脉瓣反流。因而在诊断肺动脉瓣关闭不全所致反流时,应加以鉴别。这种健康人的或称非病理性的肺动脉瓣反流具有如下特点。

(1)出现较晚:常于舒张中期出现。

(2)占时较短:一般不能持续于整个舒张期。

(3)流速较低:最大流速一般不超过 1.2m/s。

(4)范围较窄:一般局限于肺动脉瓣下 1cm 范围之内。

(5)长度较短:彩色反流束长度一般不超过 1cm。

第三节 心肌病

心肌病是指非由心脏瓣膜病、冠心病、肺心病、高血压性心脏病、先天性心脏病引起,病变主要在心肌的一类心脏病。依病因学分类,可分为原发性心肌病和继发性心肌病。依病理学分类,可分为扩张型心肌病、肥厚型心肌病、限制型心肌病及心肌致密化不全。

一、扩张型心肌病

扩张型心肌病既往曾称为充血型心肌病,是原发性心肌病的最常见类型,约占心肌病总数的 70%。可发生于各年龄组,但以中年发病多见。其临床特征是心脏扩大,常以左侧心脏扩大多见,双侧扩大次之,以右心扩大为主者少见。因而有人又将其分为左心型、双心型及右心型三个亚型。

1.病理概要 本病的病理改变是弥漫性心肌细胞变性、坏死和纤维化,可伴有心内膜增厚及心室壁增厚。心室明显扩大,房室环和心房也有扩大。50%以上病例有附壁血栓且多见于心尖部。

由于心肌的变性和坏死,以致心肌收缩力减退,左心室射血分数和心排血量减小,收缩末容量增大,舒张末压增高,而使左心房和肺静脉压升高,临床上首先出现左心衰竭,待肺动脉压升高后,可发展成全心衰竭。右心型则以右心衰竭为主。由于房室环的扩大,常合并有二尖瓣和三尖瓣反流。

2.M 型超声表现

(1)房、室腔扩大,以左心房、左心室为著,双心型者合并有右心房、右心室扩大。右心型者以右心房、右心室扩大为主。

(2)室间隔及左心室后壁搏动明显减弱,搏幅降低。其厚度正常或稍增厚,心室收缩和舒张时变化不大,室壁增厚率小于 30%。

(3)二尖瓣前、后叶开放幅度减小,呈菱形;CD 段呈平行双线。

3.B 型超声表现

(1)在左心室长轴切面、心尖及胸骨旁和剑突下四腔切面,可见各房室腔均扩大,左心室显著扩大,呈球形。由于左心室扩大,致乳头肌正常位置改变,二尖瓣前叶被牵拉向后,使左心室流出道形如喇叭样扩张。

(2)因心肌收缩力降低,左心室舒张末压增高,通过二尖瓣口的血流量减少,二尖瓣开放幅度减低,最大开口减小。由于心腔扩大,瓣环受牵拉,二尖瓣有关闭不全征象。由于心排血量减少,主动脉开放幅度小。这些征象在左心室长轴切面、心尖四腔、五腔切面及二尖瓣口左心室短轴等切面均可观察得到(图5-5)。

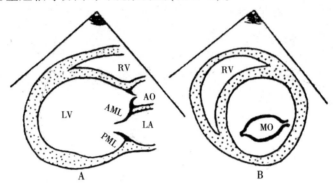

图5-5 扩张型心肌病

A.左心室长轴切面;B.左心室短轴切面(二尖瓣口水平)

(3)由于心肌收缩力减弱,室间隔及左心室后壁搏动明显减弱。

(4)主动脉内径变窄,主动脉壁活动幅度低;肺动脉增宽。

(5)有时在心腔内,尤其在左心室近心尖处可见到附壁血栓。

(6)有时可见少量心包积液,但心包本身正常,这可能是心包淋巴回流障碍所致。

(7)右心型扩张型心肌病,右心室扩大,三尖瓣环扩张,瓣叶被牵拉,造成三尖瓣关闭不全;室间隔与左心室后壁可呈同向运动。

4.频谱多普勒表现

(1)将取样容积置于左心房及右心房的下部,只能录得微弱的血流信号,仅在靠近房室口处可录得较明确的舒张期血流信号,这说明心房内血流速度减低。

(2)由于心腔扩大,心室内血流速度减缓,因而仅在流出道内可录得明确的收缩期血流频谱。

(3)二尖瓣和三尖瓣血流频谱的E峰减低,而A峰增高,两峰窄小。这是通过房室瓣口的血流减少,左心室舒张压升高,心室充盈时间缩短所致。

(4)当将取样容积置于二尖瓣环及三尖瓣环处时,可录及二、三尖瓣的反流信号。合并肺动脉高压时,在右心室流出道内可录得肺动脉瓣反流的多普勒频谱。

5.彩色多普勒表现

(1)由于血流速度减低,心房内血流显色暗淡或不显色,只在房室环处显示颜色。同理,心室内血流显色暗淡或不显色,而只在房室瓣口或心室流出道内显色。

(2)于左、右心房内,多数患者可见多色斑点状窄细的二、三尖瓣反流束。合并肺动脉高压时,右心室流出道内可见红色的肺动脉瓣反流束。

6.鉴别诊断

（1）上述扩张型心肌病的超声表现并无特异性,因此在做出扩张型心肌病的超声诊断时,必须逐一除外其他器质性心脏病及有原因可查的心肌损害。

（2）少数扩张型心肌病,由于合并二尖瓣关闭不全,左心室容量负荷增大,可出现节段性室壁运动异常,应与冠心病进行鉴别。

（3）若超声发现心脏扩大,但并不很大,在排除了其他器质性心脏病后,应想到本病。

（4）冠心病、高血压性心脏病等疾病的晚期,单凭超声心动图表现,很难与扩张型心肌病鉴别,此时应结合其他临床资料仔细分析,必要时可行心肌活检确定。

二、肥厚型心肌病

肥厚型心肌病是以心肌肥厚为主要特征的心脏病。其病因未明。据报道,约 1/3 的患者有家族史,因而可能有遗传倾向;约 10% 发病于婴儿期,可能是先天性;尚有 1/3 的患者无心脏病史可询。

1.病理概要　基本的病理变化是病变心肌细胞肥大,并变粗变短,排列紊乱。肥厚部位分布弥漫,也可局限。通常在室间隔上段、主动脉瓣的下方,呈块状或瘤样突向心室腔,使左心室流出道变窄,造成梗阻,故又可称为肥厚梗阻型心肌病,又称特发性肥厚型主动脉瓣下狭窄。若室间隔虽有异常肥厚,而左心室流出道平时无梗阻,仅在心脏负荷改变或受神经体液因素影响才出现梗阻者,则称为隐匿型或激惹型肥厚梗阻型心肌病。若心肌肥厚局限于心尖、游离壁、乳头肌或室间隔下段,则称为局限性肥厚型心肌病。若心肌肥厚呈弥漫性向心性肥厚,则称为对称性肥厚型心肌病。局限性肥厚型心肌病、对称肥厚型心肌病不造成梗阻,因而都称为肥厚型非梗阻型心肌病。

肥厚型心肌病一般呈高动力状态,射血分数高于正常。由于心肌肥厚,心腔缩小。由于心肌硬度增加,顺应性降低,舒张期左心室充盈阻力增大,舒张速率减慢、早期充盈速度和充盈量均降低,左心房则代偿性收缩增强。舒张末容量虽减小,而左心室舒张末压力却明显增高,可致舒张功能不全甚或衰竭,终至肺淤血、肺水肿。久之,心腔可从缩小变扩大,收缩功能从代偿增强至受损,终至衰竭。

2.M 型超声表现

（1）在心室波群,可见非对称性室间隔肥厚,即室间隔与左心室后壁厚度不成比例,其厚度之比常大于 1.5,并常见室间隔运动减弱。

（2）在二尖瓣波群,可见左心室流出道狭窄,其内径常小于 20mm,并可见 EF 下降速率减慢。

（3）在二尖瓣波群,见二尖瓣叶收缩期向前运动(systolic anterior movement, SAM)。即二尖瓣于收缩期开始后,向室间隔移动,造成 CD 段向前凸出,于心室舒张期开始返回正常位置。无明显前移者,可做诱发试验,如做 Valsalva 动作或吸入亚硝酸异戊酯 0.2mL 等,以减少静脉回流,降低血管阻力和收缩期动脉压,并加速心率和射血速度,增加左心室和左心房间压力差,加重左心室流出道梗阻。造成 SAM 现象的可能解释:①左心室缩小引起二尖瓣及其乳头肌和腱索等附属装置移位,并于收缩期向室间隔靠拢;②肥厚的室间隔运动低下或消失,而左心室后壁运动增强,使已向前移位的二尖瓣更向前移向左心室流出道和室间隔;③收缩期高速血流通过狭窄的左心室流出道时产生负压,将二尖瓣及其装置吸引进入左心室流出道内。参与 SAM 形成的,可以是单独的二尖瓣前叶、后叶或同时有前、后叶,也可以有腱索。SAM 是肥厚型梗阻型心肌病的一个特征性表现,值得重视(图 5-6)。

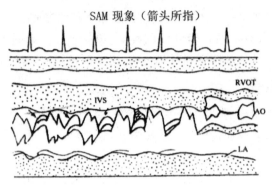

图 5-6 肥厚型梗阻型心肌病

(4)在心底波群,可见主动脉瓣中期关闭及主动脉瓣扑动。造成主动脉瓣中期关闭的原因,是收缩中期左心室流出道梗阻加重,流入主动脉内的血量突然减少,致开放的主动脉瓣部分提前关闭。收缩晚期,射出血量增多,主动脉瓣再次开放,并保持至收缩结束。主动脉瓣扑动则是高速血流对其冲击所致。

(5)M 型超声心动图可计算得出压力差,其值与心导管测值密切相关($r = 0.95$),具体可按下式计算:

$$压力差(mmHg) = 1.8 \times 阻塞指数 - 35$$

阻塞指数=狭窄持续时间(ms)/室间隔至二尖瓣前叶 CD 段间平均距离(mm)。

在这儿狭窄持续时间是指 CD 段向前运动从开始到末尾所需的时间。

当压力差小于 30mmHg(4.0kPa)时为轻度梗阻,30~50mmHg(4.0~6.66kPa)为中度梗阻,大于 50mmHg(6.66kPa)为重度梗阻。最重者可达 140mmHg(18.67kPa)。无梗阻时,其压力差为 0。

3.B 型超声表现

(1)在左心室长轴切面、短轴切面及四腔切面可见:室间隔与左心室后壁呈非对称性肥厚,室间隔上段呈瘤样或团块状增厚。肥厚的室间隔呈现两层结构:其右心室面呈小片状或正常回声,表面平直、光滑,左心室面呈多重斑点状或毛玻璃样变化,并呈局限性向左心室流出道膨出,致左心室流出道狭窄。另外心肌肥厚也可发生在心尖,厚度从心底到心尖逐渐增加。

(2)由于肥厚,心腔内径较正常缩小,乳头肌明显增粗,在左心室短轴切面,左心室腔形如哑铃状,收缩期互相靠拢。

(3)收缩中期见主动脉瓣提前关闭。

(4)左心房内径增宽。

4.频谱多普勒表现

(1)将取样容积置于左心室心尖部,正常人可录得收缩期负向单峰圆顶状血流频谱。在肥厚型梗阻型心肌病患者,由于收缩期射血阻力突然增加,频谱可呈双峰。多数患者由于阻力较大,峰速后移,可呈对称的三角形频谱。

(2)取样容积置于左心室流出道内,可录得峰值后移、单峰、充填,形似匕首的负向收缩期射流频谱,峰速有的可超过 4m/s。若能同步记录 M 型曲线,则可见频谱与 SAM 发生于同一时间。

(3)在主动脉内可录得双峰波形血流频谱,可见其于收缩早期快速上升又快速下降,至收缩中期再次缓慢上升,因而形成尖峰圆顶状双峰波曲线,其形态与心导管所录得的主动脉压力曲线极为相似。

(4)在二尖瓣口可录得一个正向的双峰频谱,其 E 峰峰值正常,减速度缓慢,A 峰明显升高。

(5)在多数患者,将取样容积置于二尖瓣环处或左心房内,可录得双向充填的二尖瓣反流血流频谱。

5.彩色多普勒表现

(1)在左心室流出道内,可见起于二尖瓣尖或腱索与乳头肌交界水平的射流束。若室间隔基底部显著肥厚,射流束也可起于左心室流出道内。此射流束沿左心室流出道经主动脉口至升主动脉内信号明显减弱,随主动脉瓣关闭而消失。

(2)于左心房内可见起于二尖瓣口的、以蓝色为主多色相间的收缩期反流束。此反流束进入左心房后发生折返,沿二尖瓣环射向左心房后壁。这与二尖瓣病变所致的反流有所不同。

(3)左心室流入道内,心房收缩期血流显色亮度高于舒张早期的快速充盈血流,由于速度较快,可发生彩色逆转。

(4)在胸骨上窝主动脉弓长轴切面,可见升主动脉血流于收缩早期显示鲜亮的红色或彩色逆转,而收缩中期显色暗淡。

(5)若心肌肥厚累及右心室流出道,则于右心室流出道内可见收缩期射流血流束,与右心室漏斗部狭窄同形。

6.鉴别诊断　本病需与原发性高血压、主动脉瓣狭窄、主动脉瓣下膜性狭窄等疾病鉴别。尽管均有心肌肥厚,但原发性高血压可同时有左心室后壁肥厚,且无二尖瓣收缩期向前运动,也无左心室流出道狭窄可资鉴别。主动脉瓣狭窄有瓣叶增厚、毛糙、粘连、开放受限等改变,室间隔与左心室后壁呈对称性肥厚。若为主动脉瓣下膜性狭窄,则应在左心室流出道内见到异常的线样回声及其随心脏收舒活动。

三、限制型心肌病

限制型心肌病又称闭塞型心肌病,是以心肌和心内膜纤维化为主要特征的心肌病。它通常包括好发于热带的心内膜心肌纤维化和好发于温带的吕弗勒心内膜炎。本病原因未明,较少见,只占心肌病的3%左右。

1.病理概要 限制型心肌病的特征性改变是心肌和心内膜增厚、纤维化,心肌细胞肥大、变性、炎症细胞浸润,排列可正常,心内膜和心肌可有钙化或骨化。心包呈非特异性增厚并有积液。心肌纤维化常侵及心尖、流入道和部分流出道。受累室腔缩小,晚期被血栓覆盖,造成心尖闭塞。依受累部位不同,限制型心肌病又可分为右心室型、左心室型和双室型三个亚型,以右心室型多见。

由于心肌及内膜纤维化,使得心室舒张受限,舒张末压增高,压力曲线呈平方根形。右心室型的血流动力学改变和临床表现酷似缩窄性心包炎。其肺动脉压增高,右心室舒张末压更高以致舒张期血流越过肺动脉瓣进入肺动脉。晚期由于右心室失去等长张力功能,可出现严重三尖瓣关闭不全。左心室型有左心室舒张末压增高,二尖瓣反流。双室型常以右心室型征象为优势。限制型心肌病的主要临床表现为乏力、气短、水肿、腹腔积液、奇脉、心音减弱、心率增快、心电图 S-T 段压低及 T 波倒置。X 线显示心脏轻度增大、搏动减弱。

2.M 型超声表现

(1)受累部位的心内膜增厚,回声显著增强,近心尖部尤甚。

(2)在心室波群,见室壁运动减弱,未受侵犯部位运动代偿增强。室壁可略增厚或厚度正常。

(3)在剑突下或胸骨右缘探查右心房时,可见右心房明显扩大。

(4)房室瓣的 EF 斜率明显减慢。

(5)左心室型者可见左心房明显扩大。

(6)可显示液量不等的心包积液。

3.B 型超声表现

(1)右心室型者于心尖四腔切面,见右心房明显扩大,且可见三尖瓣附着点下移,可达 2.5cm,酷似三尖瓣下移畸形。

(2)左心室型可见左心房明显扩大。

(3)在扩大的房腔内可见低速流动的云雾状回声,此点以食管超声检查时尤为明显。有时可见巨大附壁血栓。

(4)受累的心尖和室间隔心肌增厚,室腔狭小,并可见附壁血栓,造成心腔闭塞。

(5)可见环绕心脏,形成弧形暗带的心包积液。

(6)受累心内膜明显增厚,回声显著增强,室壁运动明显减弱。心室腔纵径缩短,横径增宽或正常。射血分数及短轴缩短率明显减小。

4.多普勒超声表现

(1)频谱多普勒显示二尖瓣和(或)三尖瓣口血流,舒张早期充盈速度增快,而舒张晚期流速减慢。左心室充盈压显著高于右心室。

(2)左或右心房室瓣口可探及收缩期反流频谱。

(3)可录得肺动脉瓣反流频谱,在左心室型更易探及,因其更易致肺动脉高压。

(4)左、右心房血流彩色多普勒显色暗淡,而舒张早期房室瓣口血流显色明亮。

(5)在心尖四腔切面,可于心房内见到蓝色反流束,三尖瓣口反流束尤其宽阔明亮。

（6）在右心室流出道长轴切面,见右心室流出道血流束宽阔明亮呈蓝色。舒张期也可见蓝色血流束经肺动脉瓣口进入肺动脉。

5.声学造影表现 静脉声学造影可见臂心循环时间显著延长,可达 3~4 分钟,并可见造影剂于收缩期从右心室经三尖瓣口反流至右心房、下腔静脉及肝静脉内。

6.鉴别诊断 限制型心肌病临床诊断较困难,心内膜与心肌活检可确诊。超声能提供有价值的、非常重要的诊断依据,但须与下述疾病进行鉴别。

（1）缩窄性心包炎:血流动力学改变极似右心室型与双室型限制型心肌病,但缩窄性心包炎无心内膜及心肌的特征性的增厚和回声增强,而其心包有特征性增厚和回声增强,并可伴有局限性心包积液等可资鉴别。

（2）三尖瓣下移畸形:限制型心肌病虽也有右心房扩大及三尖瓣下移,但其程度不如三尖瓣下移畸形。在大动脉短轴切面,前者的三尖瓣位于 9~10 点处,而后者的三尖瓣可下移至 11~12 点处。另外三尖瓣下移畸形时在多数切面可探及三尖瓣,而限制型心肌病则只是在四腔切面等少数切面可探及。

（3）右心型扩张型心肌病:也可如限制型心肌病一样有右心房扩大,但它同时也有右心室扩大,而后者的右心室长径缩短,只是横径增大,其心尖甚至是闭塞的,这些特点是有助于鉴别的。

第六章 肝疾病的超声诊断

第一节 超声检查常规

一、检查前准备

检查前空腹 8 小时,婴幼儿检查前禁食 3~5 小时。急重症患者可不做严格要求。

二、检查体位

1.仰卧位 是常规检查体位。两手平放于头的两侧,使肋间隙增宽,充分显露乳腺至下腹部,平静呼吸。

2.右前斜位或左侧卧位 也是常用体位。右前斜位或左侧卧位时肝因重力而下移,胃肠左移,有利于检查肝右后叶,且可有助于显示仰卧位时隐藏在肋骨后的小病灶;如肝下移至肋缘下,则有利于经肋缘下探查位于肝靠近膈顶部的病变。超声引导下进行介入操作时也常采用右前斜位或左侧卧位。

3.坐位或站立位 适用于肝位置偏高且卧位检查结果不满意时。

4.右侧卧位 胃肠右移,有利于探查左半肝。

5.俯卧位用于探查右半肝及肝肾关系。

三、仪器

常用凸阵探头,探头频率成人一般用 3.5MHz,小儿、体瘦者及需要了解肝轮廓和浅表部位结构时可用 5MHz,肥胖者一般用 2~2.5MHz。宽频带且可变频探头将探头的中心频率调节至上述合适的频率。适当调节仪器的总增益和时间增益补偿(TGC),使肝的深浅部位回声均匀一致。彩色多普勒超声可显示肝血管的血流,彩色量程一般调节速度范围在 ±10~20cm/sec,使彩色充满血管而不溢出。频谱检测时调节基线和脉冲重复频率,以清楚显示完整的频谱形态,避免出现频谱倒错伪象。

四、扫查方法

在待检查部位体表涂以耦合剂,再将探头放置于体表,避开肋骨、剑突和肺气等干扰,按以下扫查方法顺序检查。

1.右肋间斜切面 探头垂直体表面,从右锁骨中线首先第 4~5 肋间附近开始,先探测肝上缘的位置,沿肋间逐一向右下扫查至肝下缘,且每一肋间均做扇形扫查。主要观察肝右叶及部分左内叶实质、肝内管道结构,以及肝与胆囊、下腔静脉、门静脉主干、肝外胆管、右肾和右肾上腺等毗邻结构的解剖关系。

2.右侧腋前线-腋中线冠状切面 扫查方向接近冠状面,略向后。主要观察肝右叶及与右肾、右肾上腺、升结肠与结肠肝曲的解剖关系。

3.右肋缘下斜切面　嘱患者深吸气,使肝位置下移。探头声束朝向右侧膈顶部附近,沿肋缘下从右向左移动探头并做扇形扫查。显示右肝全貌、右肾、胆囊、第一肝门、第二肝门、尾叶等。

4.剑突下横切面　探头移动至剑突下呈横向与体表面垂直,侧动探头向上做扇形扫查。显示肝左叶及门静脉左支,以及下腔静脉、腹主动脉、腹段食管与胃贲门部横断面等。

5.剑突下纵切面　转动探头,于剑突下纵向垂直体表面,左右侧动探头做扇形扫查。显示结构与剑突下横切面基本相同,但显示门脉左支矢状面,下腔静脉、腹主动脉、腹段食管与胃贲门部横断面的长轴切面。

6.如果发现肝脏内病灶时,应多切面对病灶进行全方位的扫查及测量。

五、正常声像图及正常值

(一)正常肝

1.肝的形态轮廓　肝切面形态无论横切面、纵切面或斜切面均呈近似三角形,右叶的下缘角较圆钝,正常在75°以内,左叶下缘角较锐利,小于45°。肝包膜整齐光滑,呈细线状高回声。膈面呈弧形高回声,脏面内凹或较平坦,边缘较锐利,常可显示肝门部血管及韧带结构。因患者体型的不同,肝各个切面的声像图均可能有差异。

2.肝实质　正常肝实质显示为细小均匀的中等强度回声,回声强度一般比肾实质回声稍强,但比胰腺实质回声稍弱,即介于两者回声强度之间。肝内管道结构走向平滑柔和,纹理清楚。靠近心脏和腹主动脉的肝轮廓和肝内管道随心动周期略有伸缩,提示肝质地柔软。

3.肝门静脉和肝静脉　可显示一级、二级、三级,一级肝动脉也可能显示,呈自然解剖学走向。

(1)门静脉主干从第一肝门向肝内分支走行,分出左、右两个分支(一级分支),进入肝实质后再反复分支,且分支越来越小。右支及分支呈自然树枝状分布,左支及分支呈"工"字形结构。门静脉主干及主要分支管壁较厚,所以管壁回声较强,容易与肝静脉区分。

(2)肝静脉主要有肝左静脉、肝中静脉和肝右静脉三大支,壁较薄,壁回声弱或不显示。三大支肝静脉呈扇形汇入下腔静脉(该处称为第二肝门),肝右静脉单独汇入下腔静脉,肝中和肝左静脉汇入下腔静脉前通常先合成一短干,也可分别汇入下腔静脉。肝静脉在肝内呈垂柳状分布,从肝边缘至第二肝门逐渐汇合,管腔内径也逐渐增大,靠近下腔静脉处可有明显搏动。肝静脉与门静脉在肝内呈叉指状垂直交叉分布,即肝静脉呈纵断面时,门静脉显示为横断面;反之肝静脉呈横断面时,门静脉则显示为纵断面。

(3)肝动脉:肝总动脉由腹腔干向右分出。肝固有动脉在肝十二指肠韧带内与门静脉和胆总管伴行,位于门静脉左前方,在第一肝门分为左、右两支。肝右动脉在门静脉与肝总管之间穿过,门静脉长轴切面上呈圆形横断面,有搏动,后与门静脉右支伴行。肝左动脉在门静脉左支横部与左肝管间呈细小管状结构。肝内小动脉较细,多不能显示。

4.肝内胆管　　肝内胆管多与门静脉及其分支伴行。门静脉的前方可显示左右肝管、肝总管和胆总管。肝总管和胆总管统称为肝外胆管,正常内径为 4~6mm,左右肝管内径为 2~3mm。较细小的肝内胆管较难显示完整结构。

(二)彩色多普勒超声检查

1.门静脉　　右肋间探测,门静脉主干、右支、右前支及其分支血流显示为连续的流向探头的血流信号,多显示为红色,右前支的分支呈"Y"字形。门静脉右后支由右支向右后分出。剑下向后上斜切扫查时,可显示门脉左支"工"字形结构,为流向探头的血流信号。

门静脉血流的频谱特征为朝肝流向的连续性低速波浪状的带状频谱,随呼吸运动轻微起伏,呼气时血流速度增快,波幅稍高,吸气时血流速度减慢,波幅较低。另外,也可随心动周期有所变化。

2.肝静脉　　右肋缘下或剑突下斜向上扫查,三支肝静脉均显示背向探头的离肝血流,多显示为蓝色,汇入下腔静脉。脉冲多普勒于距下腔静脉 1.5~2cm 处采样。频谱呈位于基线以下负向为主,一般为三相型,少数呈四相型。三相型分别为 S、D 和 a 波。S 波始于心电图 R 波之后,止于 T 波末,为心脏收缩期心房充盈,腔静脉血流回流右心房,肝静脉血流离肝加速,形成第一个负向波峰。D 波始于 T 波末,止于 P 波之前,为心室舒张早期,右心房血流快速流入右心室,肝静脉血流再次快速流向下腔静脉而产生的第二个负向波,一般波幅略小于 S 波。a 波始于 P 波之后,为右心房收缩使右心房部分血流返回下腔静脉,波及肝静脉,使血流方向逆转,产生一正向的小波。四相波则是在 S 波与 D 波之间的正向小波,称为 V 波,位于心电图 T 波末出现,即心室收缩末、舒张前。

3.肝动脉　　肝固有动脉为位于门脉主干的前方偏左,血流颜色与门静脉相同,随心动周期有明显的色彩变化,收缩期血流色彩明亮,舒张期色彩暗淡。频谱显示为朝肝流向的、呈收缩期单峰的高速血流,正常为层流,收缩期上升较快而陡直,舒张期下降缓慢。肝门小动脉血流显示与测量比较困难,仅于肝门区显示左右肝动脉血流。

(三)声学造影方法与正常图像

应用于肝的超声造影剂主要为增强血管(血液)的回声信号,即为血池示踪剂。超声造影剂多为微泡造影剂,微泡颗粒小于红细胞,外面包裹材料多为血清白蛋白、表面活性物质、糖类或磷脂类化合物、多聚物等,内包裹的气体为惰性气体。目前国内肝造影使用较多的造影剂为声诺维®(SonoVue®)。

1.造影剂配制及使用方法

(1)利用造影剂配套或非配套的静脉穿刺针建立静脉通道,连接三通管。

(2)将配套的辅助装置按照说明书装配在造影剂药瓶上。

(3)往药瓶内注入 5mL 生理盐水。

(4)用中等力度摇晃药瓶 20 秒后可见药瓶内溶液为乳白色混悬液。

(5)根据不同部位及不同造影需要用 5mL 注射器抽取适量的造影剂,肝声学造影多注射 2.4mL 造影剂,但不同超声诊断仪根据不同的造影目的,所使用造影剂的量也不完全相同。

（6）经外周静脉（多选择肘部较粗的血管，如肘浅静脉）团注超声造影剂并同时计时。静脉推注造影剂后应尾随注射 5~10mL 生理盐水以冲管，注射针头直径不小于20G，以减少注射时对造影剂微泡的机械破坏。配制造影剂时应注意不要注射空气进入药瓶内，造影剂配制后不能放置过长时间，需密封保存，在 6 小时内使用完，放置后再次使用需稍加摇晃。

2.注射造影剂的禁忌证

（1）患者对造影剂成分过敏，有药物及食物过敏史；患者有过敏体质。

（2）特殊人群：孕妇或哺乳期妇女，18 岁以下少年，患有活动性结核病。

（3）患者患有严重疾病：①Ⅳ级心力衰竭、肝肾衰竭；②严重慢性阻塞性肺疾病和呼吸障碍；③急性心肌梗死和不稳定型心绞痛；④未控制的高血压和严重心律失常；⑤严重的心瓣膜疾病；⑥发绀型先天性心脏病；⑦重度肺动脉高压；⑧败血症或严重的全身感染；⑨全身高凝状态或已有血栓形成；⑩严重的精神或神经系统疾病。

3.低机械指数谐波成像技术　对肝局限性病变的诊断与鉴别诊断帮助较大，已广泛应用临床。

（1）低机械指数（MI）谐波成像：将机械指数设置在 0.2 以下，造影剂微泡在声场中因共振产生连续的谐波信号，可以进行连续实时观察造影增强的全过程。低机械指数技术的超声强度对造影剂微泡的破坏极少，同时又减少了组织谐波的干扰，可以获得纯净的造影剂二次谐波的实时图像，从而实现对微小血管和病灶造影增强的各时相的实时动态观察。操作过程如下。

1）超声图像显示待观察的肝目标（病变、血管等），设置低机械指数条件，此时仅可显示一些大的血管结构和膈肌等，而组织细微结构不显示或微弱显示。

2）经外周静脉（如肘浅静脉）团注超声造影剂并同时计时。

3）实时观察血管和病灶造影增强的各时相并存储连续的图像。如造影的目的是鉴别病变的性质，连续观察病变造影增强的超声图像；如造影的目的是探测（寻找）病变，则在各时相内对肝进行全面扫查，对肝的各切面扫查也应在 4~6 分钟完成。

4）回放分析存储的图像。

正常情况下，肝造影增强的各时相：①动脉相一般指注入造影剂后至门静脉显影之前（约前 30 秒）；②门脉相门脉显影至 120 秒；③延迟相注入造影剂 120 秒后，可持续数分钟至 10 余分钟。

（2）高机械指数谐波成像：由于高的机械指数使造影剂微泡破裂，高机械指数谐波成像主要应用于探测（寻找）肝内病变，如为鉴别病变的性质则在三个时相做短暂的间断扫查。具体步骤过程与低机械指数谐波成像相似。

1）造影前仪器的设置为高机械指数。注射造影剂时先停止扫查（可冻结图像）。

2）经外周静脉注射超声造影剂并尾随注入生理盐水。

3）高机械指数谐波成像目的为探测（寻找）肝内病变时，于延迟相（一般于注射造影剂后 2~5 分钟）开始超声扫查，扫查肝各切面并存储连续的图像。如造影的目的为鉴别病变的性质，则在三个时相做短暂的间断扫查。

4)回放分析图像。肝各类病变在声学造影表现有一定的规律可循,特别是对病变的良恶性的鉴别有较大的帮助。良性病变的特点是"慢进慢出",即动脉相增强较慢,门脉相和延续相持续增强,各种良性病变在动脉相又可表现为不同的增强类型。恶性病变的特点是"快进快出",即动脉相快速增强,门脉相和延迟相迅速消退。也有些病变可不甚典型的,如小的肝细胞癌可有动脉相快速增强而门脉相和延迟相消退缓慢,应结合病变的病理特点(血管分布特点)进行分析。

(四)超声弹性成像技术

利用外部装置或体内运动,对组织施加一个压力,超声探头采集组织压缩前后的信号,利用计算机对信号进行分析,然后在显示器上显示组织内与弹性系数有关的参数分布的技术称为超声弹性成像。超声弹性成像技术可以在体外定量或半定量地测量体内脏器组织硬度,弥补了传统超声无法获取体内组织弹性信息的不足。

自从提出弹性成像的概念后,弹性成像技术的发展非常迅速,经过几十年的发展,逐步发展为一种实时的成像技术,并在超声领域广泛应用于肝、浅表小器官(如乳腺、甲状腺)等方面。与肝有关的超声弹性成像的技术主要有以下几种。

1.瞬时弹性成像 超声探头有一个振动器和一个频率为 5MHz 的超声换能器。振动器产生的振动(频率为 50Hz,振幅为 2mm)穿过皮下组织及肝组织,在声压的作用下使组织位移产生剪切波,利用相关分析的方法可估算感兴趣区域的位移速度。剪切波的速度与组织硬度直接相关,利用杨氏模量计算出感兴趣区域的弹性模量值。瞬时弹性成像技术主要用来评估各种病因引起的肝纤维化,以及其他肝病变如非酒精性脂肪性肝炎、原发性胆汁性肝硬化、移植肝等。

2.声辐射力脉冲量化 技术原理是通过探头向体内发射约 2.6MHz 短暂的声脉冲。垂直发射到组织的声脉冲使组织发生形变并产生剪切波,然后使用电子系统采集组织内反馈的信号,进而估计组织弹性模量。声辐射力脉冲量化技术可以在二维超声引导下选择性的对感兴趣区域的某一点进行测量。所以该技术又称为点剪切波弹性成像技术。声辐射力脉冲量化技术不但可以应用于肝弥漫性病变,还可应用于肝局灶性病变,如肝肿瘤良恶性的鉴别诊断。

3.2D-剪切波弹性成像 超声探头可发出多束不同角度的声束,声束在体内聚焦形成了剪切波源,此剪切波源快速垂直向深部移动,利用"马赫锥"原理,产生的剪切波在体内组织横向传播,然后利用极速超声成像技术采集剪切波速度并计算出组织的弹性模量。该系统具有大小及位置可调的感兴趣区,当冻结图像后,可显示感兴趣区内任意位置的弹性模量的各项数据。目前,该技术主要用于慢性肝病引起的肝纤维化。

4.压迫性弹性成像 体内组织受到来自体外(探头施压)或体内(心动周期中心脏或大动脉的搏动)的压力产生一定程度的变形,组织的变形程度与其硬度有关,通过处理激励引起的各种组织变形或应变程度可编码形成彩色图像,一般以红色代表较软的组织,蓝色代表较硬的组织。压迫性弹性成像技术不是一个定量的测量,而是一个定性或者半定量的测量。由于该技术能够实时显示组织硬度的变化,所以又有学者称之为实时弹性成像。

压迫性弹性成像技术主要使用线阵探头评价浅表器官(如乳腺、甲状腺等)的病变特征,现也开始研究用于评估慢性肝病等。

(五)正常值

1.肝右叶最大斜径　于右肋缘下肝右叶最下缘处扫查,显示肝右静脉汇入腔静脉处或显示门静脉右前支的横断面,测量肝前后缘之间的最大距离。正常不超过 14cm。

2.肝右叶前后径在肋间斜断面　测量肝前后缘间的最大垂直距离,正常测值为 8~10cm。

3.肝左叶的前后径和上下径通过腹主动脉的垂直纵切面　测量肝左叶前后径和上下径。肝左叶前后径不超过 6cm,上下径不超过 9cm。

4.门静脉主干　正常内径为 0.5~1.3cm,平均血流速度为 14~20cm/s,血流量为 600~1200mL/min(平均约 850mL/min)。左、右支内径最大为 1.0cm,段支内径为 3~5mm。门静脉内径可随呼吸略有变化,吸气时变小,呼气时增大。进食、运动、饮水后,门静脉速度和血流量均可增加。正常肝的血液供应 75% 来自门静脉,25% 来自肝动脉。

5.肝固有动脉　正常内径为 0.3~0.6cm,受血管壁舒缩的影响,管径呈周期性变化。正常收缩期最大血流速度(V_{max})或收缩期峰值血流速度(PS)为 40~60cm/s。中等阻力,阻力指数在 0.50~0.70。

6.肝静脉　正常肝右静脉或肝中静脉内径为 0.70~1.1cm,肝左静脉较细小约 0.5cm。

第二节　肝脓肿

一、病理概要

肝脓肿分为细菌性和阿米巴性两大类。细菌性肝脓肿是由化脓性细菌如大肠埃希菌、葡萄球菌或链球菌侵入肝所致,其入肝的途径主要为经门静脉、胆道系统、肝动脉及由邻近的组织直接侵入,少数由于开放性肝损伤合并感染。细菌侵入肝后引起炎症反应,形成较多的小脓肿,如经及时有效的治疗可以机化吸收;密集的小脓肿可融合成较大的脓腔。脓肿的中心为浓稠的脓液和坏死组织,外周可有纤维组织包绕的壁,厚薄不一,内缘不平整。

阿米巴肝脓肿是肠道溶组织内阿米巴滋养体通过门静脉或胆道到达肝,也可以从肠壁直接侵入肝,在肝内引起肝组织溶解坏死。早期为数个小的脓肿,以后逐渐融合成大脓肿。以右叶多见。典型脓肿内含有咖啡色或巧克力色的棕红色果酱样脓汁及尚未完全液化坏死的肝组织、血管和胆管等结构。

慢性肝脓肿在脓肿周围有肉芽组织增生、纤维化形成的较厚的壁。来自胆道的脓肿常有胆道感染的表现,脓肿多发,且可与胆道相通。

临床表现为发热、肝区疼痛、肝大伴压痛等。肝脓肿多位于肝右叶,可为单发或多发。细菌性肝脓肿常起病急,有寒战、高热,肝区疼痛及肝大明显,甚至出现黄疸、消瘦、贫血等并发症。阿米巴性肝脓肿则多起病缓慢,症状也较轻。

二、二维超声表现

两种类型的肝脓肿的超声表现相似,不易鉴别。均有肝大,肝内出现占位病变,可伴发右侧胸腔积液。根据病理演变,脓肿有不同的表现。

1.脓肿初期 由于脓肿尚未液化,病变在肝脏局部显示为低至中等回声区,形态呈类圆形或不规则形,边界不清楚、不规则,内可有粗大的光点或不规则稍强光团。后方回声可轻度增强。

2.脓肿形成期

(1)脓肿液化不全时,内呈蜂窝状,不规则无回声区内夹杂光点和高回声光团,有脓肿壁存在,但不平整,边缘也不平滑,后壁和后方回声轻度增强。

(2)脓肿完全液化时,一般无回声较均匀,仅有少许光点回声。暗区周边轮廓清晰,有的外周可见回声增强带即脓肿壁,厚3~5mm,壁的内缘不平整,呈"虫蚀状",壁外周可有弱回声环绕(声晕)。后壁和后方回声增强,有内收的侧边声影。有的可出现自上而下的由细到粗的分层,转动体位时分层消失,内可见弥漫的光点漂浮,静卧后漂浮光点逐渐沉降并恢复分层现象。如脓液浓稠并含有较多坏死组织时,脓肿呈较均匀的低回声,易误为实质性病变。产气杆菌感染者无回声区前部可见气体强回声,后方有彗星尾征。

(3)慢性肝脓肿壁较厚,可达1~2cm,不光滑,回声较强。脓肿内的坏死物多,呈不规则的光团与光点。

(4)肝脓肿吸收期表现为脓肿暗区逐渐缩小,内可有残存的光团回声,最后无回声区消失,或仅残留小的高回声斑块,以后也逐渐消失或形成钙化斑。

三、彩色多普勒和频谱多普勒表现

脓肿初期,因病变区有明显的充血水肿,病灶内及边缘可见斑点状或条状的彩色血流,频谱显示为搏动型小动脉血流,阻力指数为低阻力型。脓肿液化后,在脓肿的周边可检出较丰富的血流信号,有的在脓肿壁上也可见血流显示,频谱显示主要为阻力指数降低的动脉型血流,也可有连续的静脉型血流显示,但无畸形的或高速的(有动-静脉瘘)血流显示。由于细菌性肝脓肿的炎症反应比阿米巴性肝脓肿来得更急剧,也更容易检测到血流信号,阿米巴性肝脓肿检测到的血流信号较少,有些可无血流信号显示。

四、声学造影表现

依肝脓肿内液化情况有不同的表现。肝脓肿内部完全液化后的典型造影增强表现:动脉相病灶周边环状增强,与周边炎症充血有关,中央无增强;门脉相周边为高回声环状增强或等回声增强,中央无增强;延迟相增强的部分无明显消退。液化不全的肝脓肿,于各时相见病灶内部呈分隔增强或呈网状增强,小脓腔互相融合时可呈"花瓣征",大片的液化坏死区各时相为无增强。肝脓肿所在的肝段可因炎症反应增强高于其他肝段。肉芽组织增生较多的肝脓肿声学造影表现可不典型,需与胆管细胞癌相鉴别。

五、鉴别诊断及注意事项

细菌性肝脓肿患者病情常较重,临床表现为寒战、高热、肝区疼痛、肝大与明显压痛,血常规检查白细胞和中性粒细胞计数常明显升高。阿米巴肝脓肿临床表现为发热、肝区疼痛及肝大伴压痛等。典型的肝脓肿临床容易诊断,少数症状轻微者不易确诊。

第三节　肝硬化

一、病理概要

肝硬化是常见的慢性肝疾病,由于肝细胞弥漫性变性、坏死、纤维组织增生和肝细胞结节状再生,这三种病理改变反复交错进行,使肝小叶结构和血循环的破坏和重建,形成假小叶,导致肝变形、变硬,形成肝硬化。

肝硬化的分类方法有很多,我国常采用的是结合病因、病变特点和临床表现的综合分类方法,分为门静脉性、胆汁性、坏死后性、淤血性、寄生虫性和色素性肝硬化等,以门静脉性肝硬化最为常见,多数是由于肝炎后引起,其次为胆汁性、坏死后性和淤血性。1974年国际肝胆疾病会议对肝硬化按病理改变进行分类:①小结节性肝硬化:结节较小,均匀,直径在3mm以下,相当于门静脉性肝硬化;②大结节性肝硬化:结节大小不均,最大的直径达3cm,相当于坏死后肝硬化;③混合性肝硬化:小结节与大结节混合存在;④不完全分隔性或多小叶性肝硬化:有明显纤维分隔,并伸入小叶内,但肝小叶分隔不完全,纤维组织可包围多个小叶,形成较大的多小叶性结节。

肝硬化后期因门静脉血液回流受阻,导致门静脉高压,表现为脾大、腹腔积液、胃肠淤血和侧支循环形成,侧支循环主要有食管-胃底静脉曲张、脐周静脉和腹壁静脉曲张、直肠下段周围静脉曲张(痔疮)、门脉系统与腹膜后小静脉交通开放、脾肾静脉开放等。正常肝的血液供应75%来自门静脉,25%来自肝动脉。肝硬化时门静脉血供受阻,主要由肝动脉代偿性,肝动脉粗大并有分支与门静脉的小分支吻合,进一步加重了门静脉高压。另外,长期门静脉高压,沿门静脉周围形成大量代偿的侧支交通,后者越过门静脉血流阻滞部位与肝内静脉分支沟通,即门静脉海绵样变。

二、二维超声表现

1.肝脏大小和切面形态　肝脏切面形态失常,肝包膜不均匀增厚,肝表面凹凸不平,呈细波浪状(结节大小为3~5mm时)、锯齿状(结节大小为0.5~1.0cm时)、波浪形(结节大小为1~2cm时)及驼峰状(结节大于2cm时)等,一般门静脉性肝硬化以前两种多见,坏死后性肝硬化则以后两种多见,膈下有腹腔积液时更易于观察。肝各叶比例失调,门静脉性肝硬化首先是肝右叶缩小,早期左叶可代偿性肥大,后期也萎缩,尾叶代偿肥大。坏死后性肝硬化肝各叶大小比例失调。肝缘角变钝或不规则。

2.肝实质　肝内回声弥漫增粗,分布不均匀。肝内出现弥漫分布的数毫米大小的斑点状、条索状、线状的高回声。有时肝内有网状高回声,网格较细,分隔并围绕不规则的肝实质。血吸虫性肝硬化则见较粗大的网格。再生结节较大时可观察到近圆形的低回声团,边界清楚。肝透声性差,远端回声降低。

3.肝内外血管　肝硬化后期,肝内血管粗细不均匀,纹理紊乱。

(1)门静脉:由于肝内正常结构逐渐消失,增生的假小叶增多,肝内血管的异常改变可导致门静脉压力增高,使门静脉主干增粗,门静脉分支扭曲、变细、管壁回声增强。门静脉左右支粗大,段支以下分支细小、减少。脾静脉和肠系膜上静脉增粗。肝硬化门静脉高压时,门静脉血流速度十分缓慢,可出现门静脉血栓,表现为门静脉内出现片状和团状光团回声,完全或部分填塞管腔。门静脉血栓常见于门静脉高压断流术脾切除后,由于脾功能亢进症状解除后血小板破坏减少,呈高凝状态,易形成门静脉血栓。

(2)肝静脉:肝静脉变细或粗细不均匀,走向迂曲、僵硬,末梢支显示减少。

(3)肝动脉:肝硬化门静脉高压时,门静脉血流回流受阻,肝动脉代偿性增粗,内径可达 0.4~1.0cm,管壁明亮,有搏动性。肝固有动脉和左/右肝动脉较粗大而较易于显示。

4.门静脉高压

(1)门静脉主干内径增大,脾静脉内径增宽、迂曲,肠系膜上静脉增粗,肝静脉变细。门静脉、脾静脉和肠系膜上静脉内径不随呼吸而发生改变。

(2)脾大,厚径和长径均增大,包膜回声增强、增粗。

(3)胃左静脉(冠状静脉)增粗。正常胃左静脉平均内径约 2mm,门静脉高压时其内径>0.5cm,走向迂曲,较易于显示。食管-胃底静脉曲张时在胃底和食管下端附近有时可见迂曲、扩张管状结构。

(4)脐静脉开放:肝圆韧带内出现一管状无回声,自门静脉左支囊部沿肝圆韧带内上行至脐部。

(5)脐周静脉曲张:脐周腹壁内见丛状、团状、串珠样的管状结构。

(6)脾门附近和腹膜后侧支循环形成:显示为粗细不均的迂曲管状回声,脾门附近侧支向右前上方延伸,止于胃体部。脾静脉-左肾静脉交通时于脾门部或肾门部可见迂曲的管状无回声连接脾静脉与左肾静脉。

(7)门静脉海绵样变:在第一肝门附近出现网状交错的管状或圆形无回声,呈蜂窝状,似"海绵样",可沿门静脉左、右支延续至肝内,有的管状结构较粗大,类似正常的门静脉。肝内门静脉可因纤维化闭锁,呈条索状强光带结构。

(8)小网膜增厚:由于小网膜内迂曲扩张的胃左静脉、淋巴管扩张及小网膜水肿所致。

(9)胆囊壁水肿增厚,呈"双边影",与门静脉高压后胆囊静脉血液回流受阻和血浆白蛋白降低有关。

(10)腹腔积液:少量腹腔积液时,多出现于肝肾间隙、肝周与盆腔;腹腔积液量大时,腹腔积液包绕肝,腹腔内见大片无回声区,肠管及系膜浮游于腹腔积液无回声区内,呈"蘑菇云"形。

三、彩色多普勒与频谱多普勒超声表现

1.门静脉 肝硬化早期门静脉血流可无明显改变,或血流稍增快。肝硬化引起门静脉高压时,门静脉血流增宽,流速减慢,血流速度低于正常,血流量可增加。当门静脉高压较严重时,门静脉血流速度极慢或难以检测出血流,或出现离肝血流(血流束呈蓝色),门静脉频谱波动随呼吸的变化消失。门静脉血栓时门脉血流变细、充盈缺损或无血流显

示。门静脉系海绵样变时，门静脉外周管状、圆形的无回声区显示为静脉血流。

2.肝静脉　彩色多普勒显示肝静脉呈细窄、迂曲或宽细不均的蓝色血流或无血流信号显示。频谱多普勒检测，肝静脉血流的三相型波消失，呈二相或单相频谱，即呈平坦无波动型，类似门静脉血流频谱，称假性门静脉型。

3.肝动脉　肝动脉血流色彩明亮而易于显示，肝内可显示的肝动脉血流增多。频谱检测，肝动脉血流速度加快。由于肝内动脉与门静脉分支之间存在广泛交通，可出现肝内肝动脉-门静脉短路，彩色多普勒显示肝内局部出现明亮的花色血流，脉冲多普勒检出门静脉内的血流呈现搏动性频谱，甚至出现门静脉逆流现象。脾动脉可增粗，血流速度快而色彩明亮。

4.门静脉高压侧支循环

（1）脐静脉重新开放：在圆韧带内管状无回声内见持续的离肝血流信号，色彩较暗淡，由于其速度缓慢，检测时须注意调节仪器的设置条件。频谱显示为一持续的、离肝流向的低速静脉型血流频谱。

（2）胃左静脉（胃冠状静脉）扩张：彩色多普勒显示胃左静脉内血流流向胃底方向，频谱为持续的静脉型。

（3）食管-胃底静脉曲张：食管-胃底静脉曲张时在胃底和食管下端附近的管状无回声区内可显示红蓝血流信号，呈静脉型频谱。有时在贲门附近的黏膜面可以显示点状血流信号。

（4）脾门部周围血管扩张：由于胃短静脉丛扩张、迂曲，脾、肾静脉间和胃、肾静脉间侧支循环，脾门部出现的蜂窝状或蚯蚓状的无回声区显示深蓝色、暗红色的血流信号，频谱显示为连续的静脉血流频谱，其间因脾动脉也扩张而显示明亮的搏动性动脉血流。脾静脉-左肾静脉交通时，交通支显示流向肾静脉血流。

（5）脐周腹壁静脉扩张：显示为红或蓝色低速静脉型血流，一端与扩张的脐静脉相通至肝内。有的可见动-静脉瘘出现花色的高速血流频谱。

四、声学造影表现

肝硬化时，因门脉血流回流受阻，肝实质造影增强的主要表现为门静脉相延迟，门静脉相持续时间延长，肝实质增强的强度也较正常弱。

肝硬化再生结节的典型造影增强模式有两种，一种为各时相均表现为等增强，即表现为与正常肝实质一致的增强；一种为动脉相无增强或低增强，门静脉相与延迟相为等增强。少数增强不典型的再生结节主要表现为动脉相增强呈低增强、等增强或高增强，延迟相则为等增强或低增强。

五、超声弹性成像

1.瞬时弹性成像（TE）　瞬时弹性成像技术可用于评估慢性病毒性肝炎患者的肝纤维化程度，但难以精确地分辨出各级肝纤维化，可鉴别无/轻度纤维化、明显纤维化和肝硬化。当明显肝纤维化（F≥2）时，肝硬度测值大于6.9kPa，灵敏度为69.6%，特异度为89.6%；当严重肝纤维化（F≥3）时，肝硬度测值大于8.0kPa，灵敏度为89.2%，特异度为88.8%；而肝硬化（F=4）时，肝硬度测值则大于11.6kPa，灵敏度为91.7%，特异度为

96.8%。这对肝纤维化治疗方案的制订有着重要的作用。谷丙转氨酶(ALT)值是影响瞬时弹性成像技术对肝硬度测量的独立因素,体质指数(BMI)>30kg/m^2、大于52岁、2型糖尿病的患者瞬时弹性成像技术检测成功率偏低,但非酒精性脂肪肝对肝纤维化的测量值并无太大影响。

2.声辐射力脉冲量化技术和2D-剪切波弹性成像技术(2D-SWE) 声辐射力脉冲量化技术评估肝纤维化程度:当明显肝纤维化(F≥2)时,肝硬度测值大于1.34m/s,灵敏度为79%,特异度为85%;当严重肝纤维化(F≥3)时,肝硬度测值大于1.55m/s,灵敏度为86%,特异度为86%;而肝硬化(F=4)时,硬度测值则大于1.8m/s,灵敏度为92%,特异度为86%。2D-SWE技术评估肝纤维化程度:当明显肝纤维化(F≥2)时,肝硬度测值大于7.1kPa,灵敏度为90%,特异度为87.5%;当严重肝纤维化(F≥3)时,肝硬度测值大于8.7kPa,灵敏度为97.3%,特异度为95.1%;而肝硬化(F-4)的测值则大于10.4kPa,灵敏度为87.5%,特异度为96.8%。

六、鉴别诊断及注意事项

1.弥漫性肝癌 弥漫性肝癌多在肝硬化基础上发生,结节直径多为1.0～2.0cm,弥漫性分布,结节回声均匀且边界不清晰,与肝硬化鉴别十分困难。弥漫性肝癌多有肝明显增大、肝内回声减低,仔细观察肝内有弥漫的结节,肝内血管结构显示不清晰,局部门静脉分支可增粗、管壁不规则、内多可观察到低或等回声的癌栓,彩色多普勒检查肝内血流信号丰富,且血管形态不规则,频谱多普勒检测多呈动脉性频谱,阻力指数高。若定期复查,弥漫性肝癌患者肝迅速增大,肝内可出现融合的团块状肿块,病情迅速恶化。其他检查:弥漫性肝癌有血甲胎蛋白(AFP)明显升高,CT、MRI等影像检查有助于鉴别诊断。

2.早期肝细胞癌 单发性较大的肝增生结节需与早期肝细胞癌的鉴别。彩色多普勒血流特点及声学造影表现对鉴别诊断具有重要价值。

3.脂肪肝、肝血吸虫病、肝吸虫病等弥漫性肝病 超声鉴别应结合临床表现、病史资料。

第四节　脂肪肝

一、病理概要

肝内脂肪含量超过肝重量的5%,或在组织学上有50%肝细胞脂肪变时,称为脂肪肝。按肝内脂肪贮积量的多少,脂肪肝分为轻、中、重三度:轻度是指脂肪量超过肝重量的5%～10%,中度为10%～25%,重度为25%或以上。根据脂肪在肝内的分布情况,脂肪肝分为弥漫均匀性和非均匀性脂肪肝两大类,以前者较多见。后者又分为弥漫非均匀型、叶段型和局灶型。弥漫非均匀型脂肪弥漫性浸润肝脏,仅残留少部分的正常肝组织或脂肪变轻微的肝组织(后者简称低脂灶),叶段型为增多的脂肪按肝脏解剖叶段分布,局灶型为脂肪堆积区域在肝脏组织内呈团块状分布。

脂肪肝是一种常见的肝脏病理改变,而不是一个独立的疾病。引起脂肪肝的原因主要有肥胖、慢性感染、酒精性肝病、酗酒、糖尿病、慢性肝病、中毒等。早期脂肪肝是可逆性的,长期脂肪肝可发展为肝硬化。

二、二维超声表现

1.弥漫均匀性脂肪肝

(1)肝脏常有轻度或中度增大,表面平滑,下缘角变钝,右叶下缘角>75°,左叶下缘角>45°。

(2)肝内回声都弥漫增强、细密,明显高于正常肝实质和肾皮质回声,因此又称为"明亮肝"。由于脂肪颗粒可产生明显的声衰减,肝实质回声由浅至深回声逐渐减弱,后部回声微弱、稀少,甚至不能显示。整个肝脏透声性差,可呈"云雾状"。

(3)肝内血管稀少,段支以下分支难以显示,门静脉管壁的强回声不显示,肝静脉细小,重者肝内血管不能显示。

2.非均匀性脂肪肝

(1)弥漫非均匀型脂肪肝:肝大部分显示细密的高回声,局部夹杂有正常肝组织的相对低回声区域。常见的为肝脏大部分呈典型的弥漫脂肪肝表现,仅于肝左内叶或右前叶靠近胆囊窝附近显示为局限的低回声,呈不规则片状或近圆形,边界可清楚或模糊,无包膜,邻近的胆囊囊壁无受压凹陷现象。

(2)叶段型脂肪肝:肝内细密的高回声按肝脏解剖叶段分布,以肝内静脉为界边界清楚,内回声可均匀分布或强度不均匀。

(3)局灶型脂肪肝:多位于肝右叶,脂肪浸润区呈较致密的高回声,单个或多个,形态不规则,边界清晰,但无包膜回声。

三、彩色多普勒和频谱多普勒表现

弥漫均匀性脂肪肝和弥漫非均匀型脂肪肝肝内血流显示稀少,且变细,脂肪肝严重者肝内血流不显示。叶段型和局灶型脂肪肝肝内血管按正常走行分布,分支可穿过片状的异常回声区。血流频谱可无明显异常,脂肪肝病变严重时肝内静脉血流速度降低,呈连续性频谱。

四、声学造影表现

脂肪肝的声学造影增强模式与正常肝实质一致,这对于局灶性的肝组织脂肪变和"低脂灶"的诊断与鉴别诊断有较大的帮助。

五、鉴别诊断及注意事项

1.正常肝　正常肝实质回声强度与肾皮质、脾脏回声强度相近,脂肪肝回声强度则明显增高。

2.肥胖者腹壁脂肪回声影响　肥胖者所产生的回声衰减对肝、肾和脾均有影响,选用低的探头频率则可清晰显示肝脏的管道纹理结构。

3.肝内局限性占位性病变　局灶型脂肪肝和弥漫非均匀型脂肪肝在肝内显示为局灶性改变,易误诊为肝脏局限性占位性病变。局灶型脂肪肝与肝局限性占位性病变不同的是多数可见中心部有静脉分支穿行,无受压弯曲。弥漫非均匀型脂肪肝残留的正常肝组织或低脂灶常位于肝左内叶或右前叶靠近胆囊窝附近,呈不规则片状或近圆形,无包膜,邻近的胆囊囊壁无受压凹陷现象,运用声学造影能有效鉴别诊断大部分局灶型脂肪肝与肝局灶性占位性病变。对于少数鉴别诊断困难者可通过短期内随访复查、超声引导下穿刺活检、血液生化检查及对比其他影像学检查(如 CT、MRI、PET 等)进行鉴别。

第七章　胆系疾病的超声诊断

第一节　超声检查常规

一、检查前准备

1.患者的准备　检查前应空腹或禁食 8 小时以上,以保证胆囊、胆管内充盈胆汁,并减少胃肠内容物和气体干扰。此外,还宜于检查前 24 小时禁食脂肪食物,停用影响胆囊收缩功能的药物。对于做 X 线胃肠造影检查的患者,超声检查应在 3 天后进行,以减少钡剂对超声检查的干扰;胆系造影应 2 天后检查。如果需要观察胆囊的收缩功能,则应备好脂餐。

急腹症患者无法按要求做好检查前准备,则要求检查医师注意,检查时应尽量排除胃肠气体等干扰,仔细观察,正确区别病征与伪像。

2.仪器和探头频率　常规采用凸阵探头。探头频率一般用 3.0~5.0MHz,肥胖者选用 2.0~2.5MHz,偏瘦者和儿童用 5.0MHz。在可探测的深度内,较高频率(5.0MHz)探头可较清晰地显示胆系小结石或其他微小病变。彩色多普勒超声诊断仪对于鉴别门静脉与胆道系统畸形很有帮助,如较广泛范围的门静脉海绵样变与胆道畸形在二维图像上较难鉴别,而用彩色多普勒超声诊断仪则可迅速地做出诊断。

二、体位和基本切面

1.体位　常规仰卧位和左前斜位进行探测,有时因胆囊异位或病变部位不同,也可采用半卧位、胸膝位和立位,以能清楚显示观察目标为宜。

2.基本切面

(1)右肋缘下斜切面:探头置于右肋缘下,声束偏向后上方。此断面可显示门静脉的左支、右支、矢状部,进而显示伴行的左、右肝管。调整探头角度可显示胆囊的大部分。

(2)剑突下横切面:探头置于剑突下,左侧略高,声束指向后方。此断面可显示门静脉左支及左内叶支、左外叶上段支和左外叶下段支。它们构成典型的"工"字形结构,借此可观察伴行的左内叶、左外叶上段和下段肝内胆管。

(3)上腹部横切面:沿胰腺纵轴切面,显示胰头背侧胆总管横断面、胰头、胰体,可观察主胰管有无异常。

(4)右肋间斜切面:探头置于第 7 肋间,声束指向肝门部扫查,可以获得右前叶和右后叶肝内胆管及肝总管的纵断面,同时可以清楚地显示胆囊结构。

(5)右肋缘下斜切面:探头在上一断面的位置向肋缘下移动,可追踪显示胆总管的中下段纵切面。

(6)右上腹直肌外缘纵切面:探头置于右肋缘下、右上腹直肌外缘,探头上端稍向外侧倾斜,在患者深吸气时左右侧动探头,并适当调节角度,显示胆囊纵切面。以此断面为基准,做胆囊的纵断面和横断面扫描检查,能够显示胆囊内部结构,特别是胆囊颈及周围组织的关系。

(7)肝外胆管下段病变特定扫查法:加压扫查法及胆管纵、横旋转扫查法。①纵旋转扫查:沿肝门胆管追踪至胰头,显示其背侧胆管长轴,将探头足侧端做顺时针旋转,显示末段胆管及乳头部;②横旋转扫查:利用胰头作为超声窗行横切面扫查,显示胰腺段胆管,将探头右侧端做逆时针旋转,显示胰头段胆管横段,并追踪显示胆管进入十二指肠乳头部。

由于体形、肝脏大小、形态及位置不同,对部分患者进行上述基本切面的扫查要根据断面进行调整,以获得更为满意的胆道系统断面图像。

三、胆囊、胆道功能检测

1.胆囊收缩功能测定　超声检查开始前先使被检者空腹 8~12 小时。将探头的频率调至 3.5MHz,使被检者取仰卧位,并于被检者右侧肋部对胆囊进行常规超声扫查,检查的内容包括胆囊的形态、大小(长径、厚径、容积等)、胆囊壁光滑程度、胆囊内的异常回声及肝内外胆管扩张情况。待常规扫查后让被检者进食脂餐(进食 2 枚油炸鸡蛋)或口服 20% 甘露醇 125mL,并于服用完成后 30 分钟、60 分钟等不同时间段分别对胆囊大小及容积再次进行超声测量。并通过超声检查结果计算胆囊容积及胆囊收缩功能。胆囊容积收缩幅度=[脂餐前胆囊容积(V1)−脂餐后胆囊容积(V2)]/脂餐前胆囊容积(V1)×100%。根据脂餐前后胆囊容积收缩幅度判断其胆囊收缩功能:良好,进食脂餐后胆囊容积较进餐前显著收缩,收缩幅度不小于进餐前 70%;一般,进食脂餐后胆囊容积较进餐前有所收缩,收缩幅度在 30%~70%;不良,进食脂餐后胆囊容积较进餐前有所收缩,收缩幅度为进餐前 30% 及以下,或进食脂餐后胆囊容积较进餐前未收缩甚至增加。目前临床上胆囊收缩功能测定主要目的是在腹腔镜下胆囊取石、息肉摘除术前,根据胆囊收缩功能良好或不良确定是否实施保留胆囊,以及保胆术后随访胆囊收缩功能情况。

2.利胆排泄试验　考虑到肝外胆管正常值测量存在一定的个体差异,并且部分老年人和胆道术后的患者肝外胆道测值可以超过正常值,而并非梗阻;少数胆管结石所致的胆道不全梗阻,在发病初期或缓解期,肝外胆管可无明显扩张。脂餐利胆试验或肌内注射利胆剂后目的是通过增加胆汁的产生和排泄来进一步证实是否有胆道梗阻存在,提高诊断的正确率。

(1)适应证:①超声显示肝外胆管轻度扩张,但未发现梗阻部位;②超声显示胆管内径在正常范围,临床仍怀疑存在不全梗阻者。

(2)方法:患者进食 2 枚油炸鸡蛋后 40 分钟检查,或肌内注射利胆剂 20μg 后 5~50 分钟检查,对比观察试验前后胆囊及胆管内径扩张程度变化。

(3)正常反应:利胆后管径较餐前缩小或肝外胆管上段管径<6.0mm。

(4)异常反应:脂餐后管径>6.0mm,表明扩张胆管远端存在不全梗阻,或轻度梗阻,多见于炎性狭窄、结石或小肿瘤。肌内注射利胆剂后胆管径增宽≥1mm 者,可提示胆管存在梗阻或病变。

四、正常声像图与正常参考值

1.胆囊　正常充盈的胆囊超声纵切面表现为一近似椭圆形的无回声团,后方回声增强,胆囊轮廓清晰,囊壁亮线自然、光滑整齐。胆囊颈部向内突出的黏膜皱襞(螺旋瓣 Heister)常形成高回声团,不要将之误诊为结石或息肉。正常胆囊超声测量参考值:长径<9.0cm,短径(横径)<3.5cm,胆囊壁厚<3mm。彩色多普勒血流显像(CDFI):正常人胆囊动脉血流信号显示率为 65%~80%,$V_{max}(12.91\pm4.29)\sim(18.4\pm6.3)$,$R(10.69\pm0.09)\sim(0.75\pm0.05)$。

2.胆管

(1)肝内胆管:利用门静脉在声像图上的"工"字形和"Y"字形结构,超声很容易确定位于门静脉左右支前上方的左右肝管,内径为 2~3mm。超声一般能显示肝叶间二级胆管。目前,高分辨的超声仪器配高频探头还可观察到段间胆管(三级胆管)。

(2)肝外胆管:在声像图上大致分为上、下两段;上段相当于肝总管和胆总管的十二指肠上段,自肝门发出后与门静脉伴行,内径为门静脉的 1/3~1/2。此段超声检查时易于显示,通常作为观察和测量肝外胆管内径的部位。肝外胆管下段因有肠气干扰,通常不能清楚显示,采用改变体位、饮水、探头加压等措施可提高显示率。胰腺段胆总管在胰头横断面表现为钩突和下腔静脉间的圆形无回声区。肠内段在没有扩张的状态下需用腔内探头方可显示。

第二节　胆系结石

一、胆囊结石

胆囊结石是最常见的胆囊疾病。胆囊结石形成的原因复杂,一般认为与胆系感染、胆汁的理化性质改变、胆汁滞留及寄生虫病等有密切关系。胆囊结石往往合并胆囊炎且互为因果,最终胆囊缩小,囊壁增厚,腔内可充满结石。

1.病理概要　胆囊结石按所含主要化学成分不同可分为三类。

(1)胆固醇结石:其主要成分为胆固醇,结石多为单发,呈球形或类球形,直径较大,呈白色或黄色,因含钙较少,X 线片可不显影;又因其比重较小,可漂浮在胆汁中。

(2)胆色素结石:主要成分为胆色素,呈松软的棕色或橘红色泥沙状。一般数目较多,X 线片常不显影,为阴性结石。

(3)混合性结石:主要由胆固醇、胆色素和钙盐组成。颗粒较小,表面光滑呈多面体,常为多发,因含钙较多,一般不透过 X 线,可显影。

2.临床表现　当结石还是泥沙样或很软时,一般没有明显症状,或仅有轻微的右上腹不适、嗳气;只有结石长到一定大小,比较硬,某种原因如进食引起胆道收缩,才会出现右上腹疼痛,有时呈持续性右上腹疼痛,可向右肩部或背部放射。发生梗阻时可出现右上腹绞痛,患者可有黄疸;合并感染时伴寒战、发热。部分患者绞痛发作时可引起心电图改变,称为"胆-心综合征"。查体 Murphy 征阳性,肝区叩痛。

3.超声表现

(1)典型胆囊结石的三大特征

1)胆囊腔内高/强回声团:结石与周围液性胆汁声阻差较大,使得结石的边界可清楚显现。由于结石本身的形状、结构和成分不同,其回声形态可有较大差别。结构较致密且表面较光滑的结石,表现为"新月"形强回声;结构较松散的结石,由于透声性好,结石的全貌均可被显示,呈"满月"形强回声;数个堆积在一起的小结石可产生带状强回声。

2)光团伴有声影:结石强回声后方,与声束入射方向一致的无回声暗带,即声影。它是结石对声能的吸收及对声束反射的综合效应。典型的声影对确定胆结石比强回声更具有特异度。直径 0.3cm 以下的结石,由于声束的绕射使声影不明显。

3)光团随体位改变而移动:由于结石的比重与胆汁不同,在体位变动时胆石会迅速移动,这点对诊断胆结石的准确性接近 100%,也用于与胆囊新生物鉴别。部分患者的结石与胆囊壁有轻度粘连,此时可轻叩腹壁,通过振动使其分离。

(2)非典型胆囊结石的声像图表现

1)充满型结石:位于胆囊窝的正常胆囊液性透声腔消失,胆囊轮廓的前壁呈弧形或半月形光带,胆囊腔被不规则的强回声及后方的宽大声影取代,至胆囊的后壁完全不显示。这种现象简称为"囊壁结石声影三合征",即"WES"征。注意不要与肠气回声相混淆,造成漏诊、误诊。

2)胆囊颈结石:当结石嵌顿于胆囊颈部时,由于囊壁与结石紧密接触,其间无胆汁衬托,强回声减弱,声影混淆,检查者若不留意,容易漏诊。需多切面扫查,通过胆囊肿大和颈部的声影进行诊断;若颈部结石尚未嵌顿,周围有胆汁衬托,在横断面上出现"靶环征",则较易诊断。

3)胆囊泥沙样结石:泥沙样结石沉积在胆囊最低位置,呈层状分布的强回声带,后方有弱声影,如颗粒较粗或沉积较厚时,不难诊断。如结石细小、沉积层较薄时,可能无明显声影,仅表现为胆囊后壁较粗糙,回声稍增强,极易与胆囊后壁的增强效应相混淆。需借助移动体位,实时观察结石的移动,对诊断泥沙样结石有较大的帮助。

4)胆囊壁间结石:在胆囊壁上附着一个或多个强回声光点,其后方伴有"彗星尾"征,改变体位时不移动。但难与胆固醇性息肉鉴别。

5)胆囊切除术后胆囊颈管扩张伴结石胆囊切除后,残存的胆囊管膨大,结石再生。超声图像表现:确认胆囊切除术后,在胆囊窝内发现类圆形无回声,一般腔很小,腔内见强回声,伴声影。

(3)鉴别诊断:依据声像图显示胆囊内的强回声并伴有声影,以及随体位改变而移动的特点,可以对绝大多数胆囊结石做出正确诊断,其准确性在 95% 以上。对不典型结石应注意排除假阳性和假阴性的干扰。

二、胆管结石

胆管结石依发生部位不同可分为肝外胆管结石和肝内胆管结石。

(一)肝外胆管结石

肝外胆管结石是指位于肝总管和胆总管的结石,占胆系结石的 50% 左右。临床表现是在发病之初,以上腹部阵发性绞痛为主,有胆道感染者出现寒战、发热,24 小时后出现黄疸,重症可致脓毒症休克而危及生命。少数患者特别是老年人在结石静止时,无明显症状或仅有轻度的上腹不适。

1.病理概要　肝外胆管结石分为原发性与继发性两种,前者为在肝外胆管内形成的结石,后者为源自于肝内胆管或胆囊内的结石。发生结石时,肝外胆管呈不同程度的扩张,胆管壁由于充血、水肿、增生和纤维化而增厚。胆石在胆管内可移动,也可发生嵌顿而导致完全性梗阻,引起黄疸、化脓性胆管炎、胆总管-十二指肠瘘等。

2.超声表现

(1)肝外胆管扩张,与门静脉主干形成"双筒枪征"。扩张的胆管壁可增厚,回声增强,内壁欠光滑。结石部位在胆囊管以上者胆囊不大,结石在胆囊管内或以下胆管者可引起胆囊增大,结石在胆总管则可以引起整个胆道系统的扩张。

(2)管腔内出现形态稳定的高/强回声光团,与胆管壁间分界清楚。

(3)光团后方可见声影。

(4)部分胆管扩张明显的患者,在改变体位时强回声团可移动。

3.鉴别诊断　超声显像对肝外胆管结石诊断的准确率为 80%~90%。胆总管下段结石需与十二指肠气体、蛔虫残骸和回声较强的胆管肿瘤相鉴别,其方法可通过多切面扫查,十二指肠气体形成的强回声形态不固定,周围无连续性管壁回声;蛔虫残体有节段性的"等号"样回声;肿瘤后方无声影,胆管壁连续性被破坏。CDFI 及超声造影对于肿瘤具有较高的鉴别诊断价值。

(二)肝内胆管结石

临床上此病多数无自觉症状,结石较多且位置较低者可出现肝区和胸背部深在的持续性隐痛。当发生化脓性胆管炎时,出现寒战、发热、肝区触痛,黄疸较轻或不出现黄疸。

1.病理概要　肝内胆管结石全部为以胆色素为主的混合性结石,常多发,严重者可致胆管炎性脓肿、胆管狭窄、肝实质萎缩、纤维化。

2.超声表现

(1)肝内沿胆管分支走向出现圆形、斑点状、条索状等高/强回声光团。

(2)光团后方伴有声影。

(3)当有淤滞的胆汁充盈在肝内胆管时,可见光团出现在扩张的胆管内,结石周围有宽窄不等的无回声暗区,胆管前后壁的亮线清晰;若胆管内无淤滞的胆汁,则胆管壁界线显示不清,此时注意伴行的门静脉分支,有助于判断。

(4)光团远端小胆管轻-中度扩张,形成"平行管"征。

超声对肝外胆管结石的诊断准确率为 80%~90%,对肝内胆管结石的检出率达 95%以上,目前已成为胆管结石的首选诊断方法。

3.鉴别诊断　肝内胆管结石有时需与肝内胆管积气相鉴别,后者多有手术史,强回声形态不稳定,有时可随体位改变而移动,后方有"彗星尾"征。

4.注意事项 在临床工作中,胆道结石,超声检测会有假阴性和假阳性,造成的原因如下。

(1)假阴性:①结石小,检查者没有将整个胆道系统查遍;②结石占据半个胆囊,尤其是有胆囊皱折,使结石不滚动;③充满型结石、萎缩性胆囊炎合并结石;④结石在胆囊颈部、胆囊管、胆总管中下段,受胃肠气体干扰而无法显示。

(2)假阳性:①胃肠道气体的部分容积效应给胆道系统制造的伪像;②胆道内凝血块、寄生虫的局部残体、黏稠的脓团、胆囊积气、肿瘤等。

第三节 胆囊腺瘤

胆囊腺瘤可发生于胆囊及胆道的任何部位,是最多见的胆囊良性肿瘤,占胆囊内小隆起病变的 10%~15%。

一、病理概要

胆囊腺瘤可分为单纯性腺瘤和乳头状腺瘤。腺瘤大小相对较小,常为单发,瘤体直径 0.5~4.0cm 不等,形状低而扁,质韧,边界清。单纯性腺瘤多为圆形,突出于黏膜下层;乳头状腺瘤呈分枝状或乳头状,可有短蒂。部分腺瘤为乳头状及管状腺瘤结构混合存在。其中乳头状腺瘤有癌变倾向,是公认的一种癌前病变。

二、临床表现

一般无明显症状,多在体检做超声检查时发现。

三、超声表现

1.腺瘤自胆囊壁向腔内隆起,呈圆形或乳头状,呈等-高回声结节,好发于颈部和体部;可单发也可多发;体积一般大于息肉,但通常在 15mm 以下,大于 10mm 者需警惕恶变可能性。

2.不伴声影。

3.多数基底较宽,少数有蒂。

4.不随体位改变而移动。

5.CDFI 腺瘤基底部或病灶内可检出彩色血流信号,其检出率与瘤体大小及设备灵敏度有关,当直径>2cm 时,彩色血流信号基本可以检出,血流频谱为"低速低阻"型。

6.超声造影 与胆囊壁相比,增强早期呈快速高增强,晚期呈等增强,多呈均匀增强。

四、鉴别诊断

腺瘤应与息肉(胆固醇性和炎性)及早期胆囊癌相鉴别,较小的腺瘤与胆囊息肉在声像图上很难鉴别;较大的腺瘤较难与早期息肉状胆囊癌鉴别,一般而言胆囊癌基底部更宽,CDFI 血流信号更丰富、RI 也更高,超声造影作为一项微循环灌注显影新技术有助于两者的鉴别。超声显像的临床应用价值在于:对胆囊隆起性病变的检出灵敏、便捷而较为准确,广泛地提高了诸多胆囊隆起性病变检出率,以及良、恶性肿瘤的诊断与鉴别诊断,尤其是对于早期发现胆囊癌提供了及时的帮助。

第八章 胰腺疾病的超声诊断

第一节 超声检查常规

一、探测方法

1.仪器 应用实时超声显像仪,线阵、凸阵、扇扫探头均可。探头频率多采用 3.5MHz。探头频率越低,穿透力越强,但分辨力较差;相反,探头频率越高,分辨力越好,但穿透力不够,难以显示深部的脏器及结构。故肥胖者,可选用 2.5MHz,体瘦或少年儿童,可选用 5MHz。全数字化超声仪器的应用有助于胰腺微小病变的显示。

2.检查前准备 检查前禁食 8~12 小时甚至以上;为了减少胃内食物引起过多气体而干扰超声的传入,检查前一晚应清淡饮食;对腹腔胀气或便秘的患者,睡前服缓泻剂,晨起排便或灌肠后进行超声检查,可提高超声诊断正确率。如通过上述方法胃内仍有较多的气体,胰腺显示不满意时,可饮水 500~800mL,或口服特殊的胃肠造影剂,让胃内充满液体作为透声窗,便于显示胰腺。

3.检查体位与检查方法

(1)仰卧位检查法:为常规检查体位和方法。检查时充分暴露上腹部,受检者平静呼吸。一般先在第 1~2 腰椎平面行横向扫查或行右低左高位斜切扫查,然后上下移动或侧动扫查方向,以便全面观察胰腺的形态。在声像图上寻找胰腺一般采用由后向前观察方法:首先是脊柱,其前缘呈弧形强回声,后方伴声影;脊柱的右前方是下腔静脉,呈椭圆形管腔;左前方为腹主动脉,呈圆形管腔;往前为肠系膜上动脉(呈圆形管腔),再往前为脾静脉,呈长弧形管道回声。胰腺的体尾部,就在脾静脉的前方。胰尾的末端位于脾门。

(2)侧卧位检查法:当胃内或横结肠内气体较多,仰卧位检查胰体及胰尾难以看清时,可采用左侧卧位,使气体向胃幽门或十二指肠及肝曲处移动,以利看清胰体及胰尾。同样,当胰头显示不清时,可采用右侧卧位,以利看清胰头。

(3)半卧位或坐位检查法:当胃肠道气体较多,仰卧位检查胰腺无法显示时,取半卧位或坐位可使肝下移,推开横结肠,以肝为透声窗,同时胃内气体上升至胃底或贲门部,便于显示胰腺。对于体瘦者,上腹凹陷呈舟状,用线阵式探头时因不能平放而探测困难;取坐位时,上腹膨隆以利于探测;改用扇扫探头弥补这一缺陷。

(4)俯卧位检查法:当仰卧位时因胃内气体干扰,使胰尾显示不清,而胰尾又偏向左侧延伸至脾门,可采用俯卧位,于脾脏及左肾的右侧可以探测到胰尾。若怀疑胰尾肿瘤时,可采用此体位。

二、胰腺正常声像图及测值

1.正常声像图

(1)横切扫查:从超声横切面观察,胰腺大致可分为三种形态:①蝌蚪形,胰头粗而体尾逐渐变细,约占44%;②哑铃形,胰腺的头、尾粗而体部细,约占33%;③腊肠形,胰腺的头、体及尾几乎等粗,约占23%。正常胰腺的边界整齐、光滑,但因胰腺无致密包膜,有时和周围组织的界限不甚清楚。胰腺实质呈均匀点状回声,多数比肝脏回声稍强及较为粗大。随着年龄增长,胰腺实质回声逐渐增强,边界也渐不规则。此外,还应观察胰腺与周围的血管及脏器的关系。

(2)纵切扫查(矢状面扫查):通过肝脏与下腔静脉纵切扫查,正常胰腺呈椭圆形;通过肝左叶与腹主动脉纵切扫查,正常胰体似三角形;俯卧位,通过左肾及脾脏纵切扫查,在左肾及脾脏的右侧、胃的后方可见胰尾。胰腺的边界及内部回声与横切扫查所见相同。

(3)斜切扫查:由于胰腺的走行呈胰头低而胰尾高,故扫查时常成一定的角度,一般在15°~30°,最大可达45°,边界及回声同前。在临床实际工作中最常采用此方法。

2.正常测值 胰腺的测量方法,以胰腺的厚径测量为准。1977年有学者曾采取在胰腺的前后缘,根据胰腺走行的弯曲度划一些切线,并在胰腺的头、体、尾的测量处作垂直线来进行测量,该法称为切线测量法,是目前公认的测量方法。目前多采取于下腔静脉的前方测量胰头,在主动脉前方测量胰体,在主动脉或脊柱左缘测量胰尾。

目前胰腺正常值尚无统一标准,有学者认为,正常胰腺的测值是胰头小于2.5cm,胰体、胰尾小于2.0cm,但也应根据胰腺的三种形态而有所差异,如蝌蚪形胰头最大值为3.5cm。随年龄的增长,胰腺的最大前后径的测值也有不同。0~6岁:胰头1.9cm,胰体1.0cm,胰尾1.6cm;7~12岁:胰头2.2cm,胰体1.0cm,胰尾1.8cm。国外文献报道了正常胰腺的测值:胰头(2.08±0.4)cm,胰体(1.16±0.29)cm,胰尾(0.95±0.26)cm。在测量的253例中,有82%的患者胰管可见,平均直径为1.3mm,超过2mm者应考虑胰管增粗。尽管由于胰腺大小、形态的个体差异及所使用的仪器和检查方法不同,使正常胰腺的超声测值有一定的差异,但综合国内外的胰腺文献报道及笔者的体会,为方便记忆和临床应用,胰头的正常测值应<2.5cm,胰体尾<2.0cm。若胰头测值>2.5cm或胰体尾>2.0cm,应考虑胰腺肿大,此时应进一步结合胰腺内部实质回声和形态综合分析。

第二节 急性胰腺炎

急性胰腺炎是临床常见的急腹症之一,是胰酶消化胰腺自身及其周围组织引起的急性炎症,一般可分为水肿型和出血坏死型两种。水肿型胰腺炎多见,病变较轻,发病数天后即可恢复,也可发展成为出血坏死型胰腺炎。出血坏死型胰腺炎病变严重,可并发休克、胰腺假性囊肿和脓肿,病死率高达25%~40%。本病常见的诱因有胆道疾病和酗酒,其次是外伤、甲状旁腺功能亢进、流行性腮腺炎及败血症等。急性胰腺炎的主要临床表现为突然发作的、剧烈、持久的上腹疼痛,向腰、背、肩部放射,伴恶心、呕吐、发热,血、尿淀粉酶升高等。出血坏死型胰腺炎早期可出现休克。

一、病理概要

1.水肿型胰腺炎基本病理改变 胰腺肿大,间质充血、水肿、炎症细胞浸润,周围组织水肿,腹腔内可有少量渗液。

2.出血坏死型胰腺炎基本病理改变　胰腺水肿、出血、坏死,重者形成蜂窝织炎,周围组织水肿、脂肪坏死,形成皂化斑块,腹腔内有大量血性渗液,后期可形成胰腺假性囊肿,部分可继发感染形成脓肿。

二、二维超声表现

1.水肿型

(1)胰腺多呈弥漫性肿大,尤以前后径增大明显。少部分可表现为局限性肿大。后者常为慢性炎症急性发作所致。

(2)胰腺形态饱满,轮廓清楚、光整。

(3)胰腺回声减弱,水肿严重的胰腺可呈无回声表现,后方回声可增强。

(4)胰管一般不扩张。

(5)由于肿大胰腺的压迫和炎性浸润,可影响后方脾静脉和门静脉的显示,也可使肠系膜上静脉、下腔静脉、胆囊或十二指肠受挤压而变形移位。

2.出血坏死型

(1)胰腺肿大。

(2)边缘显示不规则,轮廓多不清晰。

(3)胰腺呈弥漫分布、致密不均的粗大强回声斑点或呈强回声、弱回声及无回声混合型。多因胰腺组织水肿、出血、坏死所致。

(4)胰腺表面及其周围组织回声强弱不均,可见渗出的血液和坏死皂化所形成的混杂的斑块状回声。

(5)由于胰腺周围的渗出液或胰腺外周组织水肿,可于胰腺外周见一弱回声带。

(6)可有局部积液、血肿、假性囊肿,以及腹腔积液、胸腔积液、肠袢扩张积气、积液、胆道系统结石等间接表现。

三、鉴别诊断

1.急性胆囊炎、胃穿孔、肠梗阻　急性胰腺炎在临床上表现为急腹症,应与急性胆囊炎、胃穿孔、肠梗阻等其他急腹症相鉴别。急性胆囊炎可有胆囊肿大、囊壁水肿等征象。急性胃穿孔可在腹部和肝前有明显的气体反射等表现。肠梗阻则有肠道阻塞的表现。但均应结合临床症状、体征、X线透视和血尿淀粉酶检查予以鉴别。

2.胰腺癌　部分胰腺炎仅表现为局部肿大,应与胰腺癌鉴别。胰腺癌为低回声,轮廓不清,边界不整,内部回声不均,结合病史及淀粉酶检查有助于鉴别诊断。

3.慢性胰腺炎　慢性炎症导致胰腺回声增强、不均,多伴有胰管呈串珠状扩张,或假性囊肿,或胰管内结石、钙化形成。但反复发作的急性胰腺炎有时与慢性胰腺炎鉴别较困难。

第三节　慢性胰腺炎

慢性胰腺炎是由不同病因最终导致胰腺细胞破坏、纤维组织广泛增生的一类病变。临床上有两种,一种是急性胰腺炎迁延所致的慢性复发性胰腺炎,另一种为自身免疫所致的慢性硬化性胰腺炎。慢性胰腺炎的临床表现取决于胰腺炎症,腺泡和胰岛破坏的程度,纤维化、胰头压迫等原因所致胆总管阻塞程度,以及原发病的性质等。慢性胰腺炎主要表现为反复发作的上腹疼痛,向背部放射;可伴体重减轻,营养不良,脂肪泻或黄疸等;胰腺组织破坏明显时可有糖尿病临床症状;有胰腺假性囊肿形成时可发现腹部包块。

一、病理概要

慢性胰腺炎病理变化是胰腺小叶周围及腺泡间纤维化,伴有局灶性坏死及钙化。病变可以是弥漫型,也可以是节段型,胰腺外观呈结节状,质地变硬,可增大或缩小。胰管扩张或狭窄,管腔不规则,腔内可见蛋白栓子或胰石,可伴有囊肿形成。

二、超声表现

慢性胰腺炎的声像图表现是多种多样的,主要是胰腺大小、形态和实质回声改变,并有胰管扩张、胰腺结石及形成假性囊肿等异常。

1.大小和形态　约50%患者胰腺大小正常,其余表现可为胰腺轻度肿大,或局限性肿大,或胰腺缩小。胰腺肿大多见于病程早、中期或急性发作期。胰腺缩小则多见于病程后期或病理上以慢性炎症和纤维化为主的病例。

2.边界轮廓　胰腺轮廓不清,边界常不规整,与周围组织的界限不清。

3.内部回声　胰腺内部回声增强,呈粗大光点,不规则形状或斑块状回声,分布不均匀。伴有钙化形成时可出现局灶性强回声,当钙化灶较大时可表现为局灶性强回声后伴声影。当病变区较局限时,可类似胰腺肿瘤,并可引起胰管扩张,需注意鉴别。

4.胰管回声　胰腺主胰管可有不规则、狭窄、扭曲、扩张等变化,内径粗细不等,有时可在扩张的胰管内见到结石强回声,可伴有声影。注射胰岛素后胰管管径无明显变化是诊断慢性胰腺炎的重要佐证。

5.其他表现　约25%的患者合并假性囊肿形成,表现为局部出现无回声区,边界清楚。部分患者可见相应胆道系统病变的超声声像图改变。

超声诊断依据:①胰腺缩小或轻度肿大;②形态不规则,边缘不整齐;③内部回声增强且不均匀;④主胰管不规则、狭窄、扩张或有结石,但无中断现象。

三、鉴别诊断

1.急性胰腺炎　与急性胰腺炎的鉴别见"急性胰腺炎"部分。

2.胰腺癌　边界不整,有浸润现象,后方回声衰减,胰管被肿瘤截断,呈均匀扩张,胰腺其他部分则正常。慢性胰腺炎肿块边界欠清晰,但较规整。胰管可穿入肿块内,呈串珠状扩张。

3.形成假性囊肿　应与肝、肾囊肿,十二指肠积液,腹膜后淋巴肿瘤相鉴别。

4.胆系感染　两种疾病往往同时存在,或互为因果,鉴别比较困难,胆系造影、MRCP、ERCP 检查,可将两者鉴别。超声可以发现胆系结石、胆管增宽,而胰腺往往无明显改变。

5.高龄、肥胖和糖尿病患者的胰腺多为强回声型,应注意与慢性胰腺炎鉴别。前者胰腺回声光点细小而均匀,后者则回声光点粗大且不均匀。

第四节　胰腺癌

胰腺癌在上消化道恶性肿瘤中比较少见,但有逐年增多趋势,并且是胰腺最常见的、发生于胰腺外分泌腺的恶性肿瘤。临床以 40～60 岁的男性多见。临床症状主要有上腹疼痛或不适、腰背痛、厌食、进行性体重减轻,有时可摸到上腹部肿块,也可有腹腔积液。胰头癌入院时约 85% 已有阻塞性黄疸,胰体癌及胰尾癌的主要症状为肿瘤浸润腹膜后内脏神经鞘所引起的持续性腰背部钝痛。

一、病理概要

胰腺癌大多来自胰腺导管上皮,由柱状的肿瘤细胞组成。少数来自腺泡上皮,由圆形细胞或多角形小细胞组成。胰腺癌发生在胰头部的最多,占 60%～75%,发生于胰体、胰尾部者占 25%～30%,发生在全胰的仅 5%～6%。病理学观察,大体上肿瘤为坚实的结节性肿块,与周围胰腺组织界限不清。如阻塞胰管引起远端管腔扩大,甚至形成囊状。胰头癌常阻塞(压迫或浸润)胆总管下端引起胆总管扩张、胆囊增大及肝内胆管扩张。其切面呈灰白色或灰黄色,有的呈鱼肉样,少数呈胶冻状。

二、二维超声表现

1.胰腺大小、形态　多数胰腺癌表现为癌肿所在部位呈局限性肿大或向外突出。少部分为弥漫性胰腺癌,表现为胰腺弥漫性肿大,形态失常。小胰腺癌(直径≤2cm)则大多数不引起胰腺大小与形态变化,以致超声检查极易漏诊。

2.胰腺癌直接声像

(1)肿瘤轮廓、边界:胰腺癌在病灶小于 1cm 时超声检查往往难以发现。大于 1cm 时声像图表现为胰腺轮廓向外突起,或向周围呈蟹足样或锯齿样浸润。小胰腺癌轮廓光滑,边缘规则、清楚。弥漫性胰腺癌轮廓不规则,边缘凹凸不整。

(2)肿瘤内部回声:胰腺癌内部回声与肿瘤的大小有关。小胰腺癌以低回声型多见,表现为弱、低水平的均匀的点状回声。较大的胰腺癌则有多种回声表现,多数仍为低回声型,部分可因瘤体内出血、坏死、液化或合并胰腺炎/结石等病理改变,其内出现不均匀的斑点状高/强回声(高回声型),或表现为实质性合并含液性的病灶(混合回声型)及边界不规则的较大的无回声区(无回声型)等。体积较小的胰腺癌同样可以出现液性成分。少数弥漫性胰腺癌显示不均匀、不规则粗大斑点状高回声。

(3)肿瘤后方回声:胰腺癌后方回声常衰减,少数无回声型癌肿,其后方回声也可增强。小胰腺癌后方回声无衰减。

3.胰腺癌间接声像　　包括肿瘤压迫、浸润周围脏器和转移声像。如胰头癌压迫和(或)浸润胆总管,引起梗阻以上部位的肝内外胆管扩张和胆囊增大。由于胆道梗阻后的胆管扩张早于临床黄疸的出现,因此,超声检查可于临床出现黄疸前发现胆道扩张,可能有助于胰头癌的早期诊断。部分晚期胰体、胰尾癌因肝内转移或肝门部淋巴结转移压迫肝外胆管,也可引起胆道梗阻。胰腺癌压迫阻塞主胰管,引起主胰管均匀性或串珠状扩张,管壁较光滑,或被癌肿突然截断。80%~91%的胰头癌和18%的胰体、胰尾癌出现不同程度的胰管扩张。小的胰腺癌不累及胰管时,则无胰管扩张。若肿瘤浸润胰管,可使胰管闭塞而不能显示。如胰头癌挤压下腔静脉可引起下腔静脉移位、变形、管腔变窄、远端扩张,甚至被阻塞中断。胰体、胰尾癌则可使周围的门静脉、肠系膜上静脉和脾静脉受压、移位及闭塞,有时甚至引起淤血性脾大,门静脉系统管腔内也可并发癌栓。胰腺癌压迫周围脏器,可使其变形、移位。如胰头癌的肿块可使十二指肠环扩大、肝左叶受挤压移位;胰尾癌可引起左肾、胃及脾受挤压、变形或移位等。胰体癌浸润胃壁时,超声显示胰腺与胃分界不清。胰腺癌晚期可转移至肝,表现为肝内出现高回声或低回声的转移灶。胰腺癌也可引起早而广泛的淋巴系统转移,显示胰周围、脾门、肝门及腹腔动脉、肠系膜上动脉、腹主动脉和下腔静脉周围淋巴结肿大,呈多发的圆形或椭圆形低回声结节。部分患者出现腹腔积液。

三、彩色多普勒血流显像

1.肿瘤病灶彩色多普勒血流显像表现　　胰腺癌多属少血供型肿瘤,内部仅可见散在星点状彩色血流信号,远不如肝、肾等部位肿块血流色彩丰富,缺乏典型恶性肿瘤所常见的"花篮样"彩色血流包绕。脉冲多普勒可检出收缩期单峰动脉血流频谱和持续性静脉血流频谱。上述多普勒超声的异常改变有助于胰腺癌与胰腺良性病变的鉴别。

2.周围血管改变　　应用高分辨率的彩色多普勒血流显像仪检查胰腺癌患者,可直观地显示门静脉、肠系膜上动静脉、脾静脉和腹腔动脉等胰腺周围血管与胰腺的正常解剖关系被破坏,血管走行异常,管腔内血流紊乱,局部狭窄甚至闭塞。胰头癌可使十二指肠环扩大,引起下腔静脉移位、变形或阻塞,门静脉受压、移位、闭塞;胰体、胰尾癌可使腹腔动脉、肠系膜上动静脉和脾静脉受压、移位、闭塞。胰腺癌病灶较大时,其周围可见受压的血管血流绕行,并有分支伸入,呈搏动性或持续性彩色血流环绕声像表现,使瘤体边缘更为清楚。

3.彩色多普勒血流显像对胰腺癌手术可切除性的评价　　有研究应用彩色多普勒血流显像对33例胰腺癌侵犯周围动脉(包括腹腔动脉、肠系膜上动脉、肝总动脉、脾动脉和胃十二指肠动脉)进行术前评价,并与血管造影、手术及组织学检查结果作对比。结果表明:22例非手术患者,彩色多普勒血流显像与血管造影比较,有血管侵犯和无血管侵犯及总符合率分别为78%、95%和88%。11例手术患者彩色多普勒血流显像与手术及组织学检查结果比较,诊断动脉受侵的灵敏度为60%,特异度为93%,准确性为87%。彩色多普勒血流显像诊断动脉受侵的准确性显著高于CT(72%),与血管造影相似(91%)。还有学者应用彩色多普勒超声和血管造影对 26 例胰腺癌患者进行了研究,并与手术结果进行对照。结果表明:对肿瘤侵犯血管的检出,彩色多普勒超声较血管造影灵敏。因此认为,有必要应用彩色多普勒超声对可疑胰腺癌患者进行术前评价,以便对患者采取合理的治疗方案。

四、鉴别诊断

胰腺癌的鉴别诊断包括与胰腺本身的疾病和与胰腺邻近的脏器肿瘤相鉴别。

1.慢性胰腺炎　慢性胰腺炎所致的局限性炎性肿块与局限性胰腺癌的癌性肿块,以及表现为胰腺弥漫性增大的慢性胰腺炎与弥漫性胰腺癌的声像图均有一定的相似之处,鉴别较为困难。胰腺癌内部回声多呈低回声,大部分后方回声衰减。慢性胰腺炎的炎性肿块多呈高回声性,一般无后方回声衰减。胰腺癌患者胰管呈均匀性或串珠状扩张,管壁较光滑,或被癌肿突然截断。慢性胰腺炎胰管不规则扩张,扩张程度较胰腺癌轻,无胰管中断现象。胰腺癌常压迫和(或)浸润胆总管,引起梗阻以上部位的肝内外胆管扩张和胆囊增大。慢性胰腺炎的炎性肿块则很少压迫肝外胆管。此外,慢性胰腺炎有反复发作、病程长、淀粉酶升高等临床表现,有助于两者的鉴别诊断。弥漫性胰腺癌与胰腺弥漫性肿大的慢性胰腺炎的鉴别则十分困难,有赖于超声引导穿刺活检,进行组织病理学检查。

2.胰岛细胞瘤　功能性胰岛细胞瘤有低血糖症状等临床表现。声像学表现:肿瘤常发生于胰体尾部,大多较小,有包膜,边缘清楚、光整,内部呈均匀的弱、低回声,易与胰腺癌鉴别。但非功能性胰岛细胞瘤常表现为高低混杂的回声,或因瘤体内出血和囊性变出现无回声区,需与混合回声型和无回声型胰腺癌鉴别。前者多发生于胰体尾部,边缘规则,一般无胰管和(或)胆道扩张;病程长,一般情况良好。而后者较多发生于胰头部,癌肿边缘不规则,常伴有胰管和(或)胆道扩张及周围脏器组织的受压、浸润和转移征象;病程短,癌肿生长迅速,症状进行性加重。血管造影显示胰岛细胞瘤富血管的变化,可与表现为少血管的胰腺癌作鉴别。超声引导经皮细针穿刺活检可确诊。

3.胆管癌或壶腹癌　早期因解剖部位不同较易鉴别。但这几种疾病均可阻塞胆道,引起肝外胆道梗阻而出现黄疸。但是,因壶腹癌、胆总管下段癌及胰头癌的位置相近,若癌肿发生于三者之间的交界部位或晚期病灶增大,互相浸润、融合,以致解剖关系紊乱,鉴别极为困难,必须结合其他影像学检查和临床表现。有时难以从超声或其他影像诊断上加以区分,甚至术中也难以确诊,只有借助病理学检查,才能最后确定其来源。

4.胰腺囊腺瘤和囊腺癌　胰腺囊腺瘤和囊腺癌大多发生于胰体、胰尾部,声像图表现十分相似,两者无法区别,且囊腺瘤可恶变为囊腺癌。较小的胰腺囊腺瘤或囊腺癌呈多房或蜂窝状无回声囊腔,囊壁回声增强,也可表现为类似实质性肿块的高回声或低回声病灶,但其透声性好,后方回声增强。而较小的胰腺癌多呈均匀的弱、低回声,后方回声无变化。大的胰腺囊腺瘤(或囊腺癌)表现以囊性为主的肿物,内部呈无回声区,可有分隔,并伴有肿瘤实质性部分的团块状高回声。壁不规则增厚,有的呈乳头状突向腔内,后方回声增强,边缘规则或呈分叶状,一般不引起胰管和(或)胆道扩张。此种声像学表现容易与少数胰腺癌因出血、坏死和液化所显示的无回声型或混合回声型的超声表现相混淆,应结合胰腺癌的其他超声征象和临床表现进行鉴别,超声引导经皮细针穿刺活检可明确诊断。

5.胰腺囊肿　胰腺囊肿的超声表现有时与胰腺癌内部的出血、坏死、液化所致的混合型或无回声型超声表现类似,后者除无回声区外,还伴有部分实质性肿瘤成分的不规则高或强回声,还可显示胰腺癌所致的其他直接和间接超声征象,可与胰腺囊肿相鉴别。

6.胰腺蜂窝织炎、脓肿和血肿　胰腺蜂窝织炎、脓肿和血肿均可由急性胰腺炎引起,在胰腺内形成肿块,与胰腺癌的肿块较相似。但胰腺蜂窝织炎、脓肿和血肿的声像图有动态变化,结合临床表现多可与胰腺癌鉴别,超声引导经皮穿刺可以确诊。

7.胃肿瘤　胃后壁肿瘤常侵及胰腺,可与胰腺癌混淆。饮水或口服胃肠造影剂后显示有自胃壁向胃腔内突起的回声不规则的肿块,同时胃壁也有浸润改变,与胰腺癌的声像图不同。但有时向外生长的胃平滑肌瘤难与胰腺癌区别,应进一步结合病史及胃镜和(或)上胃肠道钡餐造影进行鉴别诊断。

8.胆总管结石　典型的胆总管下端结石表现为胆总管内团块状强回声后伴声影,多不伴有主胰管扩张或仅有轻度扩张,无门静脉、下腔静脉受侵及周围淋巴结转移表现。而胰头癌表现为胰头部的低回声病灶,边界不规则,后方无声影,常伴有胰头肿大、主胰管扩张,也可伴有门静脉、下腔静脉受侵及周围脏器浸润,淋巴结转移征象,两者较易鉴别。

9.肝尾状叶肿瘤　由于解剖部位的不同,再加上检查时注意观察实时显像下肿块活动度。活动度大者首先考虑为肝尾状叶肿瘤。饮水后检查也有助于两者的鉴别,胰体癌显示在充盈的胃后方。

10.腹主动脉、腹腔动脉周围肿大的淋巴结　主要根据胰腺有无正常形态及包块与胰腺周围血管的关系鉴别。

第九章　产科的超声检查

第一节　超声检查常规

一、超声检查方法

1.检查前准备　检查前告知孕妇胎儿超声检查的适应证、最佳检查时机、本次检查内容及局限性等,并签署知情同意书。

(1)经腹超声检查:妊娠早期(孕 11 周前),患者需适当充盈膀胱,及 11 周后无特殊准备,若需检查胎盘位置、宫颈、子宫下段厚度等仍需充盈膀胱。

(2)经阴道、会阴超声检查:需排空膀胱。

2.仪器选择与探头　产科超声检查原则上应使用中、高档超声仪器,凸阵探头,常用经腹探头频率为 3.0~6.0MHz,经阴道探头频率为 7.0~10.0MHz,三维容积探头频率为 4.0~8.0MHz。

3.检查方法

(1)经腹超声检查:作为传统的产科超声检查方法,至今仍是妊娠期检查的主要途径,其优点是非侵入性、简便。但腹部探头频率较经阴道探头低,特别对于妊娠早期子宫附件的显示不及阴道超声。再者,经腹检查时部分内容受限,如妊娠晚期宫颈内口的检查等。目前,产科超声检查方法已由单纯经腹超声检查发展到多种检查途径联合扫查。

(2)经阴道超声检查:孕妇取截石位,于阴道探头顶端涂以耦合剂并套上一次性避孕套,将探头伸入孕妇阴道进行扫查。早孕方面,经阴道超声对宫内孕及胎心的检测可比经腹超声检查提前近 1 周,对宫外孕的检出率也明显高于经腹超声检查。孕 11~14 周,有应用经阴道超声检查检测胎儿神经系统畸形和心脏畸形的报道。妊娠中晚期,经阴道超声检查可用于评估宫颈管长度、宫颈内口情况、胎盘位置与宫颈内口关系、有无血管前置等。

(3)经会阴超声检查:主要在不适宜行经阴道超声检查时(如大量阴道出血、感染等)使用。孕妇取仰卧位,大腿充分外展,经腹探头外套保护薄膜或手套,置于会阴区扫查。目前主要应用于妊娠中晚期监测宫颈功能不全、判断胎盘与宫颈内口的关系等。有报道,联合经腹超声检查和经会阴超声检查检测 96 例前置胎盘,诊断符合率达 96.9%。

二、正常声像图表现

1.妊娠早期

(1)妊娠囊:是超声首先观察到的妊娠标志。经阴道超声在末次月经的 4^{+3}~5^{+0}周可发现 2~5mm 的妊娠囊,其形态最初为圆球形的无回声暗区,多较规则,常偏向宫腔一侧。

"双环征"是早期妊娠囊的典型声像图特征,即其外围有绒毛膜和蜕膜层,超声上表现为内层为高回声环,外层为低回声环。在妊娠囊内卵黄囊形成之前,据此征象确诊宫内妊娠最有效。应注意与出血或宫外孕时宫腔内所见的"假妊娠囊"鉴别,后者往往为蜕膜包裹黏液或血液而形成,表现为单个回声增强的环状囊性结构,多位于宫腔中央。

(2)卵黄囊:是妊娠囊内超声发现的第一个解剖结构,一般在孕5周可观察到,表现为圆形或椭圆形无回声,囊壁呈细线状强回声。卵黄囊随孕周增加不断长大,直径介于0.3~0.5cm,孕11~12周逐渐萎缩,孕12~13周后大多数基本消失。卵黄囊形态大小规则是妊娠预后良好的标志之一。

卵黄囊大小异常(≥10mm或<3mm或不显示)及形态改变(皱缩、漂浮或钙化)均可能提示妊娠结局不良。另外,近年来有研究表明卵黄囊壁异常回声可能与胎儿染色体突变有关。

(3)羊膜囊:也是妊娠囊内的一个结构,其外侧为胚外体腔,囊内为羊膜腔,胚胎位于其中。最初,羊膜囊较卵黄囊小,随后超过卵黄囊,但羊膜囊壁极薄,超声不容易观察。随孕周增加,羊膜囊增大,渐渐与绒毛膜靠近并融合,胚外体腔消失,这一过程一直延续至孕14周左右。

(4)胚胎与胎儿:最早胚芽在声像图上表现为卵黄囊一侧的增厚部分,经阴道超声扫查时,胚芽径线在2mm以上即可见原始心管搏动,此时对应孕周为5~6周。孕6周后,头臀长以每天1mm左右速度增长,孕8周时,伴随肢体、手和足的早期发育,此时胚胎已初具人形,孕9周,由于肠袢迅速生长,腹腔容积相对较小,可出现生理性中肠疝,2~3周后该现象多数消失。妊娠早期估计孕周较为简便、实用的方法:顶臀长(cm)+6.5=孕周。

孕11~13^{+6}周胎儿解剖结构的超声评估如下。

1)头部及颜面部:孕11周后可见颅骨骨化,此期大脑实质较少,小脑幕上大部分为侧脑室占据,侧脑室内后2/3的区域被高回声的脉络丛充填。可尝试显示双眼的晶状体、眼间距及面部轮廓(鼻、鼻骨、下颌骨、上唇完整性等)。鼻骨的显示切面与胎儿颈后皮肤透明层(nuchal translucency,NT)相同(后述),此切面上可观察到一条强回声线:位于上方第一条线为皮肤高回声线,下方较粗且回声较皮肤线明显增强者为鼻骨回声线,与皮肤相连但回声略高为鼻尖线。

2)颈部:指颈部与表面皮肤间的正常的充满液体的间隙。测量方法:胎儿自然伸展姿势,取胎儿头颈部及上半胸的正中矢状切面,尽可能将图像放大,在皮肤与颈椎上的软组织之间测量透明区域的最大厚度。

3)脊柱:在脊柱纵切面和冠状面显示椎骨的排列和完整性,并尝试观察覆盖皮肤回声连续性。

4)胸部与心脏:肺位于胸腔内,回声均匀,胸腔内无积液或囊实性包块,膈肌完整无缺损。心脏位置(左位)、大小正常,可尝试显示评估胎儿心脏结构。

5)腹壁与腹腔脏器:孕12周后应注意观察脐带的腹壁入口及腹壁完整性,若此期生理性中肠疝未消失,需与脐膨出和腹裂畸形相鉴别。胃泡位于腹腔左侧,肾在脊柱两侧,回声稍高似蚕豆。孕12周,胎儿下腹部可显示无回声膀胱。

6)肢体:可显示上、下肢骨性部分的长度、数目、回声强度及手、足的位置和形态。

2.妊娠中晚期

(1)头颅:胎儿头颅超声检查是产前筛查的重要内容。随孕周增加,胎儿颅骨逐渐钙化,横切面时显示为一椭圆形或近圆形强回声环,两边对称,厚度均匀,回声连续完整。超声对颅内结构的显示主要通过以下四个切面观察和显示。

1)丘脑水平横切面:此平面清晰显示脑中线、透明隔腔、两侧对称的丘脑、丘脑间裂隙样第三脑室及侧脑室前角、后角。透明隔腔位于脑中线前1/3处,呈小长方形的无回声。第三脑室宽度不超过2mm。侧脑室内有强回声脉络丛,侧脑室后角宽度可在此平面测量,其宽度不应超过10mm。此平面也是测量双顶径、头围的平面。

2)侧脑室水平横切面:由丘脑水平切面平行上移获得,此平面可观察到侧脑室前角内侧壁几乎与大脑镰平行,后角向两侧分开离脑中线较远。妊娠中期大脑实质部分较薄,呈低回声,随孕周增加,大脑组织回声较前增多,脑组织和侧脑室界限明确。

3)小脑水平横切面:此平面位于丘脑水平切面下方,以透明隔腔为中心,声束向颅后窝方向倾斜即可获得。前部显示侧脑室前角、透明隔腔,后部通过小脑。小脑半球左、右各一,两者间以蚓部相连。孕12~13周小脑半球即可显示,随着小脑发育,回声逐渐增强,到中孕晚期可出现特征性的条纹状声像。孕19周以后可观察到小脑蚓部,表现为稍高回声,第四脑室位于其前方,后方为颅后窝池,正常时不超过10mm。

4)正中矢状切面:从头顶部扫查可显示胎头正中矢状切面,此切面是观察胼胝体结构的重要切面,三维超声成像有助于更清晰直观的获取。胼胝体在透明隔腔上方呈"C"形低回声结构,周边呈线状稍高回声包绕,从前下往后上方可分为嘴部、膝部、体部和压部。此外,第三脑室、第四脑室、小脑蚓部、颅后窝池也可在此切面显示出来。

(2)脊柱:孕12周后超声可显示胎儿脊柱,孕20周后则可清晰分辨。扫查胎儿脊柱时,一般先找到胎头,然后自颈椎开始,沿脊柱走行至尾椎做全面检查。

1)脊柱矢状切面:超声声束经过一侧椎弓和椎体,呈两行整齐排列的串珠样平行高回声带,从枕骨延续至骶尾部并略向后翘,最后融合在一起。在腰段膨大,两强回声带增宽,两强回声带之间为椎管,其内含脊髓和马尾神经等。

2)脊柱横切面:此切面上脊柱表现为三个分离的圆形或短棒状强回声,呈"品"字排列,形成一闭合的等腰三角形。位于背部两侧高回声骨化中心为椎弓板,呈"八"字形排列,前方较大者为椎体骨化中心。

3)脊柱冠状切面:近腹侧的冠状切面上显示为排列整齐的三条平行高回声带,中间一条反射回声来自椎体,两侧来自椎体骨化中心。近背侧的冠状切面上,脊柱仅表现为由椎弓骨化中心组成的两条平行强回声带,椎体骨化中心不再显示。

(3)颜面部:主要通过矢状切面、冠状切面及横切面检查,可显示胎儿眼、鼻、上下唇、下颌等结构。实时三维彩超可显示胎儿在宫内的表情、吸吮等动作。

1)鼻唇冠状切面显示鼻的外形,双侧鼻孔、鼻翼、上下唇及颏部,可判断有无唇裂等。

2)颜面部正中矢状切面显示胎儿侧面轮廓,观察前额、鼻梁及鼻、上下唇及下颌等。

3)眼眶横切面同一平面上显示双侧晶体及眼球声像,观察双眼是否对称,测量眼眶距离和眼球宽度。

(4)肢体骨骼:通常采用连续序列追踪法,即首先显示某一肢体长骨(肱骨或股骨)的长轴,然后由近端开始连续扫查至肢体末端,判断长骨的长度、数目、结构,并且观察肢体姿势、位置关系、活动及软组织厚度等。

若发现胎儿手或足的姿势异常,应注意其周围有无子宫壁、胎盘或胎体的压迫,至少观察手、足运动 2 次,如若异常姿势不随胎儿肢体运动变化,且多次扫查均出现相同的征象,方可做出胎儿手、足异常的诊断。

(5)肺:四腔心切面上,心脏两侧为胎肺,右肺面积大于左肺,呈中等均匀回声的实性结构,回声稍高于肝,随妊娠进展,肺回声逐渐增强。胸腔矢状切面可显示膈肌,为光滑连续的低回声带,呈弧形凸向胸腔侧,膈疝时膈肌回声中断。因形态不规则,肺大小估计较困难,近年来有利用三维超声技术测量肺体积的报道。

(6)胎儿心脏及大血管:胎儿心脏结构在孕 15 周后逐渐清晰,最佳筛查孕周在 20～26 周,此期胎心发育完善,有羊水衬托且肢体骨骼钙化程度低,容易显示心脏各切面。

1)腹部横切面确定心房、大血管和腹腔脏器的位置关系。

2)四腔心切面:是心脏筛查最重要切面。标准的四腔心切面应显示心脏的十字交叉结构,左、右心房和心室大小比例大致接近,右心房室可稍大。此切面上,房间隔中央见开放的卵圆孔,左心房侧见卵圆孔瓣,随过隔血流摆动,卵圆孔瓣是判断左、右心房的解剖标志。右心室心尖部见调节束是判断右心室的标志。三尖瓣隔瓣附着点略低于二尖瓣前瓣。另外,此切面可测量心轴,即脊柱正中至胸骨正中连线与房间隔连线之间的角度,正常偏左 45°±20°。测量心胸面积比值,正常值 0.25～0.33。

3)三血管切面或三血管-气管切面:在四腔心切面基础上将探头向胎儿头侧平移即可获得。该切面上,从左至右依次为肺动脉和动脉导管的延续、主动脉弓横切面、气管及上腔静脉的横切面,三者内径大小关系为:肺动脉>主动脉>上腔静脉,彩色多普勒显示肺动脉和主动脉血流方向一致。该切面对大血管病变的检出有重要意义。

4)左心室流出道切面:显示标准四腔心,探头向胎儿头部前侧倾斜即可获得。在此切面上,左心室与主动脉相连接,主动脉的前壁与室间隔相连续,主动脉后壁与二尖瓣前瓣存在纤维连接。

5)右心室流出道切面:以四腔心切面为基准,探头稍移向胎儿头部并向左旋转 45°～50°,即可获得右心室流出道、肺动脉瓣及肺动脉长轴切面。在此切面上自右向左观察,依次为右心房、三尖瓣、右心室、右室流出道、主肺动脉、左右肺动脉及动脉导管。

(7)消化系统

1)肝、胆囊:肝位于胎儿右上腹,回声分布均匀,其内可见脐静脉的肝段与静脉导管相连。肝门附近可见胆囊呈椭圆形无回声,边界清楚,有时呈长管状,也可不显示。

2)胃、肠:胃泡为胎儿腹腔左上部一椭圆形无回声,其大小、形状受吞咽的羊水量而变化,一般情况下直径<5cm。肠管呈中等强度不均质回声,小肠内容物呈小条形暗区,大肠内容物为类圆形的暗区。正常情况下,妊娠晚期小肠内径<7mm,结肠内径不大于 2cm,节段长度不超过 15mm。

（8）泌尿生殖系统

1）双肾、肾上腺：肾紧靠脊柱腰椎两旁，右侧稍低于左侧。纵切面上肾呈蚕豆状，横切为近圆形。肾盂、肾盏及肾包膜呈强回声，肾椎体、髓质呈低回声。妊娠晚期肾盂可有少许积液，但前后径应<10mm。肾上腺位于肾上极内前方，纵切面呈类三角形，中央髓质呈稍高回声，周边皮质呈低回声。

2）膀胱：位于胎儿盆腔，呈圆形或椭圆形无回声区，正常直径<5cm。当膀胱过大时需动态观察以排除泌尿系统疾病。

3）外生殖器：男性胎儿可显示阴囊、睾丸、阴茎，女性胎儿可显示大、小阴唇。但需注意超声对胎儿性别的鉴定需有医学指征。

（9）胎儿附属物

1）胎盘：孕8周时，胎盘开始产生，超声上即有表现，在羊膜腔边缘出现局部增强的强回声点。孕12周胎盘完全形成，其形态清晰可辨，呈月牙形，贴于子宫壁。随妊娠进展胎盘厚度增加，妊娠晚期厚2~4cm。

胎盘切面可分为三个部分：①胎盘子面：绒毛膜板，呈一明亮的强回声带；②胎盘母体面：基膜，位于胎盘实质与子宫肌层间；③胎盘实质：早、中期回声较均质，晚期呈分叶状回声，可见一些网状的云雾样无回声区，此为血池。

临床上评估胎盘成熟度主要根据 Grannum 超声分级。目前有利用三维超声新技术定量分析胎盘血管化（如血管指数、血流指数等）评估胎盘功能的研究。

2）羊水：羊水超声表现为羊膜腔内胎体周围的液性暗区，早、中期的羊水为无回声，妊娠晚期可出现悬浮的颗粒，为胎脂、毳毛、胎粪等的反射。

羊水的超声测量方法：①最大羊水深度：寻找羊膜腔内最大暗区，内不能有肢体和脐带，测量此暗区的垂直深度，正常范围2~8cm；②羊水指数：以母体脐部为中心，划分出左上、左下、右上、右下四个象限，分别测量其最大羊水深度，之和为羊水指数，正常范围5~25cm。

3）脐带：纵切面呈螺旋状扭曲，横切面可见呈"品"字行排列的两条脐动脉与一根脐静脉。需注意各段脐带的形态，有无过度扭曲或打结，脐带的粗细等。正常情况下脐动脉搏动指数（PI）、RI、收缩末期流速/舒张末期流速（S/D）随孕周增大而降低，通常妊娠晚期 S/D 值应<3.0。

第二节　胎儿生长发育的监测

一、胎儿生长发育的超声评估

评估胎儿生长发育是否正常，首先要正确确定孕周。可以根据末次月经、出现早孕反应及胎动的时间判断孕周，对于记不清末次月经时间、月经周期不规律或者哺乳期妊娠，根据妊娠早期超声测量胎儿头臀长是确定孕周的比较准确的方法。超声评估胎儿生长发育的指标主要有头臀长、双顶径、头围、腹围及股骨长度等。正常胎儿体重的生长模式为非线性,在妊娠早期及妊娠晚期,呈指数生长模式。从受精到妊娠早期中期,主要是胎儿器官形成、细胞快速分裂阶段,妊娠早期每周胎儿体重增加百分比最大;妊娠中晚期主要是器官组织细胞的成熟肥大,妊娠晚期胎儿每周体重增加的绝对值最大。

1.正常胎儿的生长发育的影响因素　胎儿遗传性生长潜能、胎盘功能、孕妇供给胎盘氧和营养物质的能力。

2.胎儿生长径线的超声测量

(1)头臀长(crown-rump length,CRL):胚芽径线在 2mm 时常能观察到原始心血管搏动,与卵黄囊贴在一起。妊娠 7 周时,胚芽与卵黄囊分开,多能分出头尾,8 周时发出肢芽,随着妊娠的进展,胚胎发育,初具人形。妊娠 8~11 周,胎儿腹壁脐带附着处见少量肠管回声,为生理性中肠疝。根据妊娠早期胚胎头臀长大小确定孕周比较准确。

(2)双顶径(biparietal diameter,BPD)及头围(head circumference,HC):横切胎头,在丘脑平面或侧脑室平面测量双顶径及头围。丘脑平面:胎头呈椭圆形,大脑镰居中,前方显示透明隔腔及两侧的侧脑室前角,丘脑位于中央,后方显示侧脑室后角。可根据采用的不同参考值,从头颅骨板一侧外缘测量至对侧外缘,或一侧骨板外缘至对侧骨板内缘测量双顶径及头围。

(3)腹围(abdominal circumference,AC):是妊娠晚期评估胎儿生长发育、估计胎儿体重的重要指标。随着妊娠的进展,胎儿肝迅速增大,皮下脂肪堆积,腹围增长的速度逐渐超过头围的增长。腹围平面:横切胎体,腹围呈圆形或椭圆形,左侧显示胃泡,背侧显示脊柱横切面,前方 1/3 见脐静脉(门静脉窦水平),在此切面上沿着皮肤外缘测量腹围。

(4)股骨长度(femur length,FL):妊娠 10 周起就可以测量股骨长度,纵切股骨测量,尽可能水平显示整条股骨干,从一侧骨干外缘到另一侧骨干外缘,不包括两端的骨骺。

二、胎儿宫内安危的评估

在急性缺氧时,胎儿首先表现为心血管系统及代谢的反应,包括心率增快、血压升高、心流的重新分配,血液优先供应心、脑、肾上腺等重要脏器。持续慢性缺氧,胎儿会出现心肌功能受影响及胎儿酸中毒。

1.脐动脉(umbilical artery,UA)　评价从胎盘流向胎儿的血流状态,了解胎儿有无宫内缺氧的重要指标。孕 14 周起,整个心动周期脐动脉均有连续正向血流。随着妊娠的进展,舒张期血流逐渐增加。搏动指数(pulsatility index,PI)及收缩末期流速/舒张末期流速(systolic/diastolic,S/D)是常用多普勒指标。当胎盘阻力增加时,脐动脉舒张期血流速度降低,PI 升高;随着胎盘阻力进一步增加,脐动脉多普勒波形的改变更加明显。脐动脉多普勒指标帮助鉴别胎儿生长发育小于孕周是否是由于缺氧引起,降低围生儿病死率及过多的干预。在不同段的脐带测量多普勒指标不同,近胎儿端阻力最高,胎盘脐带入口处阻力最低。一般选择在游离段脐带测量脐动脉指标。

2.大脑中动脉(middle cerebral artery,MCA)　横切胎儿头部,在颅底动脉环处近端1/3 处测量大脑中动脉。大脑中动脉峰值流速是了解胎儿有无贫血的指标,PI 反映大脑中动脉的阻力。

3.静脉导管(ductus venosus,DV) 是连接腹腔内脐静脉与下腔静脉之间的一段管径比较细的喇叭口状血管,功能在于分流并加速大约25%从脐静脉来的含氧量高的血液,通过下腔静脉、右心房、卵圆孔到左心房,进入左心循环,供应胎儿心脏及头部。其余的血液通过肝门脉系统进入右心循环。在胎儿正中矢状切面或斜的腹部横切面上可以获得静脉导管的多普勒波形,呈双相形,第一个峰代表心室收缩(ventricular systole,S),第二个峰代表心室舒张(ventricular diastole,D),接下来的切迹代表心房收缩(atrial contraction,A)。对心脏功能的变化比较敏感。

三、胎儿生长受限

1.临床表现与病理学概要 小于胎龄儿(small for gestational age,SGA)是指出体重低于同胎龄体重的第10百分位数或两个标准差的新生儿,25%~60%是由于种族、产次或父母身材等因素造成的"健康小样儿",这部分胎儿除了身高体重较小外,各个器官系统发育均正常。胎儿生长受限(fetal growth restriction,FGR)是指无法达到其遗传生长潜能的小于胎龄儿,发生率为2.75%~15.53%。FGR常由于宫内缺氧造成,可导致死胎、早产、坏死性小肠结肠炎、脑瘫、新生儿窒息死亡等,围生儿发病率及病死率为正常胎儿4~6倍。FGR也与一些成人疾病有关,是现代产科最复杂最常见的问题之一,缺乏有效的预防及治疗手段,超声检查是产前评估胎儿生长发育及宫内安危的主要手段。胎儿、胎盘,以及妊娠合并疾病和并发症都可能会造成FGR。FGR分为匀称型及不匀称型,匀称型FGR常为早发型,可能由于染色体异常、遗传综合征、病毒感染等引起;不匀称型FGR多为晚发型,常由于子宫胎盘缺血缺氧等造成。在营养缺乏时,由于胎儿自主调节功能,氧和营养物质优先供应脑部,内脏血供较少,造成不匀称型FGR。胎儿对缺氧的适应性反应表现为外周血管收缩,阻力增加,躯体、内脏血流量减少,心、脑等重要脏器血管扩张,阻力下降,血流量增加,保证氧气和营养物质的供应。缺氧时胎儿心血管系统表现为心率改变,血压增加,心排血量重新分配。轻度缺氧时大脑中动脉扩张,阻力下降;随着缺氧的程度加重,时间延长,大脑中动脉对缺氧的反应进入失代偿期,阻力增高。

2.超声声像图特点

(1)胎儿生长径线的测量:包括双顶径、头围、腹围、股骨及肱骨长度等,估计胎儿体重小于同孕周胎儿体重的第10百分位数或-2SD。超声观察了解有无合并胎儿结构畸形及胎盘羊水情况。在胎儿生长径线指标中,用腹围生长速度预测FGR预后的临床价值最大。

(2)彩色多普勒超声

1)脐动脉:多普勒指标反映胎盘功能。胎盘血管分支结构的异常造成脐动脉的多普勒波形异常。约30%的胎盘血管受损导致脐动脉PI增高;约50%胎盘血管受损时脐动脉舒张末期血流缺失;约70%胎盘血管受损时,脐动脉舒张末期血流出现倒置;脐动脉舒张末期血流降低与胎儿发生低氧血症、代谢性酸中毒的风险成正比。

2)脐静脉:搏动与异常的静脉压力增高有关。

3)大脑中动脉:在宫内缺氧时,由于胎儿化学感受器及压力感受器的作用,血流重新分配,脑部血管扩张,供应脑部的氧和营养物质增加,表现为大脑中动脉 PI 降低。大脑中动脉预测胎儿宫内缺氧的临床价值有待于进一步探讨。

4)大脑中动脉/脐动脉比值:在胎儿宫内缺氧时,大脑中动脉扩张,PI 降低;胎盘阻力增高时,脐动脉 PI 升高。当大脑中动脉/脐动脉比值降低时,提示胎儿有宫内窘迫的可能。

5)静脉导管:胎儿宫内缺氧时,静脉导管扩张,心室舒张速度降低。随着缺氧程度的进一步加重,出现心房收缩波缺失或倒置,表明右心室后负荷增加,右心室舒张末期压力增加。

当胎盘功能减退早期,胎儿出现适应性改变,血液优先供应心、脑、肾上腺等重要脏器,内脏及外周血供减少。首先表现为脐动脉阻力增高、舒张末期血流缺失或倒置;由于"脑保护效应"出现大脑中动脉阻力降低。随之出现代谢性酸中毒,大脑中动脉多普勒指标正常,出现静脉导管心房收缩波缺失或倒置表现胎儿心脏功能受损。当静脉导管或脐静脉异常时,胎死宫内的风险增加。但临床上,出现胎儿宫内缺氧时,缺乏固定的多普勒指标改变的模式。没有适合整个妊娠期产前监护胎儿宫内安危的灵敏指标,需要结合孕周、胎儿监护指标、估计胎儿体重、孕妇有无妊娠合并症及并发症等综合评估,决定终止妊娠的时间。

3.诊断要点

(1)首先要正确确定孕周,对于月经周期不规律或末次月经记不清的孕妇,根据妊娠早期胚胎超声测量指标确定孕周。

(2)了解孕妇孕产史及相关病史及其他检查结果,有无妊娠合并症及并发症等。

(3)胎儿生长径线的测量平面要标准。详细的超声检查了解胎儿有无结构畸形,超声心动图了解心脏有无畸形。

(4)彩色多普勒超声测量脐动脉,必要时测量大脑中动脉、静脉导管等多普勒指标。

4.超声检查的临床价值　超声是产前筛查及诊断的主要手段,贯穿整个妊娠期,是评估胎儿生长发育与孕周是否符合、生长发育的速度及有无明显的结构畸形的主要检查手段。彩色多普勒超声评估胎盘功能,了解胎儿有无宫内缺氧的风险,有着其他辅助检查所无法取代的优势。

5.检查热点、难点与发展趋势

(1)由于 FGR 的病因比较复杂,围生儿发病率及病死率较高,寻找灵敏的产前诊断及监护指标是当前产前研究的热点和难点。

(2)如何鉴别小于胎龄儿与 FGR。

第三节　异常妊娠

一、自然流产

1.临床表现与病理学概要　妊娠不满 28 周,胎儿体重不足 1000g 而终止妊娠者称为流产。发生于孕 12 周前为早期流产,孕 12 周后为晚期流产。胚胎着床后 31% 发生自然流产,是人类自然选择的一种方式,病因包括胚胎因素、母体因素、父亲因素和环境因素。按照自然流产发展的不同阶段,分为先兆流产、难免流产、不全流产、完全流产四个阶段,此外,还有一种特殊情况,即胚胎或胎儿已死亡滞留宫腔内未及时自然排出的稽留流产(又称过期流产)。

(1)先兆流产:孕 28 周前出现少量阴道出血或阵发下腹痛,临床检查宫口未开,胎膜未破,子宫大小与停经时间相符。

(2)难免流产:流产已不可避免,阴道流血增多,腹痛加剧,或出现胎膜破裂。宫颈口已扩张,妊娠囊下移。

(3)稽留流产:早孕反应消失,有先兆流产症状或无任何症状,子宫较停经周期小,宫口未开,胎心未闻及。

(4)不全流产:难免流产继续发展,部分妊娠物排出宫腔,但仍残留部分组织物及血块,影响子宫收缩,导致大量出血甚至休克。

(5)完全流产:妊娠物全部排出,阴道出血减少,宫口关闭。

2.超声声像图特点

(1)先兆流产:妊娠囊大小与孕周相符,其形态正常或欠规则,胎芽或胎儿及胎心正常。妊娠早期先兆流产时,超声可显示妊娠囊与子宫壁间局限性液性暗区,其形态可为新月形、三角或环形。若出血区进行性增大,妊娠囊变形或位置下移,则可转变为难免流产。此外,胎心缓慢、卵黄囊过大或过小、绒毛膜血流指数异常均可为先兆流产的超声表现。

(2)难免流产:妊娠囊发育迟缓,变形,位置低下,胚胎或胎儿常已停止发育,宫腔内可有大量积血声像(图 9-1)。若妊娠囊下移至宫颈管内,需与宫颈妊娠鉴别。

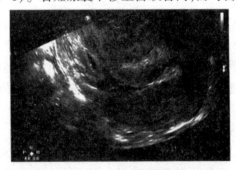

图 9-1 难免流产

(3)稽留流产:子宫不再长大甚至逐渐缩小,胎盘组织机化,形态失常,宫腔内无胚胎或胎儿显示;有的宫腔内妊娠囊圆而饱满,但其内无正常胚芽,或仅见枯萎胎芽且无胎心搏动。部分胎盘可发生水肿变性,呈多个大小不等的蜂窝状液性暗区,此种情况需与葡萄胎相鉴别。

(4)不全流产:子宫较停经孕周小,宫腔内见不均质、不规则团块状或斑片状强回声,部分探及较丰富血流信号及低阻动脉血流频谱。

(5)完全流产:子宫大小恢复正常,内膜呈线状,可有少许积液声像。

3.诊断要点 超声对自然流产的诊断要重点:关注妊娠囊的大小、形态、胎心的情况、宫腔是否有积液、卵黄囊的大小及回声等,同时需密切结合临床症状及血 β 人绒毛膜促性腺激素(β–hCG) 水平。

4.超声检查的临床价值 先兆流产时,超声可明确提示妊娠囊的形态、大小、位置、囊内胚胎存活及发育情况。同时为保胎治疗成功与否提供有价值的依据。难免流产时,超声可提示临床在结合症状和体征的基础上采取积极的治疗方法终止妊娠,达到快速止血的目的。稽留流产和不全流产时,超声能清晰显示宫内回声情况,有无部分胚胎及绒毛组织残留宫腔,为临床清宫术提供更为准确的信息。完全流产时,超声检查可指导临床避免不必要的清宫术。

二、异位妊娠

受精卵种植于子宫腔以外部位的妊娠称为异位妊娠,又称宫外孕。异位妊娠可发生在输卵管、子宫角、剖宫产切口瘢痕处、子宫颈、卵巢、腹腔等部位,是临床常见急腹症,发病率约 2%。超声检查是异位妊娠主要诊断方法。

(一)输卵管妊娠

1.临床表现与病理学概要 异位妊娠最常发生在输卵管,占95%左右,其中壶腹部最常见,约占78%。近年来随着辅助生育技术的广泛开展和促排卵受孕者日益增多,临床上偶可见输卵管多胎妊娠或宫内、宫外同时妊娠的情况。

输卵管妊娠主要临床表现有三大症状,即停经、阴道流血及腹痛。有以下四种临床结局:输卵管妊娠流产、输卵管妊娠破裂、陈旧性宫外孕及继发性腹腔妊娠。

2.超声声像图特点

(1)未破裂型:一侧卵巢旁或子宫周围见类妊娠囊团块,边界清晰,内见小液性暗区,又称 Donut 征,周边回声增强。妊娠囊较大时,其内可探及胎芽及原始心管搏动,在类妊娠囊包块周边可检测到类滋养层血流频谱。此期盆腹腔多无积液。

(2)流产型:子宫周围或卵巢旁探及混杂回声团块,其内以不均质低回声和无回声区多见,有时也可见 Donut 征,边界较清晰,周围包绕不等量液性暗区(图9-2)。

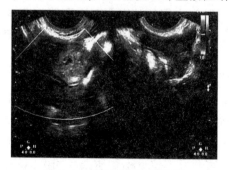

图9-2 输卵管妊娠流产型

(3)破裂型:超声可见较大的混杂性肿块,边界不清,内部可见低或高及小无回声区掺杂,肿块可因妊娠时间及出血量多少而大小不一。盆腹腔内一般可见大片液性暗区,将患侧卵巢及包块包裹其内。

(4)陈旧型:由于肿块内反复出血,血凝块逐渐机化,并与周围组织粘连,肿块一般呈中等或强回声改变,内部回声杂乱,并与卵巢和宫体常常分界不清。可有少量盆腔积液。

3.鉴别诊断

(1)黄体囊肿破裂:两者在妇科急腹症中发病率均较高。黄体破裂无停经史、无早孕反应及阴道流血,多发生于月经后半期且多在性交后。超声检查子宫大小正常,于附件区探查到的混合回声包块位于卵巢内,或与卵巢组织缺乏清晰分界,可有盆腔积液。妊娠试验为阴性。

(2)卵巢囊肿破裂或扭转:多有卵巢囊肿病史,在撞击、性交或妇科检查等诱因下而突发下腹部剧烈疼痛。超声显示子宫大小形态正常,内膜不厚,一侧附件区可见一囊性包块,破裂者也可不显示包块,盆腔可有少量积液。妊娠试验为阴性。

(3)盆腔炎性包块:多有急慢性盆腔炎病史,而无停经史及早孕反应,有发热、持续性下腹痛及血象升高。超声检查子宫体积可增大,内膜无增厚,附件包块边界模糊不清且与子宫粘连,可有渗出物流入子宫直肠陷窝。妊娠试验为阴性。

(二)剖宫产瘢痕妊娠

1.临床表现与病理学概要　剖宫产瘢痕妊娠(cesarean scar pregnancy,CSP)是指妊娠囊种植于子宫下段剖宫产瘢痕部分的异位妊娠,为剖宫产的远期并发症之一。近年来国内剖宫产率居高不下,此病的发生率呈逐年上升趋势。

CSP 的生长方式可大致分为两型:一种是内生型,即妊娠组织附着于瘢痕处,但主要向宫腔或子宫峡部生长,植入子宫肌层的深度相对较浅,该类型可发育成活胎至妊娠晚期,但发生凶险性前置胎盘、大出血、子宫破裂的风险明显增加;另一种为外生型,即滋养层细胞向子宫下段肌层深部侵入性生长,甚至穿透肌层侵蚀膀胱、腹腔,该类型在妊娠早期即可出现子宫破裂。

2.超声声像图特点　超声是目前诊断 CSP 的首选方法。超声诊断 CSP 的标准:①宫腔内未见妊娠囊;②宫颈管内未见妊娠囊;③妊娠囊位于子宫前壁既往剖宫产瘢痕处,有或无心管搏动;④妊娠囊与膀胱之间的子宫前壁下段肌层薄弱或连续性中断;⑤彩色多普勒显示妊娠囊周边探及环状滋养层血流信号及高速低阻血流频谱;⑥双侧附件区未见包块,腹腔未见游离液体(CSP 破裂除外)。

根据 CSP 的声像图特征,可大致将其超声表现分为以下三种类型。

(1)妊娠囊型:子宫瘢痕部位处可见典型的妊娠囊回声,部分囊内可见胎芽和(或)卵黄囊,妊娠囊向膀胱方向突出,与膀胱壁之间子宫肌层变薄,子宫肌层可不连续。彩色多普勒显示妊娠囊周边可见丰富低阻血流,滋养血管来自切口肌层。

(2)不均质包块型:子宫瘢痕部位见不均质杂乱回声团块,内见无回声、低回声或中等回声区,子宫下段常见局部隆起,肌层菲薄或消失,团块周边可见丰富低阻血流。

(3)部分位于宫腔型:妊娠早期妊娠囊快速发育,可向宫腔延伸,首次检查时妊娠囊位于瘢痕处,随访中发现妊娠囊达宫腔内甚至宫底部,但一部分滋养组织仍位于瘢痕处,这一类型 CSP 偶可妊娠至足月,但易发展为胎盘植入而行子宫切除术。超声表现为一部分妊娠囊位于子宫瘢痕处,另一部分或大部分位于宫腔,此时妊娠囊常发生变形,伸入瘢痕处的妊娠囊成锐角,或妊娠囊明显被拉长。这部分 CSP 易漏诊、误诊,需引起足够重视。

3.鉴别诊断

(1)难免流产:妊娠囊常变形呈锯齿状,移位于宫腔下段或宫颈管内,局部前壁肌层回声、厚度、连续性正常,妊娠囊周边常无血流信号显示,血 β-hCG 水平下降明显。

(2)宫颈妊娠:详见后述。

(3)妊娠滋养细胞疾病:需与不均质包块型 CSP 鉴别,两者二维声像图表现相似,妊娠滋养细胞的彩色多普勒表现为病灶内异常丰富的低阻血流频谱,而 CSP 包块内部常无血流信号,多表现为包块周边的低阻血流。再者,妊娠滋养细胞疾病的血 β-hCG 水平常异常升高,同时容易发生肺、脑等其他部位的远处转移。

(三)其他部位异位妊娠

1.宫角妊娠与输卵管间质部妊娠　宫角妊娠时受精卵种植在子宫与输卵管交界的子宫角部,临床较少见,属于宫内妊娠还是特殊部位异位妊娠尚未完全统一。宫角妊娠随妊娠进展既可向宫腔内生长,也可在宫角处向外扩张,因此对于妊娠囊位置偏心的早孕患者首诊时不宜过早下定位诊断,应密切随访,动态观察妊娠囊位置。

输卵管间质部妊娠临床也少见,但产妇病死率高达 2%~2.5%。输卵管间质部平均直径为 0.7mm,是输卵管相对较厚的一段。与其他部位异位妊娠相比,在破裂前有着很大的扩张潜力,但一旦破裂即可导致致命性的大出血。

由于子宫角与输卵管间质部在解剖学上靠近,紧密相连,因此超声鉴别宫角妊娠和输卵管间质部妊娠有一定困难,术前诊断准确性较低。几个重要鉴别点:①宫角妊娠时蜕膜化的子宫内膜在向一侧宫角延伸时,可将妊娠囊或不均质包块包裹,而间质部妊娠子宫内膜逐渐消失形成盲端;②宫角妊娠时妊娠囊或不均质包块周围尤其是外上方有较厚的肌层被覆,而间质部妊娠时肌层较薄(<5mm);③间质部妊娠病灶的子宫侧较宫角妊娠可探及更为明显而丰富的血流信号。

2.宫颈妊娠　宫颈妊娠时指胚胎植入子宫颈管黏膜并着床和发育,发病率有上升趋势。该病在临床处理上有一定难度,如处置不当,可导致严重的阴道大出血,甚至切除子宫及休克死亡。

宫颈妊娠的声像图表现为子宫正常大小或稍大,宫腔内无妊娠囊,宫颈管膨大,内见妊娠囊或不均质杂乱回声团块,妊娠囊内可探及胎芽及心管搏动。宫颈内口紧闭,绒毛深入宫颈管肌壁,使局部回声呈蜂窝状,彩色多普勒显示较丰富血流信号。借此可与宫腔内妊娠难免流产妊娠囊脱落至宫颈管内相鉴别。

3.卵巢妊娠　卵巢妊娠是指受精卵在卵巢组织内着床和发育,发病率低,占异位妊娠的 0.5%~3.4%,随着宫内节育器的普及和辅助生育技术的广泛开展,该病有逐年增多的趋势。

卵巢妊娠的超声声像图特征分为两种类型:①妊娠囊型:表现为卵巢组织内出现妊娠囊结构,妊娠囊壁较厚,呈高回声,囊内可见卵黄囊、胎芽及胎心搏动。周围血流为低阻型动脉频谱;②不均质包块型:表现为卵巢组织内高回声为主的混合回声团,多位于卵巢一侧,可局限性外突。当流产或破裂时包块回声杂乱,与卵巢组织分界欠清。

临床上有些卵巢肿瘤可伴不规则阴道出血,如颗粒细胞瘤、卵泡膜细胞瘤等。有些肿瘤短期内生长迅速,可有腹腔积液大量渗出,有时易与卵巢妊娠混淆。结合月经史、血 β-hCG 及腹腔液体穿刺可加以鉴别。

(四)诊断要点

1.询问患者的停经史、症状、体征及 β-hCG 结果等临床资料,结合超声图像特征对诊断异位妊娠是十分重要的。

2.患者有停经、腹痛、阴道流血三大症状中的一项以上,且 β-hCG 测定呈阳性,而超声扫查宫内、外均无明显妊娠时,必须扩大扫查范围及定期复查超声。

3.尽可能采用经阴道扫查。在卵巢周围注意寻找有无较小的异位妊娠病变,同时观察子宫直肠陷窝及髂窝处有无游离液性回声。

(五)超声检查的临床价值

超声检查作为异位妊娠诊断的首选方法,有着无创性、准确性高、可重复等不可比拟的优势。

三、宫颈功能不全

1.临床表现与病理学概要　宫颈功能不全是指妊娠期宫颈过早松弛、扩张,呈漏斗样变,羊膜囊突入宫颈管内,继而胎膜破裂,娩出不成熟胎儿,又称宫颈内口闭锁不全或宫颈口松弛症,是造成习惯性流产及早产的一个主要原因。

宫颈功能不全患者的宫颈含胶原纤维、弹性纤维及平滑肌均较少,或由于宫颈内口纤维组织发生断裂,使宫颈呈病理性扩张和松弛。可能原因包括先天性和获得性。前者如先天性宫颈解剖结构及组织结构的异常,后者包括机械性损伤、创伤(如分娩、刮宫术、宫颈锥切术等)、生化因素(如炎症、血栓等)及遗传因素的影响。

2.超声声像图特点　当怀疑宫颈功能不全时,可采用经阴道或经会阴超声检查。正常宫颈长度在 3cm 以上,宫颈内口无扩张,宫颈管呈线状闭合。宫颈功能不全时,表现在:①宫颈管缩短:多数认为宫颈长度<2.5cm 与早产相关,且宫颈缩短出现时间越早,早产的风险越高;②宫颈漏斗:宫颈漏斗常见的形态有"Y"形、"V"形及"U"形,其形成与宫颈长度相关,随宫颈长度缩短,宫颈漏斗出现概率增加,当宫颈长度<15mm 时,漏斗形成率约98%。目前认为,宫颈管长度测量比有无宫颈漏斗形成能提供更多预测早产的信息。

3.诊断要点　宫颈长度因人而异,阴道超声下提示的宫颈缩短仅对宫颈功能不全起到提示作用。宫颈缩短不等同于宫颈功能不全,需结合病史进行动态观察以鉴别。

4.超声检查的临床价值　宫颈功能不全易致习惯性流产及早产。超声通过观察宫颈内口、宫颈管的形态,测量宫颈管的长度,对宫颈功能不全的早期诊断有重要意义,可提示临床早期预防及观察随访。

四、死胎

1.临床表现与病理学概要　死胎是指胎儿在娩出前死亡,表现为娩出后无任何生命迹象,即无呼吸、心搏、脐血管搏动或自主肌运动。不同国家和地区有关死胎孕周和体重的定义不同,国内习惯将在临产前胎儿死亡统称为死胎,临产后胎儿死亡称为死产。导致死胎的原因:①胎儿因素,包括先天畸形、感染、同种免疫性溶血等;②胎盘因素,包括胎盘早剥、胎盘功能不全、胎母输血等;③脐带因素,如脐带绕颈、扭转、打结、脱垂、脐血管栓塞等;④母体因素,包括妊娠合并症、意外伤害等;⑤其他一些不明原因的原因。

2.超声声像图特点

(1)宫内胎儿无胎心搏动及胎动,各生长指标测值小于正常孕周。

(2)胎儿颅骨变形、颅脑坍塌、头皮分离,颅内结构显示不清,若死亡时间过久,可出现胎头及全身皮肤呈双层回声,内脏显示不清,并可出现胸腹腔积液。

(3)胎盘模糊、轮廓不清,胎盘实质水肿、回声不均,羊水减少或混浊。

3.诊断要点　死胎的声像图表现与胎儿死亡时间长短有关,可根据胎儿停止生长后退变的一些继发征象,估计胎儿死亡时间。

五、巨大胎儿

1.临床表现　在国内,胎儿出生体重达到或超过4000g者称为巨大儿。资料显示,巨大儿在国内的发生率约为7%,部分沿海地区已超过10%。糖尿病孕妇、孕妇肥胖或身材高大的父母、过期妊娠等更易导致巨大胎儿的发生。巨大胎儿的围生期发病率高,分娩时常因头盆不称而发生难产,可造成新生儿、母体并发症增加。因此,通过超声预测巨大胎儿,对临床分娩方式的选择颇有帮助。

2.超声声像图特点　目前临床有价值的超声预测方法有:①各项胎儿生长指标,包括双顶径、头围、胸围、腹围、股骨长及估计体重值均在正常孕周第90百分位数以上,应怀疑巨大胎儿。有学者提出,腹围与胎儿体重关系更为密切,>35cm可提示巨大胎儿;②胎儿皮下软组织厚度:包括双颊径(冠状切面上双侧颊部皮肤外缘间的距离)、肱骨皮下软组织厚度(以13mm作为预测巨大胎儿的临界值,灵敏度88%,特异度75%)、腹部皮下软组织厚度等;③双肩径:胎儿一侧肩峰最外缘与同水平的脊椎中点的距离乘以2为双肩径。当>11cm时,诊断巨大胎儿特异度为90.1%,灵敏度达80%,此法较为简便。

3.诊断要点　超声对胎儿各个指标的测量需在标准平面进行,对巨大胎儿的诊断需结合本地区正常参考值。

4.超声检查的临床价值　巨大胎儿自然分娩时可造成一系列胎儿及母体并发症,甚至导致新生儿死亡,因此产前超声预测巨大胎儿,可有效指导临床分娩方式的选择,对围生期保健及优生优育有重要意义。

第十章　骨骼、关节、肌肉和神经疾病的超声诊断

第一节　解剖概要

骨、骨连接和骨骼肌等器官组成了人体的运动系统。骨骼形成了人体的基本形态，在体内起支持和保护作用，并为肌肉提供附着处。在神经的支配下，肌肉产生收缩动作，牵拉其所附着的骨骼，产生运动。骨骼还存储全身代谢的重要元素钙、磷和镁等，长骨的骨髓腔和海绵骨的空隙等是重要的造血组织。

一、骨

成人骨共 206 块，依据部位可分为颅骨、躯干骨和四肢骨，依据形态分为长骨、短骨、扁骨和不规则骨四类。长骨的中间部称为骨干，两端膨大的部分称为骨骺，骨干与骨骺相连处称为干骺端。骨的结构包括骨质、骨膜、骨髓、血管、淋巴管和神经等部分。骨质是骨的主要成分，分为骨密质和骨松质。长骨主要由骨密质组成，形成较厚的管状壁，形成的管腔即为髓腔。骨膜分为二部分，包裹骨表面的是骨外膜，衬于髓腔周围的是骨内膜。骨膜内富含血管、淋巴管和神经。

二、关节

骨与骨之间的连接称为骨连接，分为直接连接和间接连接。直接连接仅有少许活动度或者不活动。间接连接即为关节，其特点是连接的骨组织之间有腔隙，能做较大范围的活动。

关节的主要结构包括关节面、关节腔和关节囊三部分。关节面是关节骨的接触面，其中关节面凸者为关节头，凹者为关节窝。关节面上膨大、凸起的骨面称为髁，髁上面的突起称为上髁。关节面上覆盖有关节软骨。关节囊由结缔组织组成，附着于关节面周缘及附近的骨面上，形成相对密闭的腔隙，即为关节腔。关节囊分内外两层，外层为厚而坚韧的纤维层，富有血管、淋巴管和神经；内层叫滑膜层，由富有血管的结缔组织膜形成，附着于软骨的周缘，滑膜层可分泌滑液，利于关节软骨的营养，并有润滑作用。

软骨具有一定的硬度和弹性，可承受、缓冲应力，减少摩擦、冲击和震荡。软骨由软骨组织及其周围的软骨膜构成，软骨组织由软骨细胞、基质及胶原纤维构成，缺乏血管和淋巴管。根据软骨组织内所含纤维成分的不同，软骨可分为透明软骨、纤维软骨和弹性软骨三种。透明软骨中无胶原纤维，有较多排列不整齐的胶原纤维，基质较丰富。透明软骨主要分布于关节软骨、肋软骨等。纤维软骨的基质内富含胶原纤维束，呈平行或交错排列，软骨细胞较小而少，成行排列于胶原纤维束之间，主要分布于椎间盘、关节盘及耻骨联合等处。弹性软骨的结构类似透明软骨，仅在间质中含有大量交织成网的弹性纤维，纤维在软骨中部较密集，周边部较稀少。弹性软骨主要分布于耳郭及会厌等处。

关节的附属结构包括关节盘、关节唇和韧带等。关节盘是两个关节面之间的纤维软骨,具有增加运动灵活性和缓冲震荡作用,关节盘将关节腔分隔为两部分,使关节面和关节窝更加适应。关节唇是附着于关节窝周缘的纤维软骨环,可加深关节窝,增大关节面,有助于关节的稳定性。具有关节唇的关节是肩关节和髋关节。韧带是连接两骨之间的致密结缔组织,主要功能是加强关节的连接和稳定性。

三、肌肉

按照肌肉结构和功能的不同,可分为平滑肌、心肌和骨骼肌三种。平滑肌主要构成内脏和血管,心肌构成心壁,两者均属于不随意肌。骨骼肌分布于头、颈、躯干和四肢。骨骼肌结构的基本单位是肌纤维。每条肌纤维被透明均质的纤维膜包绕。无数的肌纤维组成肌束,外面包裹胶原纤维和弹性纤维组成的肌束膜。若干个肌束形成肌肉,外有结缔组织组成的肌外膜。肌肉的纤维膜、肌外膜和肌束膜等彼此连续,血管和神经从肌外膜处进入肌肉。肌肉通常以两端附着于 2 块或 2 块以上的骨面上,跨过一个或多个关节。通常意义上,肌肉的起点指肌肉附着于固定骨上的附着点,止点指的是附着于移动骨上的附着点,但是有时两者可相互转化。

肌肉的辅助结构包括筋膜、腱鞘、滑膜囊和籽骨等,主要功能是保护或协同肌肉的活动。筋膜可分为浅筋膜和深筋膜。浅筋膜主要由疏松结缔组织构成,其内含有脂肪、浅静脉、皮神经和淋巴管等结构。深筋膜主要由致密结缔组织构成,包裹并保护肌肉、血管和神经等组织。腱鞘是在一些长肌腱的表面、具有滑膜的套管,多位于活动范围较大的关节周围。腱鞘由外层的纤维鞘和内层的滑膜鞘共同组成,滑膜鞘呈双层套管状。内层紧包于肌腱的表面,外层紧贴于纤维鞘的内面。内、外两层相互移行的部分,称腱系膜,内有血管、神经通过。腱鞘内有少量的滑液,可起约束肌腱的作用,并可减少肌腱在运动时的摩擦。滑膜囊是封闭的结缔组织囊,有的与关节腔相通,有的则独立存在。囊腔内含少量滑液。滑膜囊多存在于皮肤、肌肉、肌腱、韧带与骨面之间,其作用为增加滑润、减少摩擦、促进运动的灵活性。籽骨是种子骨,是人体某些特定部位的圆形或椭圆形的一种骨骼,由肌腱骨化而成,因它与邻近的骨骼不直接相连,在 X 线片上看处于游离状,像一粒种子,所以称为籽骨。籽骨可以强化肌腱,避免在运动或重体力劳动过程中出现肌腱磨损,是一种人体自我保护功能。

四、肌腱

肌腱是肌肉的延续,是肌腹两端的索状或膜状致密结缔组织,一块肌肉的肌腱附着在 2 块或 2 块以上的不同骨上。肌腱由胶原纤维、束间结缔组织和腱外膜等组成。按照肌腱结构和周围组织的不同,肌腱可分为有滑膜肌腱和无滑膜肌腱两种,前者被滑膜脏层包裹,腱内以腱束为主,排列紧密,束间结缔组织和血管较少。肌腱在腱鞘内活动时,肌腱除了承受拉力外,还接收肌腱周围滑车等结构产生的压应力和剪切应力。无滑膜肌腱的腱束间有较多的结缔组织,运动时仅产生肌腱长轴方向的直线拉力,没有明显的位置变化,与周围组织也没有明显的摩擦。

五、周围神经

周围神经系统是指脑和脊髓以外的所有神经,神经纤维是周围神经的基本组成单位,由神经元的轴突和外包的 Schwann 细胞组成。许许多多的神经纤维集合成大小不一的神经束,若干神经束组成神经干。在神经干内,围绕 Schwann 细胞外的薄膜叫作神经内膜,神经束膜包绕神经束。神经干最外层的疏松结缔组织是神经外膜。一条神经干的横断面上,神经束的面积是不同的,其形态可以是圆形或者椭圆形。同一条神经在不同平面,神经束的数目也是不同的。周围神经的血供主要依靠分布在神经内膜、神经束膜、神经外膜和神经束膜间等的血管网。

第二节 超声检查常规

一、检查前准备

肌骨超声检查患者无须特殊准备,可在门诊或急诊进行。

二、仪器选择与探头

一般使用中高档彩色超声诊断仪,配有高频线阵探头和常规凸阵探头。小关节或浅表部位一般首选 10MHz 以上频率的线阵探头,成人髋关节等较深的部分,可使用 3.5MHz 到 5MHz 频率的凸阵探头。

三、检查方法

肌骨超声检查总的原则是根据检查的部位,受检者于合适的体位下,根据解剖学标志,使用合适频率的探头,观察肌腱、肌肉、关节和周围神经的结构有无异常,有无异常血流信号等。对于肌肉、肌腱和韧带等,需要在患者主动、被动运动状态下检查,往往能发现静止期不易发现的病变,还可能提供功能解剖学信息。同时,采用双侧对比检查方法,一般推荐首先检查对侧肢体。宽景成像技术能在一幅声像图上更大范围地显示所观察的目标。

对于四肢的周围神经检查,首先在容易识别的解剖学位置识别神经,然后探头向目标区移动,做连续的横断面扫查,然后再做神经的长轴检查。同样,周围神经的观察也推荐双侧对比观察。

对于常规肌骨超声,一般灰阶超声和能量多普勒技术即可满足要求。有些情况下,可使用超声造影、弹性成像和三维超声等新技术进一步观察。

四、扫查切面和显示内容

1.扫查切面和正常声像图表现

(1)关节:对于单关节或简单的复合关节,超声一般首先识别两侧的骨骼强回声,两者之间的间隙即为关节。对于复杂的复合关节,超声应在不同的位置和方位观察。例如观察肩关节,一般在肩后部的后隐窝处观察关节腔有无积液,局部也可观察后盂唇,当冈下肌与后盂唇间距增大时，局部出现的无回声即为后隐窝积液。肩关节的软骨在肩后部和肩前部不同位置均可观察。正常的关节透明软骨为极低回声。关节内可有少许积液，超声显示无回声。对于膝关节，由于髌上囊与关节腔相通，常通过髌上囊观察关节腔的积液。

对于小儿髋关节，探头置于股骨大转子处获得髋关节冠状切面标准声像图，通常使用 Graf 检查法测量相应角度，以此评估髋关节稳定性。

（2）肌腱和韧带：超声检查肌腱和韧带时，根据不同的观察目标选择不同的扫查切面。大部分肌腱或韧带声像图的识别是根据起止点的位置。例如，跟腱的跟骨附着处、髌韧带的髌骨和胫骨附着处、膝关节内侧副韧带的股骨内上髁和胫骨内侧髁等。但是对于复杂关节处的某些肌腱，超声主要依据一些特殊的解剖学标志予以识别。例如探头置于肱骨结节间沟处观察肱二头肌长头肌腱，依据关节囊内段的肱二头肌长头肌腱识别肩袖的肌腱等。

正常肌腱和韧带声像图类似，长轴切面上呈纤维条状结构，内部表现为多个类似平行排列的线状较高回声，高回声之间有低回声，短轴声像图呈圆形或椭圆形等，高回声和低回声交织。常规超声在正常肌腱或韧带内较少看到彩色多普勒信号。关节周围的滑囊正常情况下超声不显示积液或者仅仅有少许液体，表现为局部的无回声。

超声检查时，超声声束应与肌腱或韧带垂直，否则会出现各向异性伪像，表现为低回声，当调节探头方向或改变体位时，可减少或改善这种伪像。

（3）肌肉：超声检查肌肉时，主要依据相应肌肉的解剖学位置予以识别。肌肉的肌束声像图表现为低回声，肌束膜、肌外膜等表现为较高的线状或条状高回声。长轴切面上，高回声和低回声近似平行，呈羽状、带状等。肌肉的短轴声像图可呈圆形、椭圆形、梭形等，肌束呈低回声，肌束间可见网状、带状及点状高回声分隔。正常的肌肉内可见彩色多普勒血流信号。宽景成像技术可更大范围地显示肌肉结构。

（4）周围神经：检查周围神经时，依据神经的不同部位选择合适的体位，一般首先做神经的短轴检查，声像图呈"筛网样"结构，内部多个圆形、类圆形的低回声，神经束膜和神经外膜呈高回声。长轴声像图表现为多个基本平行排列的低回声（即神经束结构），之间为高回声的神经束膜结构，最外层的高回声是神经外膜。

由于解剖位置和超声探头方向等因素的影响，肌间沟及其近段的臂丛神经内部呈均匀一致的低回声结构，从锁骨上区段臂丛开始，声像图才呈现"筛网样"表现。

2.扫查技巧及注意事项

（1）熟悉肌骨系统的解剖，尤其是解剖学标志。

（2）超声声束应垂直于观察目标。

（3）注意肌腱、韧带和肌肉需结合动态检查。

（4）首先在解剖学标志易于识别处检查周围神经，然后向病变区移动探头，在短轴切面上追踪神经。

第三节 骨、关节常见病变的超声诊断

一、关节炎

1.临床表现与病理学概要 关节炎症性病变主要见于骨性关节炎和风湿免疫性病变等,后者主要包括类风湿关节炎、血清阴性脊柱关节病和其他免疫性病变的关节炎性反应等。骨性关节炎又称骨关节病,是一种退行性病变,主要是由于增龄、肥胖、劳损、创伤等诸多因素引起的关节软骨退化损伤、关节边缘和软骨下骨反应性增生。临床表现为缓慢发展的关节疼痛、压痛、僵硬、关节肿胀、活动受限和关节畸形等。风湿免疫性关节炎中最常见的是类风湿关节炎,对称性多关节疼痛、肿胀是主要表现,病理学上主要以关节滑膜增生、血管翳的形成为特点,表现为富含血管的肉芽组织被覆于关节软骨面之上。

2.超声声像图特点

(1)活动性关节炎:主要声像图表现包括关节积液、活动期的滑膜炎、腱鞘滑膜炎、肌腱炎或滑囊炎等。关节腔存在积液时可见关节腔增大,其内可探及无回声区,加压后可变形。滑膜增厚声像图表现为不均匀低回声,形态欠规则,与滑囊积液之间有清晰的界限。活动性滑膜炎时,彩色多普勒超声可显示滑膜内有不同丰富程度的血流信号,能量多普勒超声具有不受声速与血流速度之间夹角的影响、能显示较低速血流等优势,故而提高了探测滑膜内血流信号的灵敏度。关节积液、滑膜及异常增多的血流信号均可半定量评分,用于评估炎症的严重性和随访观察。腱鞘滑膜炎表现为肌腱周围的较大范围的低回声,内有血流信号(图10-1),多伴有积液。

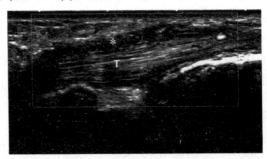

图10-1 左腕伸肌腱腱鞘滑膜炎

T.伸肌腱;＊.滑膜

肌腱附着端炎常常出现在风湿免疫性病变中,常见于下肢。附着端是指肌腱、韧带和筋膜等与骨连接的部位。声像图表现主要包括肌腱附着端增厚、局部回声紊乱,肌腱与周围组织结构境界不清、钙化、肌腱弹性减低或撕裂、局部骨皮质毛刺样表现或骨侵蚀等,活动期患者可见血流信号。

(2)关节结构损伤:主要包括软骨损伤、骨侵蚀和关节间隙狭窄等。广泛性的软骨损伤常见于骨性关节炎,类风湿关节炎的软骨损伤可为局限性改变。早期类风湿关节炎的软骨可增厚,随着病变的进展,可出现软骨边缘回声模糊、不平整、内部回声增高、软骨厚度变薄或软骨下囊肿等改变。骨侵蚀的发生提示关节炎有侵袭性,滑膜及肌腱的炎症程度越明显,骨侵蚀征象的发生率越高。骨侵蚀常发生于滑膜与关节面的交界处,骨皮质毛糙、不光滑、不连续,表面可有虫蚀样改变,常与骨质疏松一同出现。关节间隙狭窄的首诊主要依据 X 线诊断。超声评估关节间隙狭窄主要依据双侧对照,测量同一部位的关节间隙距离。

(3)痛风性关节炎:主要特征声像图征象包括关节内结晶沉积于软骨面形成的"双轨征"和痛风石等。其他表现同前述相似。需要注意的是,即使是痛风发作期,血尿酸也可能并不增高。

(4)骶髂关节炎:常见于血清阴性的脊柱关节病,最常见的是强直性脊柱炎,后者是以脊柱和周围关节为主要病变的常见慢性病。一般首先累及骶髂关节。正常人或稳定期患者的骶髂关节,关节内一般无血流信号或者仅表现为点状和短线状彩色血流信号,频谱多普勒显示的动脉血流信号一般表现为高阻特征。活动期骶髂关节区域血流信号明显增多。相对于非活动期和健康正常人,动脉血流的阻力指数明显减低。超声不但能提示病变的活动性,而且是评估临床治疗疗效的最佳工具之一。活动期骶髂关节炎患者在治疗过程中,除了异常血流信号的减少表现外,血流的 RI 具有逐步增高的特征,并趋于正常。

在强直性脊柱炎中,一部分患者是以四肢肌腱的附着端炎为首发症状。声像图表现同前述。

3.诊断要点

(1)有相关的临床免疫学检查依据。

(2)声像图表现有活动性炎症或结构损伤的征象。

4.鉴别诊断　超声发现痛风结晶或痛风石等较为特征的声像图外,总体上关节炎的超声征象特异性不高,需要结合相关的临床依据予以提示。发现多关节同时存在炎性病变,非运动损伤的附着端炎性病变时,多提示免疫性关节炎。

5.超声检查的临床价值及其他影像学检查方法的选择

(1)超声检查的临床价值:超声检查在关节炎的早期诊断、临床分层治疗和影像学转归的评估中均发挥了重要作用。超声观察的活动性炎性病变,可提高类风湿关节炎的早期诊断水平,使得患者早期得到针对性治疗,减少晚期关节结构损伤的概率。由于类风湿关节炎等免疫性病变,在治疗过程中患者的症状和体征,以及血清学检查不足以反映炎症的实际情况,因此超声的活动性炎性病变征象,可提供临床治疗是否达到终点的依据。声像图也可预测远期疗效。总之,超声的相关征象,可为减少关节的结构破坏提供依据。

(2)X 线、CT 和 MRI 与超声比较:X 线、CT 和 MRI 的整体结构的观察优于超声。但是 X 线和 CT 主要观察骨结构病变,不能反映有无活动性炎,而且 X 线和 CT 发现骨结构破坏时,往往已是不可逆的结构损伤。MRI 优于超声最主要的方面在于可以观察骨髓水肿,但是其他炎性征象一般需要增强扫描,显然不适用于病变随访,同时在浅表小关节病变的显示上,由于可使用高频探头,超声的分辨率优于 MRI。高频超声应用于关节炎性病变的主要优势包括高分辨率、实时便携、无放射性、可双侧对比、同时多关节检查及能量多普勒超声可直接提示病变的活动性等,但超声检查具有操作者依赖性的限制。

二、疲劳骨折

1.临床表现与病理学概要　骨折常由暴力或劳损引起,后者引起的骨折称为疲劳骨折,又称应力性骨折或行军骨折,与过度运动有关。当骨小梁修复障碍时,骨吸收大于骨修复而导致完全性骨折。疲劳骨折常发生于跖骨、胫骨和肋骨等。

2.超声声像图特点　疲劳骨折声像图早期的主要表现为骨膜增厚,骨皮质周围软组织肿胀或骨皮质连续性间断,骨膜或骨皮质周围软组织一般显示丰富的血流信号。疲劳骨折较少出现断端移位现象。

3.诊断要点

(1)有相关过度运动史,局部疼痛伴功能障碍。

(2)骨皮质不平整,有不同程度的缺损,周围可有异常血流信号。

4.鉴别诊断　与骨侵蚀相鉴别。骨侵蚀主要发生于风湿免疫性病变,早期骨侵蚀表现为骨皮质的糜烂,类似疲劳骨折,但是患者一般没有疲劳骨折的慢性持续性的运动损伤,骨侵蚀更多见于关节面。

5.超声检查的临床价值及其他影像学检查方法的选择

(1)超声检查的临床价值:超声评价疲劳骨折的应用日益广泛,具有分辨率高、可重复性好、便携和实时等探测方法学优势。彩色多普勒超声可提示局部的炎症反应。结合病史,具有较高的诊断准确率,并可监测疲劳骨折的转归过程。

(2)X 线、放射性核素骨显像与超声比较:X 线是诊断疲劳骨折的基本方法,但是 X 线片在出现症状的前 1~2 周常无明显异常。临床上疑有疲劳骨折,而 X 线检查又是阴性时应做超声检查或者放射性核素骨显像。

第十一章 超声引导下穿刺活检

第一节 肝实质及肿块穿刺活检

活体组织检查(简称"活检")是指为诊断、治疗的需要,从患者体内切取、钳取或穿刺等取出病变组织,进行病理学检查的技术。这一技术可协助临床为疾病或病变提供诊断依据;了解病变性质、发展趋势,判断疾病的预后;验证及观察药物疗效,为临床用药提供参考依据;参与临床科研,发现新的疾病或新的类型,为临床科研提供组织病理学依据。超声图像清晰、实时性好,操作简便,在超声引导下穿刺,可准确将穿刺活检针送到病变部位并取出少量病变组织,进行病理学检查,从而达到快速明确诊断的目的,还可避免伤及邻近组织,减少并发症的发生,是一种安全的介入诊断方法。

凡是实验室和影像学检查无法明确的肝实质病变,都可以经过肝实质活检获取病理标本,从而进行确诊。

一、适应证和禁忌证

1.适应证 以临床诊断为目的,需要获取组织病理学标本的均可采用此方法。

2.禁忌证 ①有严重出血倾向者;②合并其他严重疾病及不能配合治疗者;③穿刺路径上有无法避开的重要结构,如心脏、大血管、肺、胆囊等。

二、器具及药物

1.彩色超声仪及相匹配的穿刺引导设备。

2.穿刺针 通常使用16~18G的活检针,若为抽吸活检则多用20~22G的PTC针。

3.穿刺包内应有消毒棉球、纱布、消毒巾、针筒、无菌试管。

4.药品 常规准备皮肤消毒药物、局部麻醉药及硬化剂。

三、术前准备

1.常规检查血常规、血小板、凝血四项。

2.禁食8~12小时。

3.与患者沟通并解释操作过程,对患者进行呼吸训练。

四、麻醉与体位

通常在局部麻醉下进行操作,必要时监测血压、脉搏、呼吸、血氧等,对于较为虚弱的患者可给予吸氧,一般采用仰卧位,也可采用侧卧位。

五、操作方法

经超声检查确定穿刺点及穿刺路径后,对穿刺点周围皮肤进行常规消毒并铺无菌巾,使用1%~2%的利多卡因将穿刺点皮肤至皮下局部浸润麻醉,使用彩超避开穿刺路径上的大血管及周围正常脏器,在超声实时引导下进针。活检针针尖到达脏器表面时应嘱患者屏住呼吸后激发活检枪。

六、术后处理

1.治疗后患者应静卧0.5小时以上,注意观察患者生命体征及腹壁情况。

2.患者离开治疗室前,应再次复查超声,确认无异常后方可离开。

3.嘱患者当天尽可能卧床休息,避免较为剧烈的活动,并注意穿刺伤口的保护,避免感染。

七、并发症及预防和处理

1.疼痛 局部麻醉效果欠佳或出现出血时患者会感到穿刺点位置疼痛。在穿刺路径上均匀注射麻醉药,尤其是近肝肾包膜处,可减少疼痛感;患者术后离开介入术室前应再次对穿刺点局部行超声扫查,排除出血。

2.出血 患者凝血功能不好或穿刺时未能避开大血管是导致出血的主要原因,所以术前仔细评估患者状况至关重要。穿刺过程中准确、严密监视针尖可减少出血的发生。一旦发生出血,可用压迫止血、使用止血药等方法,必要时使用介入栓塞或开腹止血。

八、操作细节及注事项

1.麻醉时注射器针尖的入针角度需与活检针保持一致,保证整个穿刺路径得到麻醉。

2.肝一般选择右肝后叶进行活检,在腋前线与肋间隙中央进针,并避开肋间血管。

3.触发活检枪需在活检针进入肝内10~20mm后进行,这样可减少穿刺后肝组织出血。

4.使用全自动活检枪时需注意活检针向前弹射的距离,避免损伤肿块处的脏器。

5.儿科患者的肝活检需在手术室于全麻下进行,以保证穿刺的安全性。

6.穿刺后出血、腹膜炎、血气胸等常见并发症多发生在术后2~3小时,所以患者术后至少需卧床休息4小时,并在此期间加强对患者的监护。

7.如果穿刺肝肿块,需要经过一定厚度的肝组织,一般2~3cm为佳,此段肝组织可以起到封闭针道的作用。

第二节 肾及肾占位性病变穿刺活检

肾疾病种类繁多,病因和发病机制复杂,许多肾疾病的临床表现与肾组织学改变并不完全一致,肾疾病的不同发展时期,其组织病理学改变不完全一致。肾穿刺活检对于明确诊断肾疾病的具体病理分型,指导临床治疗有重要意义。在超声引导下,使用切割活检针,可以获取足够长度的肾皮质。病理学诊断肾活检标本主要为肾小球,所以活检的位置也在肾皮质位置。

一、适应证和禁忌证

1.适应证 ①肾病综合征,需病理分型指导治疗;②弥漫性肾实质损害(原发或继发肾小球疾病、肾小管间质疾病、肾血管疾病、先天或遗传性肾疾病);③系统性疾病引起的肾病;④急性肾炎综合征;⑤肾性急性肾衰竭,病因不明者;⑥各类持续性无症状尿检异常(蛋白尿或蛋白尿合并血尿者);⑦移植肾:肾功能明显减退,原因不明,怀疑排异反应;怀疑原有肾疾病在移植肾中复发;⑧肾内占位,需要明确性质。

2.禁忌证　①有严重出血倾向者;②合并其他严重疾病及不能配合治疗者;③肾过小、没有足够的肾皮质可以用于活检者;④高血压难以控制者(血压大于 140/90mmHg);⑤活动性感染性疾病(穿刺部位皮肤感染、急性肾盂肾炎、肾脓肿、肾结核)患者、精神病患者或不能配合者;⑥孤立肾、固缩肾患者(长径<9cm);⑦合并肾肿瘤、肾大囊肿、肾位置过高、游走肾、高度肥胖、大量腹腔积液、心力衰竭、休克、妊娠>32 周(相对禁忌证)。

二、器具及药物

1.彩色超声仪及相匹配的穿刺引导设备。

2.穿刺针　通常使用 16~18G 的活检针。

3.穿刺包　内应有消毒棉球、纱布、消毒中、针筒、无菌试管。

4.药品　常规皮肤消毒药物、局麻药及硬化剂。

三、术前准备

1.消除患者顾虑,争取最佳配合,交代相关注意事项,取得患者或其家属书面同意。

2.查血小板及凝血功能,排除凝血功能障碍。

3.抗凝治疗者须纠正凝血功能后再行肾穿刺。

4.急性肾衰竭者应充分透析治疗后,再行肾穿刺。肾穿刺前透析可根据病情使用无肝素透析或透析后使用鱼精蛋白中和肝素,并酌情在血透析 12~24 小时后行肾穿刺。

5.尿路感染者,培养阴性后再行穿刺。

6.高血压者需控制血压(至少两次测量的血压<140/90mmHg)。

7.行超声检查,了解肾形态、大小、皮质厚度、有无腹腔积液、有无副肾动脉等情况。

8.与患者沟通并解释操作过程,对患者进行呼吸训练。

四、麻醉与体位

通常在局部麻醉下进行操作,必要时监测血压、脉搏、呼吸、血氧等,对于较为虚弱的患者可给予吸氧。患者一般取俯卧位,腹下垫 5~10cm 厚棉枕减少肾移动(如患者不适,需向患者说明此体位重要性并务必得到患者配合),双上肢置于两侧,头向一侧偏斜。嘱患者平静呼吸。

五、操作方法

探头置于体表,垂直体表做肾长轴扫查至肾最大纵切面,常规选择右肾下极穿刺。此方法优点:正常情况下,右肾位置较左肾低,探头所在位置比较顺手,图像不受肋骨遮挡,图像质量相对清晰稳定,压迫止血更容易。缺点:可取肾皮质长度相对较短(尤其是肾下极较尖的肾),肾下极的活动度较大,需患者呼吸配合良好,以免发生意外,损伤周边重要组织。经超声检查确定穿刺点及穿刺路径,对穿刺点周围皮肤进行常规消毒并铺无菌巾后,使用1%~2%的利多卡因将穿刺点皮肤至皮下局部浸润麻醉,使用彩超避开穿刺路径上肾内部的大血管及周围正常脏器,在超声实时引导下进针,活检针针尖到达肾表面时应嘱患者屏住呼吸,同时激发活检枪。如果是肾肿物,则不经过正常肾组织,直接活检肿瘤。

1.若右肾下极较尖,调整探头角度后穿刺路径上肾皮质长度仍小于22mm,可采用如下方法。

方法一:把活检射程调至15mm后进行穿刺。此方法优点是相对安全,不容易穿通肾组织而损伤邻近脏器;缺点是所取肾皮质组织长度短。

方法二:选择肾下极横切面或斜切面进行肾穿刺。此方法优点是可取的肾皮质较长,受呼吸因素影响相对较少;缺点是容易滑针,所以穿刺时务必确定活检针刺入少量肾皮质后再触发活检。若右肾位置较高,或有局部病变或血管阻碍穿刺,可选择左肾穿刺。

2.如果是两个医师配合(A和B),可采用下述方法

(1)A负责定位和固定探头,持续匀速进针至肾表面,轻轻抖动穿刺针,观察肾是否运动,如肾同步运动,嘱患者屏气,持针手离开穿刺针后,让B触发活检枪。进针时保证切割面向脚侧,尽量不要用力向探头施压以免弯针及影响图像质量,看清穿刺针前行方向再决定触发,斜面穿刺时穿刺针到达肾包膜处,针可适当刺入肾皮质,并观察肾是否与针同步运动。

(2)B持枪,触发活检枪,拔枪。持枪手法为一手抱住枪身,一手示指轻放在触发键上,准备触发活检枪前,保证针的直度。A不能持针。

(3)A负责用方纱按压止血。按压时用手大鱼际部按压进针部位及肾血肿部位,如出血较多,双手交叉按压。

(4)B负责拉枪取标本。拉枪时用四指力量,一次拉到尽头。取标本时,一手四指放湿方纱,拇指扶针;另一手持枪旋转至针槽与方纱约成45°并向外平移针槽,直至标本完全落至方纱表面。

(5)B观察标本量,决定是否继续进行第二次肾穿刺。如须行第二次穿刺,注意观察肾周出血情况及确认肾边界,清晰显示肾边界后再进行穿刺。

六、术后处理

1.治疗后局部加压包扎,嘱患者静卧3小时以上,注意观察患者生命体征。

2.患者离开治疗室前,应再次复盘超声,确认无异常发生后方可离开。

3.嘱患者当天尽可能卧床休息,避免较为剧烈的活动,并注意穿刺伤口的保护,避免感染。

七、并发症的预防和处理

1.疼痛 局部麻醉效果欠佳或出现出血时患者会感到穿刺点位置疼痛。对穿刺路径均匀注射麻醉药,尤其是近肾包膜处,可减少疼痛感;患者术后离开介入术室前应再次对穿刺点局部行超声扫查,排除出血。

2.出血 患者凝血功能不好或穿刺时未能避开大血管是导致出血的主要原因,所以

术前仔细评估者状况至关重要。穿刺过程中准确、严密监视针尖,可减少出血的发生。一旦发生出血,可用压迫、止血药等方法,必要时使用介入栓塞或开腹止血。

八、注意事项

1.与患者间的沟通至关重要,因肾活检多在局部麻醉下进行,需要患者绝对配合手术操作。在术前向患者解释手术过程并交代术中注意事项,包括尽量平静呼吸、避免身体活动、避免突然咳嗽等。

2.肾随呼吸上下活动度较大,所以选择穿刺点及激发活检枪时需要在患者呼吸暂停时进行。依靠患者自身屏气难以获得满意效果,因每次吸气肾下降程度不同,而多数情况下只在呼吸过程中的某个瞬间为最佳穿刺路径。可嘱患者闭口呼吸,穿刺时由助手捏住患者鼻子以配合穿刺。

3.为减少肾随呼吸的移动度,可在患者腹部下面垫一小枕头。

4.肾组织活检的目的是获取肾小球以协助诊断,所以活检时要穿刺肾皮质;其次,肾髓质内血管较粗大,穿刺易引起出血,所以穿刺路径上需有足够的肾皮质组织,并避开肾髓质。

5.活检针的弹射距离是固定的,穿刺前需根据情况选取弹射距离,避免损伤深部组织。

6.因为右肾相对左肾位置较低,多数情况下会选择右肾下极;如果右肾位置较高,可选择左肾下极或在肋间穿刺右肾外侧皮质。

7.最好在肾最大切面上穿刺,以避免部分容积效应导致穿刺针从肾侧面划过,这样不仅取不到肾组织,还容易刮伤肾表面而引起出血。

8.穿刺前用探头反复模拟穿刺过程。注意,不可用探头大力下压以获得更短的穿刺距离,因在穿刺时探头下压受穿刺针的影响,往往不能达到先前模拟的效果。

9.局部麻醉后,使用尖刀片切开穿刺点皮肤,降低皮肤与穿刺针间的摩擦力;否则会影响穿刺针外壳的切割速度,导致活检失败或组织条偏短。

10.先进针至肾表面,助手根据超声图像使患者暂停呼吸,操作者再将针向前推进少许抵住肾,触发活检枪。

11.穿刺第一针后,如需穿刺第二针,应尽快进行,因活检后肾会出血,间隔时间越长则出血越多,超声图像越模糊。

12.当穿刺针针尖难以显示时,可根据肾表面凹陷程度判断针尖位置。

第三节　肺占位性病变穿刺活检

肺部疾病变化多端,胸部 X 线、胸部 CT 和 PET-CT 等影像学检查有时难以定性诊断。肺部病变活检可以明确病理学诊断及病理分型,有助于指导临床进一步治疗。肺部病变活检常用方法有纤维支气管镜活检、CT 引导下经皮肺穿刺活检和超声引导下经皮肺穿刺活检。纤维支气管镜活检适用于肺中央型病变,而对于周围型病变如亚段以内或管外压迫型肿瘤,取材受到限制。对于肺周围型病变,CT引导经皮肺穿刺活检因操作难度大、费时、辐射性强等不足而限制了其临床应用。超声引导下经肺穿刺活检术因其简单易行、实时直观、并发症较少及不受电离辐射干扰等优点,是目前经皮肺穿刺的重要手段。由于超声容易受含气肺组织的干扰,所以仅适用于病灶紧贴胸膜超声可以显示的患者,存在较大的局限性。随着超声、CT、MRI实时影像融合导航技术的发展,使原本不能在超声图像中清晰显示的肺部病变得以清楚显现,从而引导经皮肺穿刺活检。

一、适应证和禁忌证

1.适应证　①紧邻胸壁的肺内肿块,经X线和(或)CT检查发现肺部周围型病变且临床不能判断病变性质者;②对肺癌术后患者进行随访,观察有无肺内复发;③为晚期肿瘤放疗、化疗患者做治疗效应的病理动态观察;④患者不愿或不适合手术治疗,为确定病理类型选择合理治疗方案。

2.禁忌证

(1)患者一般情况差,如有严重心肺功能不全、意识障碍等,不能耐受或配合操作。

(2)病灶太小,融合成像显示不清者。

(3)病灶靠近心脏或大血管等重要结构,或病灶附近疑有血管性病变(血管瘤、动静脉瘘)而不能进行安全穿刺的患者。

(4)患有肝病、血液病等凝血功能障碍,有出血倾向的患者。

(5)难以控制的咳嗽、呼吸困难,不能配合操作的患者。

二、术前准备

1.检查患者血常规、凝血功能[凝血酶时间(TT)、血浆活化部分凝血酶原时间(APTT)、血浆凝血酶原时间(PT)、血浆凝血酶原活动度(PA)]、血清四项(乙肝病毒表面抗原、丙肝病毒抗体、HIV、梅毒血清抗体),嘱患者术前3天停用抗凝药物。

2.向患者介绍操作过程,教导其如何配合及控制呼吸;与患者及其家属沟通病情,解释穿刺目的、过程及可能引发的并发症,并签署知情同意书。

3.准备好必要的抢救设备及药品,以便术中出现意外时及时抢救治疗。

三、操作方法

1.超声引导

(1)超声引导下肺肿块穿刺:常规消毒铺中,探头使用薄膜袋包裹,局部麻醉后,彩超扫查排除进针路线上的大血管,然后超声实时引导下穿刺2~3针,组织固定后送检。穿刺结束后用输液贴敷贴穿刺口,留观至少0.5小时,无不良反应后送回病房,继续观察有无并发症情况。

(2)导航引导下肺肿块穿刺活检所用仪器及设备:采用配备US-CT/MR融合成像系统的彩色超声诊断仪,包括内置的虚拟导航工作站;探头选用二维凸阵探头,频率范围为1~8MHz;穿刺活检设备采用巴德全自动活检枪,18G活检针。

2.实时影像融合导航引导下肺活检　常规消毒铺巾,探头涂耦合剂,并用消毒后的薄膜袋包裹探头,局部麻醉后,进针前再次校正对位,进入影像导航联动模式,在实时影像虚拟导航引导下穿刺2~3针,组织固定后送检。穿刺结束后用输液贴敷贴穿刺口,留观至少0.5小时无不良反应后进回病房,继续观察有无并发症情况。

实时影像融合导航引导下肺活检操作步骤如下。

(1)根据CT图像,于病灶周边胸壁贴体外定标贴片4~6个。

(2)根据穿刺体位,采用平卧位或俯卧位再次进行CT平扫,范围覆盖病灶及病灶周围体外定标,图像以dicom格式导出,再用移动硬盘存储。

(3)把CT数据导入超声诊断仪中并重建,在重建图像上标注出体外定标的编号及位置。

(4)患者取平卧位或俯卧位(CT平扫一致的体位),其旁放置好磁场发生器并确保工作范围内磁场强度足够,开始对位融合,将磁感应器放置于体外定标笔上并根据编号依次对位,对位完毕后,进入实时融合导航模式,根据体外标志确定是否已经对位成功,确认对位成功后,通过实时导航模式确定合适的进针路径。

3.注意事项

(1)对较大结节进行穿刺时,尽量避开中心坏死区域,在靠近周边的部位进行多点穿刺,以保证取到有效组织条。

(2)在满足病理学诊断取材要求的前提下,尽量选用型号较细的针,切忌粗暴盲穿;熟练掌握穿刺技巧,避免重复穿刺,尽量减少穿刺针在体内停留时间及减少穿刺针数。

(3)穿刺针退出后立即压迫止血,以免形成血肿。

四、术后处理

1.留观至少0.5小时。

2.用手按压穿刺部位15分钟以上。

3.患者离开前观察生命体征及有无咳嗽、咯血等症状,0.5小时后行胸部X线透视,了解有无气胸、液气胸及肺内出血等异常情况,回病房后注意观察,及时对症处理。

五、并发症及对应处理

1.气胸 最为多见。少量气胸可加强观察待其自行吸收;大量气胸、血胸可进行胸腔闭式引流,特殊病例可预防性应用抗生素防止感染。

2.出血 是穿刺后相对易发生的并发症,主要是由于穿刺时误伤血管、穿刺目标本身血供丰富、穿刺后局部压迫不当所致,多数为短暂痰带血丝,无须处理。如有咯血加剧、血胸者,应使用止血药对症治疗,密切观察血压、脉搏、呼吸等生命体征,必要时行胸部X线及CT检查,及时对症处理。

3.疼痛 术后患者一般有不严重的疼痛表现,可日渐缓解;若疼痛日渐加重则要引起重视,查明原因并对症处理。

4.感染 较少见。在术中严格按照无菌原则进行操作是预防术后细菌感染的关键。原则上,不提倡术前使用抗生素进行预防性用药,以免增加对抗生素的耐药性,但对于抵抗力弱的患者应咨询相关科室医师。术后应密切观察患者体温变化及穿刺部位情况,若出现感染症状应查明原因,进行药敏试验并予以抗生素治疗。

5.穿刺针道瘤细胞种植　发生率较低。穿刺进针次数越多,发生种植的可能性就越大,因而在满足病理学诊断前提下尽量减少穿刺次数。

6.胸膜反应　主要表现为连续咳嗽、头晕、出汗、面色苍白、心悸、脉细、四肢发凉、血压下降、胸部压迫感、虚脱甚至意识障碍等症状。一旦出现胸膜反应,立即停止操作,取平卧位,注意保暖,观察脉搏、血压、神志的变化。症状轻者,经休息或心理疏导即能自行缓解;对于出汗明显、血压偏低的患者,给予吸氧及补液,必要时皮下注射肾上腺素,防止休克。

六、临床价值

肺部周围型病变的穿刺活检有助于临床明确诊断,指导进一步治疗。对于能够被超声显示的病变,超声引导下可获得较高的穿刺活检成功率;而超声不能显示的病灶,目前一般采用 CT 引导经皮肺穿刺活检,但由于操作复杂、费用较高、有电离辐射、无法对穿刺过程进行实时监控而使其应用受到限制。随着实时影像融合导航引导穿刺活检技术越来越成熟,在经皮肺活检中的价值受临床医师的重视。以往研究显示,超声引导下肺部穿刺活检气胸、咯血等并发症的发生率为 8.1%,CT 引导下的发生率则为 16.67%～23.64%,因超声引导的病变均为紧贴胸膜,因此穿刺过程中损伤正常肺组织而引起气胸的概率较低。此外,穿刺针在肺内的停留时间也是影响气胸发生率的独立因素,减少穿刺针在肺内的停留时间可以使穿刺后的气胸发生率大为减小。常规 CT 引导下肺穿刺活检的定位方法需要多次扫描定位,不可能在一次屏气时间内完成整个活检操作,且活检针在肺内停留时间较长,患者若在活检针停留在肺内的状态下呼吸,这样可能造成肺组织的损伤,导致气胸发生率的增加。实时影像融合导航技术在实时状态下的穿刺活检与超声引导的穿刺活检类似。在实时导航的引导下,调整好活检针方向及进针距离,仅需要患者屏气一次就可以完成整个活检过程,大大减少了肺组织二次损伤的概率,由此可减小气胸等并发症的发生率。

实时影像融合导航技术在肝疾病诊断的应用较多,其融合成像定位方式通常使用体内定位点来进行图像融合,即利用超声显示肝的固定解剖结构,如门静脉"工"字形结构、门静脉右支等,与影像图像进行定位融合。而由于超声不能显像肺内结构,因此无有效的体内定标物。胸廓为骨性结构,变形较小,呼吸运动时,肺组织与胸廓及胸壁位置较固定,可使用体外定标法,即在病灶周围胸廓使用体外定标贴,CT 扫描后再利用定标笔进行定位融合。该方法定位简单易行,操作时间短,对操作人员技术要求低,能起到准确的定位效果。

实时影像融合导航技术也有其局限性,体外定位方式快捷,但前期准备工作需要 CT 再次扫描;肺的呼吸运动对定位影响较大,特别是运动度较大的下肺。

综上所述,实时影像融合导航技术引导下行经皮肺穿刺活检在肺周围型病变穿刺活检中具有定位准确、操作简便、取材满意度高、并发症少及耗时少等优点,可作为临床诊断肺周围型病变的重要方法。

第十二章　超声引导下硬化治疗

第一节　超声引导下肝囊肿和脓肿穿刺硬化治疗

肝囊性病变比较多见,病因有先天性和获得性之分,后者又分为感染性、非感染性及少见的寄生虫性。无论何种囊性病变,超声对其都有极高的诊断灵敏度。

单纯性肝囊肿是最常见的肝囊性病变,绝大多数是不引起临床症状的小囊肿,无须治疗。

对较大的囊肿,早在 1867 年就已经有人开始尝试用经皮穿刺获取囊液。但由于盲目穿刺常伴有出血和周围脏器损伤等危险,因此,直到 20 世纪 60 年代以前的近一个世纪,囊肿穿刺一直未能推广应用。自超声应用于临床后,在超声引导下能够准确穿刺较小的囊性病变。囊肿穿刺在早期是以诊断为目的。直到 80 年代中期,不同学者分别进行抽液后囊内注入无水乙醇治疗肝囊肿获得满意疗效。此后的临床应用证明,这一方法便捷而安全,对肝功能无影响,不良反应少。超声引导下肝穿刺逐渐成为取代外科手术进行肝单纯性囊肿和包虫囊肿硬化治疗的首选方法而被广泛应用

感染性肝囊性病变,特别是肝脓肿,药物治疗往往效果很差。对部分病例不得不施行外科手术。不仅创伤大、费用高,而且并发症多。近年来,利用超声引导穿刺抽吸和引流,显著提高了肝脓肿的疗效,便捷而安全。

一、囊肿硬化治疗

肝囊肿又称单纯性肝囊肿,其病因尚不完全清楚,可能与小胆管先天性发育异常或炎症有关,在老年人更多见,发生率约 2.5%。多数肝囊肿患者无症状,为体检偶然发现。但是大囊肿或囊肿合并感染可能会使患者有压迫症状或出现发热、腹痛。超声引导细针穿刺对肝囊性病变硬化治疗具有重要价值。

(一)适应证和禁忌证

1.适应证

(1)囊肿直径>5cm。

(2)囊肿压迫胆管,引起胆道梗阻。

(3)囊肿合并感染。

2.禁忌证

(1)高度怀疑恶性病变的不典型肝囊肿。

(2)肝内胆管囊性扩张。

(3)肝紫癜。

(二)术前准备

1.器械和药物准备　常规穿刺器械,用 20～22G 穿刺针或 EV 针。硬化剂常选用 95%以上医用乙醇,也可选用聚桂醇等。5%利多卡因注射液 20mL。

2.凝血功能和肝、肾功能检查。

3.对患者做好解释,告知如何配合穿刺。

(三)穿刺囊肿

患者取舒适而又便于穿刺的体位,按常规方法穿刺囊肿,抽出囊液。为了避免穿刺针脱出囊肿,囊液不必完全抽吸干净,允许剩留少量囊液。

(四)注射硬化药物

由于选用硬化药物不同,方法也略有不同。

1.无水乙醇硬化治疗　无水乙醇硬化治疗的主要机制是高浓度的乙醇使囊壁细胞的蛋白凝固变性,失去分泌功能,囊壁发生无菌性炎症,残存囊液吸收,最终囊肿闭合。

(1)按常规肝穿刺的方法先选择穿刺点和穿刺路径。针道一定要经过一段正常肝组织,以免乙醇外漏。

(2)穿刺成功后先抽吸囊液,最好不要完全抽吸干净。保留少许囊液便于监视穿刺针尖的位置,以免穿刺针脱出。

(3)在注入乙醇前,先向囊腔内注射 5%利多卡因 5mL,一方面可以减轻注入乙醇引起的疼痛,另一方面通过超声监视验证穿刺针在囊肿内。

(4)在超声监视下注入 95%以上乙醇。注入乙醇时,囊腔内可见流动的云絮状回声,CDFI 显示大片彩色信号,停止注射时消失。患者无剧烈疼痛。乙醇注入量依据抽出囊液的多少而定,通常不超过抽出囊液量的 3/4。若囊肿内剩留囊液,必须用乙醇反复冲洗 2～3 次,以保证囊肿内的乙醇有足够的浓度。最后一次注入乙醇后,保留 5 分钟,然后抽出乙醇。若囊肿内乙醇量少,也可以不抽出,保留乙醇。

(5)拔出穿刺针时应连接装有利多卡因的注射器,一边拔针,一边向针道内推注利多卡因,以免拔针时乙醇进入针道引起疼痛。

(6)患者卧床休息 1 小时,若无不适,可以回病室。于治疗后 1 周、3 个月、6 个月时复查。

2.聚桂醇硬化治疗　聚桂醇注射液是一种新型硬化剂,国内已用于下肢静脉曲张、食管-胃底静脉曲张、内痔、单纯性肾囊肿、甲状腺囊肿及血管瘤等的治疗。近年来有许多关于超声引导注射聚桂醇硬化治疗肝囊肿的报道,治疗效果与无水乙醇无明显差别,而不良反应明显较后者少。

(1)穿刺抽吸囊液后,用生理盐水反复冲洗,直至抽吸的囊液清亮后,抽吸干净。向囊腔内注入 2%利多卡因 2mL,一方面为了预防疼痛,一方面可以帮助术者确认针尖的位置。

(2)确认针尖位置在囊内后,按抽吸囊液量的 1/5～1/4 注入 1%聚桂醇注射液,并保留。退针时针道注入少许聚桂醇注射液并局部加压。

（3）观察 2 小时无不适后方可离院,定期随访。

（五）注意事项

1.注入乙醇时,要先推注 1~2mL,询问患者是否疼痛。如若患者剧烈疼痛,提示穿刺针可能脱出囊腔,应停止继续注射乙醇。改换注入生理盐水,同时用超声观察生理盐水是否进入囊腔。如果确认穿刺针在囊腔内,抽出生理盐水后再次注入乙醇。

2.若患者对乙醇不耐受,可能有醉酒反应。若不严重,通常观察 1~2 小时即可消失,不必用药。若反应较重,可以对症治疗。

3.术后患者若有腹痛等不适,应及时做超声检查。

4.术后 3 个月内囊肿可能并不缩小,属于正常现象。通常囊肿在 3 个月后逐渐缩小。

（六）并发症及处理

除了常规肝穿刺可能出现的并发症外,主要是感染和出血。若介入治疗后出现发热、腹痛,应及早进行超声检查,必要时穿刺抽吸囊液检查或置管引流,并给予敏感抗生素。

此外,无水乙醇治疗常引起肝区胀痛,通常在短期内即可自行缓解,疼痛较严重者给予对症治疗。对乙醇敏感者,会有醉酒反应。

（七）临床评价

单纯性囊肿的穿刺抽液治疗复发率高,据报道复发率可高达100%。因此,以往肝囊肿的治疗以外科开窗术或囊肿手术切除为主。无水乙醇硬化治疗的主要机制为高浓度乙醇注入囊肿内 1~3 分钟后,囊肿内壁上皮细胞即被凝固,失去分泌功能,并发生退行性变化,但其周围组织仍正常。

当乙醇量达到囊肿容量的 12% 以上,就足以阻止再形成囊肿。笔者与同事应用乙醇治疗 587 例患者 644 个肝囊肿,近期皆有效。随诊 1~5 年的 206 例 212 个肝囊肿,每年超声复查一次,远期疗效十分满意。其中 182 例(88.3%)囊肿消失,其余的囊肿都不同程度缩小。对 13 例多囊肝患者,进行多次囊肿抽吸和硬化治疗,可明显减轻症状。但是,能否改善肝功能或提高生活质量,尚缺乏证据。

二、包虫囊肿硬化治疗

包虫囊肿是细粒棘球蚴感染引起的囊性病变,可发生于人体任何部位,其中 70%~80% 发生在肝。超声表现为单囊、多囊、囊中囊(子囊)或囊实混合型包块。

随着医学技术的发展,近年来介入性超声技术取得很大发展,超声引导穿刺硬化治疗对肝单纯型包虫囊肿疗效显著,基本上取代了传统的手术治疗。

自 1985 年报道在超声引导下穿刺肝包虫囊肿以来,国内外对超声引导治疗肝包虫囊肿进行了大量研究。30 多年来,超声引导包虫囊肿穿刺抽吸硬化治疗取得了显著疗效。随着超声仪器的更新,经验的积累,穿刺前后预防性药物治疗的加强,穿刺硬化治疗的总有效率几乎达到100%,已成为治疗棘球蚴病(包虫病)的一项成熟技术。

(一)适应证和禁忌证

1.适应证　除了肝包虫囊肿破入胆道、胸腔、腹腔,且自行引流通畅囊液未局限者,其余有活性的肝包虫囊肿都是硬化治疗的适应证。

2.禁忌证　包虫囊肿破入胆道、胸腔、腹腔,且自行引流通畅囊液未局限者禁忌硬化治疗。

(二)术前准备

1.器械和药物

(1)导向和穿刺引流器具:与一般囊肿相同。

(2)硬化剂:一般选用无水乙醇或20%氯化钠和0.125%冰醋酸的混合性无菌高渗盐水。有囊肿胆道瘘者选用25%高渗盐水。乙醇对包虫原头蚴有直接起杀灭作用,对囊壁生发层起硬化作用,对残存的尚未刺破的子囊硬化剂弥散渗透也起硬化作用,同时灭活子囊内的原头蚴和硬化破坏育囊,并破坏其生存环境。

2.患者准备　除常规穿刺前准备外,必须向患者解释清楚肝包虫穿刺治疗的可能风险,并签署知情同意书。有的学者主张患者穿刺前一周开始服用抗包虫药,如每天阿苯达唑 20~30mg/kg。穿刺前 1 天患者服用地塞米松或阿司咪唑等抗过敏药。也可穿刺当天静脉滴入氢化可的松100mg 和维生素 C 3~5g,或仅在穿刺前半小时肌内注射地塞米松 5mg。包虫囊肿合并细菌感染者,穿刺前 3 天服用诺氟沙星、甲硝唑等有效抗生素。

(三)操作方法

1.单囊型

(1)选择穿刺点和径路:单囊型包虫囊肿的硬化治疗与普通囊肿相似。穿刺路径必须要经过一段正常肝组织进入囊腔,以防止囊液外渗。

(2)沉淀原头蚴:当选择好适宜的穿刺点和径路后,患者的体位应使预选的囊壁进针点处于最高位置。而后静卧 10~15 分钟,以便使原头蚴下沉至囊肿底部,减少穿刺时原头蚴外漏的可能。据实验研究,患者静卧数分钟后,原头蚴通常沉积于囊肿底部,上清液中几乎不含原头蚴。

(3)穿刺抽吸囊液:在超声引导监视下显示穿刺针针尖即将接近囊壁时,即拔出针芯,连接尽可能大的注射器,在持续抽吸保持负压的状态下进针穿破囊壁,迅速抽吸减压。进针深度应控制在囊腔的上部。随着囊液减少,囊内压力降低,调节穿刺针尖,使针尖保持在囊肿中部,切莫让针尖脱出囊腔。

(4)注入无水乙醇:注入量为抽出囊液量的30%~50%,保留 5~10 分钟后抽出。再次注入约同等量无水乙醇,至少反复冲洗 3 次,每次注入无水乙醇后停留约 3 分钟。最后一次注入后不再完全抽出,在囊腔内保留 10~30mL,以灭活可能残存的包虫头节。如果在冲洗过程中囊肿层脱落,注意不要让穿刺针尖脱出生发层(内层)外。

(5)拔出穿刺针:完成无水乙醇注射和冲洗后,在缓慢注射 5%利多卡因的同时拔出穿刺针,以避免囊液污染针道,并减轻乙醇进入针道引起的剧烈疼痛。

（6）术后继续服用阿苯达唑至少1周,并嘱咐患者若有发热或腹痛,随时就诊。

（7）1个月后复查囊肿,若囊肿张力大,患者肝区胀痛,可以再次穿刺,尽可能抽吸干净囊液,并注入10~20mL无水乙醇。

2.子囊型　子囊型包虫囊肿的治疗较复杂,要尽可能穿刺每一个子囊。当针尖到达母囊腔时用上述方法进行快速减压,抽出囊液后注入无水乙醇,首先硬化母囊。然后采取不同角度逐个刺穿子囊进行硬化,最后视母囊腔的大小,保留适量无水乙醇。

对充满子囊的包虫囊肿,难以判断母囊时,可以在超声导向下从大到小逐个穿刺硬化子囊,或分点注射。一旦较大的母囊腔暴露,即将针尖移入母囊腔,对母囊腔硬化,而后再硬化子囊,最后重新注入一定量的硬化剂保留在母囊腔。

3.感染性包虫囊肿　对合并感染的包虫脓肿的治疗,类似肝脓肿。尽量抽吸干净囊液后先用甲硝唑反复冲洗直至抽出的囊液清亮,而后行无水乙醇硬化治疗。严重细菌感染的包虫囊肿按脓肿处理。

4.与胆道相通的包虫囊肿　若抽出的囊液混有胆汁,提示囊肿与小胆管相通。抽完囊液后应用25%高渗盐水反复冲洗直至抽出的液体清亮,重新注入15~30mL高渗盐水保留在囊腔禁用无水乙醇,以免损伤胆道。疗效不佳者,应考虑穿刺置管引流,通常可获得满意疗效。

术后1小时内须进行严密观察,注意有无出血、过敏等并发症发生,及时发现,积极处理。门诊患者观察1小时以上,无异常方可离开医院。

囊液用标本瓶收集送检。应收集沉积于瓶底部的囊液,并在1小时内离心后对沉淀物进行包虫原头蚴镜检,必要时行特殊染色检查。

5.泡状棘球蚴　泡状棘球蚴在肝内呈浸润性增生,其病理过程和病变特征类似于肿瘤,影像学表现和术中所见酷似癌肿,故有"虫癌"之称。晚近,有利用射频消融治疗泡状棘球蚴的动物实验研究,获得良好效果。

（四）并发症与注意事项

1.肝包虫穿刺硬化治疗的轻微并发症的发生率为0~19%。常见的有低热、荨麻疹、皮肤瘙痒,经对症处理后,均于48小时后消失。少见的有腹痛、穿刺后囊腔感染、一过性呼吸困难、低血压等,严重的有过敏性休克。国内学者综合分析了902例行穿刺治疗的包虫囊肿,发生过敏性休克的仅有2例,发生率为0.21%,均经抗休克治愈,无死亡病例。笔者认为,切实认真地掌握好穿刺技术,可以避免囊液外溢引起的过敏性休克。穿刺前1天和穿刺当天使用较大剂量的地塞米松或阿司咪唑等抗过敏药,可预防或减轻可能出现的过敏反应。

2.为了预防穿刺针脱出,可不必完全抽净囊液再注射硬化剂。在囊腔内尚有少量囊液的情况下,注射无水乙醇反复冲洗同样能使囊腔内乙醇达到高浓度。在囊腔内保留硬化剂对于子囊型包虫尤为重要,这是获得满意疗效和防止复发的重要措施。

3.应在穿刺硬化治疗前1周开始对患者进行正规的抗包虫药物化疗,可选择服用阿苯达唑,每天20~30mg/kg,穿刺术后继续服药至30天为1个疗程,可用3~5个疗程。该法是预防穿刺针道包虫种植的有效措施,与硬化治疗的联合应用可显著强化疗效。

4.包虫囊肿外科术后或穿刺术后囊腔长期积液,若动态观察囊腔不变化,而且无临床症状,可以不干预。若增大,可再次硬化治疗。

(五)随访

超声观察包虫囊肿穿刺后的变化过程,是临床判断疗效和随访观察的首选方法。应分别于穿刺后 3 个月、半年、1 年和 2 年复查超声,判断疗效。包虫囊肿治疗有效或治愈的主要超声表现有早期囊肿体积缩小,囊壁内层塌陷并与外层分离,子囊壁破损与母囊脱离或消失。中晚期囊肿实变,出现不同程度的钙化。

宋书邦采用的疗效判定标准:①治愈:囊肿消失或缩小 80%以上,囊内无囊液,囊壁和囊内有显著钙化;②显效:囊肿缩小 50%以上,其内无囊液,无子囊,囊壁和囊内有部分钙化;③好转:囊肿缩小 30%以上,无张力感,无子囊、无钙化;④无效:囊肿与穿刺前基本相同;⑤复发:动态观察 2 年以上,囊肿大小复原,同时具备下列之一者:a.囊壁回声重新出现双层结构;b.囊肿底部出现包囊砂回声;c.囊肿内出现呈球形的子囊回声;d.再次抽吸囊液后,内部出现生发层脱离征象;e.再次穿刺抽出的囊液仍然清亮透明;f.囊液镜检再次见到原头蚴。

(六)临床评价

肝包虫囊肿的传统治疗以外科手术为主,尽管临床疗效肯定,但存在创伤大、并发症多、容易种植复发、费用高等缺点。而且一旦出现复发、长期残腔积液、感染形成脓肿等并发症,几乎无法再次手术。随着许多新技术应用,射频消融、微创治疗及药物化疗在肝包虫病的治疗中都取得了较大进展,但是其中最具划时代意义的是超声引导穿刺硬化治疗。这一方法不仅安全便捷、廉价有效,而且使原先无法手术的患者获得彻底治愈的机会。

对肝包虫囊肿穿刺,既往在医学教科书中是明文禁止。原因是早在 1889 年前后,不少学者就曾对较大的包虫囊肿用称之为"穿刺放液术"的方法进行了盲目穿刺治疗,结果许多患者出现了过敏、播散移植、感染等并发症,导致穿刺治疗死亡者更多,从而产生了包虫囊肿禁忌穿刺的理论。并且这一禁规被载入了几乎所有的医学教科书和相关的专著,致使包虫病禁忌穿刺的戒律袭用了 100 多年而无人敢触及。随着阿苯达唑的应用,内科治疗取得了较大进展,但治愈率仍较低,仅为 30%左右。

尽管已有的研究都证明超声引导穿刺治疗肝包虫病是安全的,但是依然必须重视可能发生的并发症。其中过敏性反应仍然是最严重的并发症。有研究收集了超声引导经皮穿刺硬化治疗 4209 例肝包虫囊肿,16 例出现了过敏反应(0.38%),其中 2 例因过敏性休克而死亡。死亡病例都发生在早期研究阶段。王顺义等通过对比研究指出,穿刺前用药、选择最佳穿刺径路、一次进针到位、保持负压状态下进针并立即迅速抽吸减压是预防过敏和种植的重要措施。因此,规范的操作对减少并发症至关重要。

目前,全球应用超声引导穿刺硬化治疗肝包虫囊肿约 2 万例,都获得显著效果,已经积累了丰富的经验,该方法成为治疗肝包虫囊肿的首选方法。

三、脓肿硬化治疗

肝脓肿是较常见的肝严重感染性病变,其中细菌性肝脓肿常为多种细菌所致的混合感染,占肝脓肿的 80% 以上;阿米巴性肝脓肿和真菌性肝脓肿占比都低于 10%。肝脓肿在糖尿病患者、老年体弱者中多发,以发热、肝区胀痛、白细胞计数升高为主要临床表现。若不积极治疗,病死率较高。传统治疗包括内科药物治疗及外科手术。前者治疗时间较长,治愈率较低;后者创伤较大、有较高的手术并发症发生率和病死率。随着超声介入技术的不断发展,超声引导下经皮穿刺和置管引流已经成为治疗肝脓肿的首选技术,因其具有操作简便、治愈率高、创伤小、并发症少等优点,在临床广泛应用,尤其对年老体弱、不能耐受手术的肝脓肿患者尤为实用。

(一)适应证和禁忌证

1.适应证　直径>3cm 的含液肝脓肿。

2.禁忌证　①凝血功能异常;②患者不能耐受;③病灶未液化。

(二)术前准备

1.器械与药物　常规介入超声器械,18G PTC 引导针或穿刺针,长度 15～20cm;引流导管(专用成套穿刺引流管)或中心静脉导管。0.5%甲硝唑氯化钠注射液;5%利多卡因。

2.术前患者准备　常规禁食水 8 小时以上,检查血常规、肝肾功能、出凝血时间、血型等,并最好备有 CT 或 MRI 等影像资料。充分告知患者治疗可能出现的并发症及存在的风险,并签署知情同意书。术前须给患者建立静脉通道。

(三)操作方法

1.根据病灶部位选择相应的体位,超声扫查选择安全的穿刺点和穿刺路径,在可能的情况下尽量选择肝裸区穿刺。常规消毒、局部麻醉。手术刀于皮肤进针处切 2mm 小口。

2.实时超声引导监视下穿刺。进针时嘱患者屏住呼吸,避开彩色多普勒血流处,将 18G PTC 引导针快速刺入脓腔,并保持针尖在脓肿中部,抽出脓液后置入导丝,退出引导针,扩张管扩张针道,置入引流导管,退出导丝,拉紧引流导管固定线使前端不易脱出。

3.接注射器抽吸,若抽吸通畅,则直接接引流袋固定;若抽吸不通畅,则调整引流导管位置至抽吸通畅后再接引流袋固定。

4.如脓液较稠难以引流出,可用少量甲硝唑溶液反复冲洗。也可注入适量的糜蛋白酶促进液化,隔天再冲洗。

5.每天用甲硝唑氯化钠注射液反复冲洗脓腔 2～3 次,且于脓腔内留置一定量甲硝唑氯化钠注射液。并根据细菌培养的结果,辅以敏感的抗生素治疗。

(四)注意事项

1.选择穿刺引流路径时必须避开血管和胆管。

2.对张力较大的脓肿,进针后应迅速抽吸减压,以免脓液流入腹腔。

3.冲洗时注入的液体量不可多于抽吸出的脓液量。

(五)并发症

超声引导穿刺置管引流的并发症较少,可能的并发症如下。

1.感染扩散 脓液进入腹腔或胸腔造成腹膜炎或胸膜炎,也可能在冲洗时出现静脉反流引起菌血症。

2.出血 肝撕裂或患者凝血功能异常,可引起大量出血。穿刺时禁忌患者咳嗽或深呼吸。

3.胆漏 当脓肿距较大的胆管或胆囊时,穿刺可能误伤。

(六)临床评价

超声引导下经皮穿刺置管引流治疗肝脓肿使肝脓肿患者的预后有了明显的改善,病死率由原来的70%下降到近年的0~15%。以往文献报道直径<5.0cm的肝脓肿首选超声引导下穿刺抽吸治疗术。直径>5.0cm的肝脓肿,则采用超声引导下经皮穿刺置管引流术。但是也有学者主张能置管者尽量置管,以减少多次穿刺抽吸带来的风险,减少并发症的发生。

近年,超声引导下经皮穿刺治疗肝脓肿已基本取代了手术治疗。文献报道穿刺冲洗治愈率为79%~100%。多次重复穿刺冲洗可提高治愈率。穿刺冲洗较置管引流的主要优点是损伤更小、更经济。它避免了置管护理中带来的问题,而且多发脓腔可在同一时间分别抽吸。但是有报道,如果从有效率及脓腔减小50%所需时间来说,穿刺冲洗成功率明显低于置管引流(60% vs. 100%)。大脓肿一次抽吸很难完全排尽,需重复抽吸,并建议置管。穿刺冲洗失败的主要原因是不能完全排净黏稠的脓液。

超声引导经皮穿刺治疗后脓肿完全消失所需时间为2~9周。尽管置管引流患者其脓腔的萎陷较穿刺冲洗患者更早,但患者脓肿完全消失所需时间相似。有报道偶尔小残余脓腔可能持续存在几年,但是通常无临床症状,与单纯性肝囊肿不易区分。

有专家报道,经多次穿刺冲洗后,有二次细菌感染的可能,其发生率约15%。然而其他研究者未遇到此问题。胆源性肝脓肿是由细胆管内压增高使胆管壁破裂,细菌扩散到肝组织形成散在的小脓肿,手术效果很差。超声引导可多点穿刺抽吸脓液,并在脓腔内注射敏感抗生素,结合脓腔内置管引流,可解除胆道梗阻,有效改善肝脏功能,为择期手术创造条件。

阿米巴肝脓肿绝大多数在肝表浅部位,其中约80%位于右叶膈顶部,10%~30%破入胸腔或腹腔。抽出物为高粱米汤样脓液是诊断阿米巴肝脓肿的可靠证据,但在脓液中能找到阿米巴原虫者不足5%。这是因为阿米巴原虫主要集中于脓腔壁,而脓液内很少要想获得阿米巴原虫的直接证据,应该在脓腔壁抽吸取材。阿米巴肝脓肿合并其他细菌感染者占8.9%~18.7%。甲硝唑不仅对阿米巴滋养体和包囊有显著杀灭作用,而且对绝大多数革兰阴性和阳性细菌、厌氧菌有较好的效果,所以用0.5%甲硝唑溶液冲洗脓腔具有显著疗效。

超声引导下经皮穿刺置管引流治疗肝脓肿具有操作简便、临床疗效可靠、创伤小、并发症少、复发率低等优点,是一种安全便捷、经济有效的肝脓肿治疗方法,值得推广。

第二节　超声引导下肾囊肿穿刺硬化治疗

肾囊肿经皮穿刺硬化治疗已有较长的历史,1928 年国外学者首次在 X 线定位下完成了肾囊肿的穿刺硬化治疗,随着技术进步,A 型超声引导下的囊肿穿刺硬化治疗逐渐兴起。20 世纪 70 年代,我国学者开展二维实时超声引导下的肾囊肿穿刺硬化治疗见诸报道,这是现代囊肿穿刺硬化治疗的雏形。

一、适应证和禁忌证

1.适应证

(1)不与肾盂、肾盏相通的肾囊肿且直径在 4cm 以上。如囊肿位于肾窦部,较小者也可考虑治疗,因肾窦部囊肿易压迫肾集合系统致肾积水。

(2)肾囊肿体积较大压迫周围脏器出现腰腹部不适或疼痛等临床症状。

(3)肾囊肿压迫输尿管出现肾盂或肾盏积水。

2.禁忌证

(1)严重出血倾向,经治疗凝血功能得不到纠正。

(2)乙醇、聚桂醇过敏者。

(3)糖尿病患者血糖未控制稳定。

(4)穿刺径路不能避开肠道者。

(5)囊肿位于穿刺盲区,穿刺径路难免损伤大血管。

(6)囊肿可能与肾盂、输尿管相通者。

(7)患有严重肝肾原发病、恶性高血压、尿毒症、抗凝治疗期间、出血性疾病、急性感染性疾病发热期间、大量腹腔积液等。

(8)国外报道,在妊娠前 3 个月和妊娠第 36 周后禁用硬化剂治疗。

二、操作前准备

1.患者准备

(1)术前常规检查血常规、凝血功能、肝肾功能及心电图。

(2)术前禁食 4~8 小时。

(3)停用影响凝血功能药物 3~5 天。

2.医师准备

(1)术前超声检查,明确肾囊肿位置和囊肿大小,预估硬化剂使用量。

(2)结合相关影像学资料(CT、MR、超声及超声造影等)在术前详细制订手术方案,选择合适体位,选定穿刺部位及穿刺径路。

(3)与患者及家属做详尽的术前谈话,说明治疗的必要性及可能出现的不良反应、风险及处理措施,医师与患者或家属签署知情同意书。

3.仪器设备和器械

(1)带有穿刺引导装置的超声成像仪,配专用超声穿刺探头。

（2）18G PTC 针,在容易引起并发症的病例,宜用细针(20~22G)。

（3）5mL 局麻用注射器,7 号心内注射针头一支。

（4）10mL、20mL 注射器各 1 支。

（5）试管 2 支分别用于囊液常规检查及即时蛋白定性试验。

（6）穿刺消毒包。

三、硬化剂种类

曾经应用于囊肿穿刺硬化治疗的硬化剂种类较多,有 95% 乙醇(无水乙醇)、磷酸铋、四环素、甲醛及明矾类收敛剂等。

1.常用无水乙醇硬化囊肿,机制是使囊壁上皮细胞凝固,组织细胞变性,失去分泌能力,从而使囊肿缩小黏合以至消失。

2.聚桂醇,又名乙氧硬化醇,是目前欧美国家临床应用广泛的硬化药物。近年来聚桂醇也应用于囊肿穿刺硬化治疗,作用机制为聚桂醇注射液注入囊腔后,药物的化学作用刺激囊壁,使得囊壁上皮细胞变性、脱水、坏死,并产生无菌性炎症,纤维组织增生,从而使囊腔粘连、缩小、闭合,逐步吸收并消失。

四、操作方法

1.根据囊肿位置选择合适体位,一般取俯卧位或侧卧位,选定最直接穿刺径路,以尽量不穿过其他脏器为原则,以免发生气胸、腹膜炎或实质脏器撕裂等并发症。

2.皮肤消毒、铺巾后,穿刺用超声探头显示清晰的肾囊肿图像,采用 5mL 注射器连接心内注射针头,按照灰阶超声图设计的进针点进行皮肤及皮下组织局麻,而后采用 PTC 针按预定的穿刺角度和穿刺深度进行穿刺。

3.导入 PTC 穿刺针后,拔出针芯,二维图像上可看到针尖位置,抽液、注硬化剂均在超声监视下进行。囊肿穿刺过程中,尽量使针尖的位置保持在囊肿的中心,根据囊肿回缩方向调整针尖位置以便抽尽囊液。取部分囊液(约 5mL)注入玻璃试管中进行蛋白定性试验,待囊液全部抽尽后,按囊液体积 1/10~1/4 的比例注入无水乙醇或聚桂醇硬化剂,确保药液在囊腔内均匀分布,充分作用。保留 5 分钟后抽出。一般情况下,囊腔内不留置硬化剂。

4.术后即刻超声观察囊液是否抽净,肾周围有无渗液,周围脏器有无损伤。术后观察30 分钟,患者无明显不适即可出院,随诊观察。

五、技术要点

1.穿刺部位选择图像清晰显示且距离体表较近点。

2.穿刺路径不经过肾组织,尽量不经过胸膜、肝、脾、胃肠道等周围脏器及大血管。

3.局麻径路应与穿刺径路一致,麻醉要充分,避免穿刺时患者因疼痛无法配合。

4.穿刺前超声图像定位于囊肿最大切面,确保穿刺针位于囊肿中央。

5.PTC 针进入皮下组织后嘱患者屏气,迅速进针。

6.抽吸时囊液不必完全抽尽后再注入硬化剂,因抽尽囊液后穿刺针尖可能脱出囊腔导致注入硬化剂失败。每次保留少许囊液以清晰显示针尖在囊腔内,反复无水乙醇硬化剂冲洗囊腔至冲洗液清亮,最后抽出。

7.操作过程中防止空气进入囊肿内,囊肿内有空气会使气泡部位的囊壁接触不到硬化剂起不到固定作用,囊肿易复发。超声引导下穿刺硬化治疗,一旦发现有空气进入,应把空气抽出再注入硬化剂。

8.肾盂旁囊肿、多发囊肿、多房性囊肿、多囊肾、囊壁钙化性囊肿及含胆固醇性囊肿等均可行硬化治疗,方法基本相同。

六、注意事项

1.完善术前检查,包括影像学检查和实验室检查,凝血酶原时间延长超过正常对照的1/2,血小板计数低于 $50×10^9/L$,有严重出血倾向者应纠正凝血功能后择日再行穿刺。

2.严禁穿刺怀疑与肾盂或输尿管相通的囊肿,如钙乳性肾囊肿,必要时可行超声造影或做 X 线下静脉肾盂造影明确囊肿与肾盂的关系。

3.术后随访　观察患者穿刺后 1 周内反应,1 个月、3 个月、6 个月复查超声,测量肿块大小并与治疗前比较,如有必要,再次治疗。

七、并发症及其预防与处理

超声引导下肾囊肿穿刺硬化治疗能够实时地监测穿刺和注射硬化剂的整个过程,具有并发症少、安全性高的特点。早年未使用实时超声引导囊肿穿刺时,各种并发症的发生率总计在 1.15% 左右。而近年来随着技术的进步,各项严重并发症几乎未见报道。

1.常见并发症

(1)腰腹部不适及疼痛:采用无水乙醇或聚桂醇注射液患者均有不同程度腰腹部不适的感觉,而无水乙醇对组织的刺激性更强,患者产生腰腹部不适的概率明显较采用聚桂醇者高。

(2)醉酒样反应:当采用无水乙醇作为硬化剂时会出现醉酒样反应。主要表现为心悸、头晕、皮肤潮红等。主要原因为无水乙醇对组织有一定的渗透作用,可进入周围组织或吸收入血。采用聚桂醇作为硬化剂时则无此并发症。

(3)发热:采用聚桂醇作为硬化剂时偶发。

(4)肾盂输尿管损伤:若误穿肾盂或囊肿与肾盂相通,在注射硬化剂时会出现较明显的腰部疼痛或向下放射,随后出现发热、血尿等症状。

(5)胸膜刺激、气胸:高位囊肿穿刺时,可能会经过胸膜返折处,若有少量硬化剂渗入,可能会刺激胸膜引起发热、呼吸疼痛等。若误穿肺脏,则有发生气胸的可能。

2.预防及处理措施

(1)注入硬化剂时需边注射边观察患者反应,缓慢推注,并实时超声观察硬化剂是否注入囊肿内。针对无水乙醇导致的腰腹部疼痛,有文献报道在注射无水乙醇之前注入少量(1~2mL)利多卡因可减轻患者不适的程度。

(2)如发生心悸、头晕、皮肤潮红等醉酒样反应,需终止注入无水乙醇,将已注入的无水乙醇全部抽出,一般待患者平卧休息及对症处理后可缓解,严重时可采用阿片类受体阻滞剂催醒。

（3）穿刺前务必仔细确认囊肿是否与肾盂相通，如术前各项检查均不能明确者，可在穿刺针布放完毕后，注入稀释后的超声造影剂，观察是否有造影剂流入肾盂内。一旦发生硬化剂流入肾盂内，应立即停止硬化剂注射改用大量灭菌生理盐水冲洗，术后应用利尿剂及大量静脉输液，通过尿液的冲洗使肾盂输尿管损伤减至最小。

（4）高位肾囊肿穿刺时应注意穿刺径路尽量不通过胸膜返折处，若不能避免应采用21G PTC 穿刺针，减少损伤。硬化剂注入后应全部抽出。如果患者出现胸膜刺激症状，应予留院观察，静脉输液等对症处理后短期内可恢复。如发生气胸等状况，应立即停止手术，给予吸氧等处理，清胸外科会诊，必要时留置胸管排气。

八、临床意义及评价

肾囊肿为临床常见良性病变，一般不需特殊医疗处理，但当囊肿体积较大造成压迫或不适等临床症状时，则需对其进行治疗。传统的治疗方法是开放手术或腔镜下手术切除，手术对患者机体损伤大，术后容易发生粘连，且医疗费用高。而超声引导下肾囊肿硬化治疗，对患者创伤小、治疗费用低、并发症少，是一种技术成熟、安全有效的肾囊肿治疗方式。

医用无水乙醇作为硬化剂，长期以来广泛应用于囊肿硬化、肿瘤化学消融及相关学科项目，经数十万的临床应用疗效确切。在国内超声引导下肾囊肿无水乙醇穿刺硬化治疗，有着30余年的临床实践检验，笔者单位也有近1万例的病例积累，证明该方法切实有效，相对安全。前几年无水乙醇治疗囊肿项目因故几乎停用，主要原因在于原来所使用的名称"无水乙醇注射液"。对于注射类药物在药学管理上是有严格规定的，要求较高，一般需达到静脉注射级要求，而在治疗时实际上是作为硬化剂使用，尤其是囊肿治疗时，是注入囊腔作用后再抽出，因此只要术者符合资质要求（目前一般要求有较多介入治疗经验的主治医师及以上职称者），掌握适应证，严格按照操作要求，做好必要的随访，无水乙醇的使用是安全可靠的。建议将无水乙醇注射液更名为无水乙醇硬化剂，弃用注射液的说法。另外，目前也有单位获得生产无水乙醇资质批文的，所以认为无水乙醇仍能很好地应用于囊肿等硬化治疗中。

近年来聚桂醇作为一种新的硬化剂在肾囊肿的硬化治疗中逐步得到应用。临床研究发现，1%聚桂醇硬化治疗穿刺注射时无刺激性，不产生剧烈疼痛，无醉酒样反应，并且可以留置体内，不需要多次冲洗，操作简单，不良反应小。有学者进行了无水乙醇硬化剂与聚桂醇注射液在单纯性肾囊肿硬化治疗中的对比研究，结果显示两组病例疗效无差异性，认为1%聚桂醇注射液可作为肾囊肿治疗的硬化剂。

第三节　超声引导下甲状腺腺瘤无水乙醇化学消融治疗

超声引导经皮消融治疗（percutaneous ethanol ablation，PEA）是化学消融治疗的一种。20世纪80年代初期，日本学者首先将该技术用于治疗肝癌，之后，国内外临床广泛应用。

经皮肝癌无水乙醇消融治疗具有创伤小、简便易行、费用低廉及疗效肯定等优点。迄今，尽管肝癌治疗手段不断增加，但 PEA 仍是非手术治疗肝癌常用方法之一。近年来，PEA 技术进一步被拓展应用至肝之外的多脏器肿瘤治疗中，如甲状腺、肾上腺、甲状旁腺等，均取得了较好的疗效。甲状腺腺瘤是甲状腺主要良性肿瘤，小腺瘤可以采取临床观察，较大腺瘤常引起压迫等症状，需要进行积极干预。既往以外科手术切除为主，手术治疗创伤大，对于年龄大、心肺功能不能耐受者无法进行，亟待其他替代性治疗手段。基于这样的临床需求，超声引导下 PEA 治疗甲状腺腺瘤技术应运而生。PEA 治疗甲状腺腺瘤始于 1990 年，首次报道 PEA 用于治疗自主性高功能性甲状腺腺瘤患者。之后陆续有关于 PEA 治疗甲状腺实性或实性为主良性肿瘤的研究论文发表，多显示疗效肯定，治疗后瘤体明显缩小，部分合并甲状腺功能亢进(甲亢)的腺瘤经 PEA 治疗后甲状腺功能恢复正常，达到功能消融目的。PEA 具有并发症少、费用低、避免住院、痛苦小及恢复快等优点，可使部分患者免于手术或放射性碘治疗，成为甲状腺腺瘤可选择的微创治疗方法。

一、治疗机制

PEA 是经皮穿刺将无水乙醇或其他化学药物注入瘤体内的局部治疗方法。无水乙醇注入肿瘤内，可引起肿瘤细胞及其血管内皮细胞迅速脱水，蛋白质凝固变性，血管内血栓形成；继而引起肿瘤组织坏死，瘤结节纤维化、钙化，凝固性坏死组织可自然溶解吸收；最终导致瘤体缩小直至消失，达到非手术原位灭活肿瘤目的。瘤结节富血供的病理特点可使无水乙醇在肿瘤结节内部扩散，肿瘤包膜可将无水乙醇限制在肿瘤内部，使其不易向周围正常组织扩散，对正常组织影响较小。在肿瘤化学消融方面，临床开发了多种化学药物，无水乙醇因其容易获取、廉价、疗效好及并发症少，使用最为普遍。

二、适应证和禁忌证

1.适应证

（1）主要适用于各种原因不能手术或不愿手术患者的甲状腺良性肿瘤，如腺瘤、囊腺瘤等。

（2）对于单发实性腺瘤，建议最大径小超过 3cm，囊腺瘤根据囊性部分所占比例可适当放宽 PEA 治疗指征。

（3）除了良性腺瘤外，对于甲状腺恶性肿瘤患者，如果存在对静脉化疗及放疗不能耐受，且病灶位置特殊手术切除困难或术后复发等情况，也可酌情行肿瘤病灶无水乙醇消融治疗。

2.禁忌证

（1）具有严重心肺功能不全，不能配合完成治疗者。

（2）严重凝血功能障碍者。

（3）治疗前穿刺活检和(或)影像学检查有恶性倾向者。

（4）直径大于 3cm 的实性肿瘤，乙醇弥散难以完全覆盖瘤体，导致复发率高，不建议进行 PEA 治疗。

（5）甲状腺腺瘤直径小于 0.5cm 者可观察，暂不予 PEA 治疗。

（6）肿瘤位置深、穿刺不易达到、穿刺路径难以避免损伤邻近重要结构者。

三、术前准备

1.器材准备　彩色多普勒超声仪,7~11MHz 高频线阵探头,穿刺引导架,20~23G 一次性 PTC 穿刺针或20G 多孔专用乙醇注射针,最好使用带有侧孔型穿刺针。若选择普通 PTC 穿刺针需多点注射并旋转针尖方向使无水乙醇均匀弥散在结节内,可配18G 经皮引导针。

2.术前评估　首先排除恶性病变,确认有 PEA 治疗适应证。之后,进一步详细观察瘤体位置、数目、大小、边界、内部回声、血流情况,依据椭球体体积公式($V = 0.52 \times$ 长 $\times$ 宽 $\times$ 高)计算出瘤结节体积,估测乙醇用量。

3.术前实验室检查　检查血常规、凝血功能、肝肾功能、甲状腺生化指标等。甲状腺生化指标主要包括游离三碘甲状腺原氨酸(FT_3)、游离甲状腺素(FT_4)、促甲状腺激素(TSH)、甲状腺球蛋白抗体($TGAb$)、甲状腺过氧化物酶抗体($TGOAb$)等。TSH 水平低的患者还应行甲状腺核素扫描。

上述甲状腺生化指标中,尤应重视 TSH 指标。TSH 被认为是预测甲状腺结节良恶性的独立指标。甲状腺恶性结节 TSH 水平可正常或增高,随血清 TSH 水平增高,结节恶性程度进一步提高,较高的 TSH 水平往往与晚期甲状腺癌相关;而绝大多数情况下,TSH 水平低预示着甲状腺结节为良性,对于低 TSH 患者,为了排除功能自主性甲状腺结节可能性,应进一步做核素扫描。低 TSH 的高功能甲状腺结节几乎都是良性,对这类结节一般不需要进行细胞学检查。但是,具有低 TSH 的无功能结节或冷结节仍有可能为恶性,需要进一步进行细胞学检查。

4.药物治疗　对于合并甲亢的患者,可配合内科药物治疗,将基础代谢率及甲状腺功能控制在安全范围;对于因其他疾病服用抗凝药物治疗者,术前酌情停用。

5.知情告知　术前签署介入治疗知情同意书,向患者详细说明治疗过程及可能发生的并发症、术中及术后注意事项,以取得患者的配合。

6.术前禁食3~4 小时。

四、操作方法

患者平卧,颈部垫薄枕呈过伸位,头偏向健侧;常规消毒铺巾2% 利多卡因局麻,超声引导下将 PTC 穿刺针刺入腺瘤结节中后部,拔出针芯;抽吸无回血后开始注射无水乙醇,以防止将药物注入血管内。无水乙醇注入组织后局部呈强回声,注入过程中显示强回声区域逐渐增大,直至弥散覆盖整个瘤体。注射过程中应注意不断调整针尖方向,推注速度应保持缓慢匀速,使药物尽量弥散均匀。注射完成后插入针芯,在肿瘤边缘停数秒后再完全退针。无水乙醇消融治疗的目的是切断瘤体供血。因此,瘤体的血运处是重点注射区,尽量采用多孔针并多点注射。

关于无水乙醇注入量和治疗疗程,不同研究者之间相差较大,尚无统一标准。对于实性腺瘤结节,通常1~2 周注射一次,总量分2~7 次注射完,单次注射量原则上不超过10mL,总量不超过结节体积的1.2 倍。实际应用时需依据结节体积大小调节无水乙醇用量,以下估算方法可供参考:结节<15cm³者,无水乙醇注射总量1~2.8mL/cm³组织;结

≥15cm³者,无水乙醇注射总量0.53~1mL/cm³组织。注射时尽量避免无水乙醇渗漏至结节外。超声监视下显示乙醇弥散强回声区覆盖整个结节并感觉推注有一定压力时停止注射。超声显示血运消失后予以观察,结节多可逐渐吸收缩小。治疗后3~6个月复查,如灭活不全者可重复治疗,一般经数次治疗多可达到满意效果。国内学者对65例85个甲状腺腺瘤结节进行了无水乙醇注射适宜剂量方面的研究,以无水乙醇弥散强回声范围达到或超过肿瘤1.0~1.5cm为最大注射剂量,显示无水乙醇注射剂量与弥散范围最大径之间呈正相关($r=0.775,P<0.05$),得出腺瘤结节大小与无水乙醇注射剂量关系回归方程如下:$Y=3.038X+0.871$,Y为乙醇注射量(mL),X为结节最大径(cm)。使用该剂量治疗,结节最大径小于3.5cm者达到一次治疗有效(结节最大径缩小至1~2cm),最大径大于3.5cm,一次治疗效果不满意者,再经一次重复治疗均达到了满意疗效。

对于以实性成分为主的腺瘤,可先抽吸囊液,之后视为实性腺瘤处理。对于以囊性成分为主的囊腺瘤,可视为普通囊肿行硬化治疗,即先抽吸囊液,之后按照囊液的1/4~1/3注入无水乙醇,留置1~2分钟后完全抽出,重复2~3次。拔针前可在囊腔内保留1~2mL无水乙醇,通过外渗继续发挥作用,有助于残余实性组织彻底硬化坏死。

五、术后处理

治疗结束后,穿刺点局部压迫数分钟,门诊患者观察1小时无异常情况可离开,并嘱咐患者有明显疼痛或声音嘶哑时随诊。一旦发现术后瘤体内或甲状腺组织内出血,应迅速进行压迫止血,严密观察的同时做好抢救准备,防止窒息等意外发生。

六、疗效评价

1.甲状腺腺瘤PEA治疗疗效判断　主要依据超声影像学、实验室检查、放射性核素扫描及结节穿刺组织病理学检查。

(1)超声影像学检查主要观察以下内容:瘤结节大小、内部回声、血流情况、周围组织变化情况。甲状腺腺瘤PEA治疗后坏死瘤组织吸收消失较缓慢,多需要2~3个月或更长时间。超声表现为结节内部回声增强,血流信号消失,动态观察逐渐缩小,最终吸收消失或呈小钙化灶。有条件者还可进行超声造影检查以了解结节内血流灌注情况,准确判断瘤组织治疗后的灭活范围。

(2)实验室检查:主要包括甲状腺功能及自身抗体检测。

(3)放射性核素扫描:主要用于功能自主性腺瘤治疗前后,用于评价腺瘤结节及甲状腺组织吸碘功能。

(4)结节穿刺活检组织病理学检查:穿刺活检是有创检查,仅在必要时进行。PEA完全灭活者的组织活检标本显示为完全性坏死、被纤维组织取代。

2.评价标准

(1)治愈:肿瘤体积较治疗前缩小90%以上,病灶完全吸收消失或仅残留强回声痕迹,且稳定3个月以上。

(2)有效:肿瘤体积较治疗前缩小50%~90%,且稳定3个月以上。

(3)无效:肿瘤体积较治疗前缩小50%以下。

对于自主性高功能性腺瘤结节 PEA 疗效评价,除了考虑结节体积缩小率外,还应包括甲状腺激素指标及核素扫描结果。治疗失败者,结节外组织碘吸收持续被抑制,伴随 T_3、T_4 增高及 TSH 不能测及;部分治愈者,T_3、T_4 正常,TSH 不能测及,结节不吸碘,结节外组织碘吸收持续被抑制;治愈者,T_3、T_4 正常,TSH 正常,结节外组织恢复正常碘吸收。

3.随访时间与间隔　甲状腺腺瘤结节 PEA 治疗后,3 个月之内建议每月随访 1 次。之后,每 3~6 个月随访 1 次,直至 1~2 年。甲状腺腺瘤结节 PEA 治疗后,坏死组织吸收需要一段时间,不同成分及大小结节的缩小规律又有所不同。对于小于 3cm 结节,治愈或显效多在治疗后 6 个月左右;对于大于 3cm 结节,治愈或显效多需 1 年左右,个别需要更长时间。实性腺瘤结节 PEA 治疗后 3 个月结节体积平均缩小约 50%,1 年以上平均缩小可达 70% 左右。囊性结节 PEA 治疗见效快,治疗后 3 个月时结节缩小程度与 12 个月时相近。因此,可依据结节性质及结节大小适当调整随访时间。

七、并发症

1.局部烧灼感、胀痛　甲状腺腺瘤 PEA 治疗过程中,一般都有局部疼痛,多为能忍受的轻微疼痛;少数疼痛较重,可向颌下放射,甚至需要终止治疗。轻微疼痛数分钟后可消失,局部灼热感或中度疼痛 3~6 小时后可缓解,个别疼痛感较重者可持续 7~10 天。

2.发热　多为治疗后坏死组织吸收引起的吸收热,一般 3~7 天可自然缓解。

3.出血、局部血肿　少量出血可加压处理,大量出血有导致呼吸困难、窒息的危险,应积极处理。

4.神经损伤　据文献报道,甲状腺结节 PEA 治疗神经损伤并发症发生率可达 1%~4%,多为一过性声音嘶哑,进水呛咳,与结节内乙醇外溢损伤喉返或喉上神经有关;多可在 2 周至 3 个月内自愈,通常不需特殊治疗,也有学者建议可给予谷维素、地塞米松辅助治疗。除此之外,有引起面神经损伤导致个别患者发生永久性面瘫的报道。

5.甲状腺功能亢进或减退　有少数文献报道个别患者接受 PEA 治疗后发生了一过性甲亢,多表现为甲状腺结节 PEA 治疗后 3~7 天 T_3、T_4 轻微升高,可能与组织破坏激素外溢有关。2 周后多逐步下降至正常,期间可产生心悸等不适,对症处理后可消失。多数文献报道甲状腺腺瘤 PEA 治疗后甲状腺功能及自身抗体无明显变化,认为该治疗不影响甲状腺功能,不会诱发自身免疫性甲状腺疾病,但 PEA 治疗后仍应注意监测甲状腺功能指标变化。

6.周围组织坏死　PEA 治疗中注射的无水乙醇有可能沿针道发生少量外渗,引起周围组织凝固性坏死。外渗量少时仅出现局部轻微疼痛不适,不需特殊处理;但当外渗量较大时,可引起严重并发症,曾有报道引起喉部及相邻皮肤组织坏死者。

7.Graves 病　罕见,迄今文献报道 3 例非毒性甲状腺结节经 PEA 治疗后发生 Graves 病,其中 1 例发展为 Graves 眼征。出现该并发症的机制尚不清楚,可能是 PEA 治疗时损伤了甲状腺组织,促甲状腺激素受体蛋白等抗原物质大量释放。这些物质激活了针对甲状腺本身及眼眶内软组织的自身免疫炎性反应,进而引起 Graves 病和 Graves 眼征。

8.其他　可引起胸闷、心悸、面色苍白、一过性面部潮红,为无水乙醇吸收入血引起,治疗后应予以平卧位休息,经对症处理多可自然缓解。

八、注意事项

1.术前向患者解释手术过程,取得患者的良好配合以便顺利完成手术。

2.对于有严重出血倾向者、位置深而穿刺不易达到的部位、穿刺路径难以避免损伤邻近重要结构或合并严重疾病不能合作者,建议放弃 PEA 治疗。

3.典型甲状腺腺瘤与甲状腺癌在声像图上多不难鉴别,部分腺瘤与结节性甲状腺肿单发结节声像图表现相似,因此鉴别十分困难。40 岁以上患者中,5%~10% 的结节性甲状腺肿结节有发生恶变倾向,10%~15% 的腺瘤可发生恶变。甲状腺腺癌及发生恶变的腺瘤宜尽早进行手术切除,而结节性甲状腺肿由于结节无包膜,乙醇注射后不能局限在结节内,易于损伤周围正常甲状腺组织,不建议进行 PEA 治疗。因此,在 PEA 治疗前对甲状腺结节进行穿刺活检获得病理学诊断是非常重要的。

4.进行 PEA 治疗时最好采用侧孔型穿刺针或采用 PTC 针穿刺多点注射,以达到结节内无水乙醇均匀弥散目的。治疗过程中尽量减少穿刺进针次数,进针时注意避开大血管及重要神经走行区,靠近下叶的结节最好经前外侧进针,以免损伤喉返神经。

5.避免将药物注射至瘤体包膜外,尤其对于靠近甲状腺上下极的腺瘤或较小的深部腺瘤,以免药物外渗引起血管、神经损伤。

6.适当的注射量为乙醇弥散强回声覆盖整个结节并且有一定推注压力。乙醇注入应保持缓慢匀速;治疗过程中应注意固定好针具,防止针头滑出;出针前可沿针筒注入少量 2% 利多卡因,以免乙醇溢出造成疼痛或正常组织发生凝固性坏死;拔针后应按压局部 10 分钟以上,防止乙醇外溢。

7.对于囊腺瘤,不必追求完全抽净囊液,可在囊内剩少许囊液情况下注入无水乙醇反复置换冲洗。一方面,有利于声像图监视针尖位置;另一方面,可有效避免针尖刺破囊壁或脱出,而其疗效与抽净囊液后注入无水乙醇相近。囊腔内留置乙醇量不宜过多,尤其是位于甲状腺背面的肿瘤,以避免乙醇外溢损伤喉返神经。

8.对于较大的腺瘤,乙醇难以均匀弥散,不易彻底硬化,不建议 PEA 治疗。

9.无水乙醇的注射量及注射方法主要根据瘤体体积而定,较小的瘤体可一次性足量注射,对较大的瘤体可采用多点注射、多次注射,阻断其血运是关键。

10.穿刺过程中密切观察患者生命体征及一般情况,出现面色苍白、心悸、冷汗者,应立即停止注射并对症处理。

11.甲状腺组织及腺瘤结节往往血供丰富,较其他脏器穿刺更应重视预防出血的问题。术前服阿司匹林、华法林等抗血小板药物及抗凝药者需停药,行凝血功能检查。仔细检查穿刺路径确保能避开重要结构,显示不清者严禁盲目穿刺。术中穿刺针还要注意避开血供丰富的囊壁及分隔组织,以免引起瘤体内大出血。

九、临床价值

甲状腺腺瘤是甲状腺常见的良性肿瘤。既往,小腺瘤通常保守观察,较大腺瘤则主要采取手术治疗。但对于年龄大、全身情况较差不能耐受手术者或不愿意接受手术者,临床缺乏有效的替代治疗手段。超声引导下 PEA 治疗可以在术前估测结节体积及无水乙醇注入量。乙醇注射到组织内声像图表现为强回声，从穿刺到注射治疗完成的全过程在超声实时监视下进行，可有效避免乙醇外渗损伤周围组织。小腺瘤结节经一次注射多可达到完全灭活，较大结节可通过多次多点注射最终达到瘤体大部分直至全部灭活。术后，超声可进行定期随访与疗效评价，根据瘤结节体积缩小率及血供减少情况随时调整治疗方案，以期达到最佳疗效。总之，PEA 技术为不能耐受手术或不愿手术的甲状腺腺瘤患者提供了又一可选择的微创治疗手段。

然而，不同研究者报道的甲状腺腺瘤 PEA 治疗疗效差异较大。以国外学者汇总的部分文献数据为例：若以结节体积缩小 50% 以上为治疗成功标准，成功率为 35%~100%；毒性甲状腺结节若以游离甲状腺素和促甲状腺激素恢复正常为治愈标准，成功率为 58.4%~77.9%。有关预测腺瘤疗效方面的研究显示，腺瘤初始体积、囊性成分比例、无水乙醇注射剂量及治疗疗程、结节内血供及随访时间等均有可能影响甲状腺腺瘤 PEA 治疗疗效，选择 PEA 治疗时，应全面了解 PEA 治疗特点及其影响因素。

肿瘤无水乙醇消融范围受限于其弥散力，因此，肿瘤大小影响 PEA 疗效。以肝癌结节 PEA 治疗为例，通常 3cm 以下者疗效好，3cm 以上者容易发生消融不全。甲状腺腺瘤结节与之相似，小腺瘤结节经 1~2 次 PEA 治疗可达到治愈，而大结节需要治疗的次数明显增加，据报道，有 PEA 治疗多达 11~12 次者。PEA 治疗后腺瘤坏死组织吸收需要一段时间，也与腺瘤结节大小有关，小结节治疗后显效和消失时间明显早于大结节。实性腺瘤 PEA 治疗后 3 个月结节体积平均缩小约 50%，1 年以上体积平均缩小可达 70%。可见，甲状腺腺瘤结节的初始体积影响 PEA 疗效及吸收时间，可作为 PEA 治疗病例选择、方案制订、疗效评价及预后预测方面的重要参考。

无水乙醇的注射量及注射方法是 PEA 治疗中的关键环节，也是影响 PEA 疗效的另一个重要因素；剂量过小不能彻底灭活肿瘤组织，易导致治疗后复发，剂量过大增加不良反应，易损伤周围正常组织。目前，甲状腺腺瘤 PEA 治疗中，关于无水乙醇适宜的注射量和注射次数，不同研究者之间相差较大。总体上讲，小结节可单次治疗，大结节通常需要多次多疗程治疗；而邻近甲状腺下极、邻近包膜的结节或患者疼痛耐受程度低等情况均需要适当减量，采取少量多次注射治疗方案。国外研究者对一组孤立性甲状腺良性冷结节进行了单次注射与多次注射对比研究，评估两种注射方案的疗效及并发症：将患者随机分为两组，分别采用无水乙醇单次注射（PEA-1 组）与每周 3 次注射（PEA-3 组）两个方案。PEA-1 组：治疗前结节体积 9.9mL±5.7mL，治疗后 1 个月下降至 7.0mL±4.7mL，6 个月后下降至 5.6mL±5.9mL；乙醇剂量是治疗前结节体积的 24.7%±7.5%，结节体积总下降率 46%。PEA-3 组：治疗前结节体积 9.4mL±4.2mL，最后一次注射后 1 个月下降至 5.9mL±3.5mL，6 个月后下降至 4.6mL±2.6mL；无水乙醇累积用量是治疗前结节体积的 47.9%±21.3%。结节体积总下降率 51%，两组结节体积下降率无显著差异。PEA-3 组有 3 例因疼痛难忍拒绝继续注射。在 6 个月的随访中，PEA-1 组的 73%（22/30）患者和 PEA-3 组的 63%（19/30）患者症状改善明显，但两组之间无显著差异。该研究认为，大部分不良反应是剂量依赖性的,对于体积偏小的结节可以减少用药次数,予以足够的观察时间,较大体积结节也应注意同样问题。无水乙醇单次注射量不宜过多,充分观察后根据结节内彩色血流消失情况决定下一步治疗,可避免过量无水乙醇注射引起的并发症。目前,甲状腺腺瘤 PEA 治疗无水乙醇用法缺少大样本对照研究,多依据个人经验,有些学者提倡足量而有些学者倾向保守。总之,应平衡好疗效与并发症的关系,在确保安全的前提下力争最佳的消融范围及疗效。

腺瘤容易并发囊性变。有学者通过研究认为,甲状腺腺瘤内囊性成分所占比例影响 PEA 疗效,通常囊性比例大者 PEA 治疗效果更好。国内学者观察了 231 例甲状腺良性冷结节 PEA 治疗疗效,包括纯囊性、囊实性、实性腺瘤结节;囊腺瘤或腺瘤按结节体积的 20%~50% 注射无水乙醇,每周 1 次,共注射 2~7 次;囊肿按抽液量 1/3 注入无水乙醇行单次硬化,留置 2 分钟后全部抽出。结果显示,纯囊性结节 PEA 治疗反应最佳,其次分别是囊腺瘤及实性腺瘤。治疗 3 个月后,囊性、囊实性、实性结节分别缩小了 $79.5\% \pm 19.9\%$、$63.8\% \pm 23.8\%$ 和 $53.6\% \pm 28.2\%$($P<0.05$),有效率分别为 90.6%、80.4% 和 76.5%,治愈率分别达 43.8%、12.8% 和 9.8%。随访 2 年,囊肿、囊腺瘤和实质性腺瘤的有效率分别上升至 100%、92.6% 和 88.2%,治愈率分别上升至 75%、45.9% 和 35.3%。此外,纯囊性腺瘤结节的治疗次数显著低于囊实性和实性腺瘤。直径小于 3.0cm 的腺瘤结节穿刺后显效或消失时间多在 6 个月左右,直径大于 3.0cm 者缩小或消失时间多在 1 年左右,长者达 2 年。分析原因,囊肿囊液被抽尽后体积即刻减少,注入无水乙醇破坏囊壁组织使之失去分泌功能、纤维组织增生,最终导致囊腔闭合消失。故囊肿治疗次数少且疗效佳,而实性肿瘤组织需经历凝固性坏死后缓慢吸收过程,需要治疗次数多,缩小时间长。

除上述影响因素外,最近有学者提出结节内血供丰富程度也会影响 PEA 疗效,在 PEA 治疗术前应重视结节内血供情况评估。研究表明,在甲状腺良性实性或实性为主结节 PEA 治疗中,少血供结节疗效好,治疗失败者多为富血供结节。可以依据彩色多普勒超声显示的结节内血供情况预测这类结节的 PEA 疗效。可能与无水乙醇易于通过血液循环稀释损耗,导致局部浓度不足、组织灭活不全有关。

甲状腺自主性高功能腺瘤的主要治疗方法是手术治疗及 ^{131}I 放射治疗,手术治疗被认为是首选治疗方法。手术能快速去除病灶,术后结节以外甲状腺组织可以很快恢复正常功能,极少引起甲低或甲亢复发,是一种安全有效的治疗手段。对全身情况差、不能耐受麻醉及手术的患者可以采用 ^{131}I 治疗,其具有方便、安全的优点。但由于这类患者的甲状腺摄碘能力比 Graves 病患者差,需要较大剂量才有效果,往往需多次给药。另外,^{131}I 治疗并不能使甲状腺体积显著缩小,故只适用于严重器质性病变不能耐受手术者。关于 PEA 方法是否能成为甲状腺自主性高功能腺瘤另一可选择的替代治疗手段,事实上,PEA 在甲状腺结节的首例应用即是甲状腺自主性高功能腺瘤。PEA 方法用于治疗甲状腺高功能腺瘤的国内报道较少,国外研究较多。而且很多临床研究选择了 3cm 以上较大结节,多数研究结果表明 PEA 在高功能腺瘤和非功能性腺瘤疗效相近。一组 117 例甲状腺腺瘤 PEA 治疗研究结果显示,77 例患者为功能自主性单发或多发结节,40 例为非功能自主性单发结节;每周超声引导下注射 95% 乙醇 1 次,26 例老年患者同时予以药物治疗;

所有患者耐受 PEA 治疗好,平均随访2.5 年,最长随访达 5 年。对激素水平和核素扫描结果进行统计学分析,全部非功能自主性腺瘤患者及 77.9%功能自主性腺瘤患者达到治愈,9.1%部分有效,13%失败。研究结果显示,单发或多发功能自主腺瘤结节患者疗效相近(87% vs. 88.2%),治疗后所有患者结节体积明显缩小。体积大于 40mL 的功能自主性腺瘤结节较小于 40mL 者在治疗反应方面没有明显差异。随访期间甲亢复发,给甲巯咪唑和(或)普萘洛尔药物治疗者对 PEA 疗效无影响。

国外学者进行了一组高功能甲状腺腺瘤结节 PEA 治疗远期疗效观察。125 名患者的 127 个高功能甲状腺腺瘤结节纳入研究。结节体积 1.2~90mL(平均 10.3mL),每个患者接受了 1~11 个疗程的治疗(平均 3.9 个疗程),每次注射无水乙醇 1~14mL(每名患者共注射 3~108mL,平均注射 14mL)。采用彩色多普勒超声、核素扫描及甲状腺功能评估(FT_3、FT_4、TSH),随访了 9~144 个月(平均 60 个月),总治愈率达 92.7%。其中,结节小于等于 10mL 者治愈率 94.0%,大于 10mL 但小于等于 30mL 者治愈率 91.4%,大于 30mL 但小于等于 60mL 者治愈率 89.5%,大于 60mL 者治愈率 100%。2 例出现一过性喉部神经麻痹,脓肿和血肿各 1 例,并发症发生率为 3.2%。腺瘤结节体积缩小率达 50%~90%,随访过程中有 4 例分别在第 12 个月、第 18 个月、第 48 个月进行了彩色多普勒血流显像及核素扫描,显示出现了新的高功能腺瘤组织。然而,所有患者甲状腺功能保持正常。可见,PEA 治疗高功能腺瘤安全有效,对大于 30mL 的较大结节仍然有效。

有研究对 34 例体积大于 40mL 的功能自主性腺瘤结节患者进行了 PEA 疗效观察。共随访 3 年,结节体积 40~180mL(平均 63.6mL±34.5mL),所有患者合并有甲亢症状,结节核素扫描有碘吸收。于 PEA 首次治疗后 3 个月、6 个月、12 个月、18 个月、24 个月及 36 个月检查 FT_3、FT_4 及 TSH,治疗前后进行核素扫描。每名患者接受 1~11 次治疗,每周期注射 3~14mL 无水乙醇,总注射量 20~125mL。治疗后的 3 个月内,30 名患者核素扫描结节外吸收碘恢复,TSH 水平正常;所有患者结节体积平均减少 62.9%,4 例无效,其中 3 例体积大于 60mL。功能自主性结节对 PEA 反应也有依赖于初始结节体积的趋势,在随访期间未发现复发。

在功能自主性腺瘤结节方面,PEA 方法除了可以单独采用外,还可与其他治疗方法联合使用,进一步提高疗效。一项 PEA 联合放射性碘治疗功能自主性腺瘤结节的研究,将 22 例大于 4cm 的功能自主性腺瘤被随机分为 2 组,一组单纯接受放射性碘治疗,一组在放射性碘治疗前先进行 2~4 个周期 PEA 治疗。12 个月后,所有患者甲亢症状得到控制,PEA 联合放射性碘治疗组结节体积缩小和症状改善更明显,并且放射性碘用量明显减少。该研究表明,4cm 以上的功能自主性腺瘤结节与放射性碘联合治疗优于单一放射性碘治疗。若预先进行 PEA 治疗,待结节体积缩小后接受放射性碘治疗,可进一步降低放射性碘的用量。对放射性碘治疗反应差的患者联合使用 PEA 治疗可以避免手术治疗。该研究还表明,治疗后核素扫描显示 50%自主性腺瘤结节组织抑制结节外组织摄碘,尽管这些患者血清促甲状腺激素浓度正常;在仅接受放射性碘治疗患者中也观察到了这一点,提示此类患者治疗后应进行长期随访,警惕治疗后期甲亢复发。

在甲状腺结节治疗方面,PEA 的适应证范围被不断被拓展,如辅助治疗热消融后的残余结节、甲状腺癌术后复发结节等。近年来,微波、射频、激光热消融治疗技术治疗甲状腺良性结节正成为新的临床研究热点。甲状腺结节热消融后容易发生周围消融不全。有研究报道 PEA 用于治疗射频消融后结节外周消融不全的残余组织,当外周残余结节体积小于 $5cm^3$ 且血供不丰富时疗效好;当残余结节体积达 $7cm^3$ 且血供异常丰富时疗效不满意;认为通过 PEA 治疗可以使部分患者避免再次射频消融治疗。

PEA 在甲状腺实性结节治疗中还应注意以下问题。

1.冷结节可能隐藏意外癌结节。虽然,PEA 治疗之前需要做细针细胞学活检排除甲状腺恶性病变。据报道,在 PEA 治疗失败后接受手术治疗的结节中,平均每 12 个结节中存在 1 个乳头状癌。

2.甲状腺癌结节也可以发生坏死、出血、液化而形成囊肿,包括周边有包膜的结节,应对抽出的囊液或组织及时进行细胞学诊断,并对所有的病例进行定期随访;若发现病灶增大或有恶变倾向时,应重复评价以排除恶性结节的可能,必要时应采取手术治疗。

3.PEA 治疗通常是安全的,术后并发症多是轻微疼痛、低热反应等;但也有发生严重不良反应的报道,如持续同侧面部感觉障碍、流泪增多、结节旁纤维变性、喉头坏死等。因此,治疗时应注意超声实时监测避免无水乙醇外渗,避免过大用量损伤周围正常组织。

4.关于 PEA 治疗的适应证,国内学者强调选择有包膜的腺瘤结节,避免乙醇渗到包膜外损伤正常组织,使无水乙醇能够局限在包膜内发挥作用。对于无包膜或包膜不完整的另一大类甲状腺良性结节性甲状腺肿结节,不提倡用无水乙醇硬化治疗。国外文献没有强调这一点,很多研究没有区分腺瘤结节和结节性甲状腺肿结节,病例选择的提法是良性实性或实性为主结节。事实上,结节的包膜并不能完全限制乙醇外溢,应注意治疗过程中实时监测,并根据结节部位适当调整用量。无包膜结节通过少量多次注射同样能够避免无水乙醇外渗损伤的问题。

5.甲状腺腺瘤直径一般在 1~5cm,少数可达 10cm 以上。对于大于 4cm 的实性瘤结节,疗效会有所下降,是否选择 PEA,还需综合实际情况上考虑。但对于体积过大者,乙醇难以均匀弥散,大量注射乙醇外渗副损伤风险增加,建议不作为 PEA 治疗的适应证。

6.治疗前应全面评价结节特点,选择适宜 PEA 治疗的病例,并制订针对性的治疗方案,有助于进一步提高疗效,减少并发症,充分发挥 PEA 的优势。

综上所述,PEA 是一种安全实用的非手术治疗方法,适用于绝大多数腺瘤结节。3cm 以内小腺瘤单次治疗成功率高,较大腺瘤结节经多次治疗仍可取得满意疗效,达到延缓瘤体生长、避免手术的目的。新近有学者将 PEA 技术拓展用于甲状腺良性结节热消融后的残余结节、手术后复发癌结节的治疗,均显示疗效肯定。PEA 在甲状腺疾病治疗方面应用的价值还远远不止于此,既往发现甲状腺腺瘤后,较大者采取手术切除,较小者通常期待观察任其生长。若小腺瘤一经发现即及早进行 PEA 治疗,甲状腺腺瘤手术率势必会进一步下降。近年来,微波、射频、激光热消融治疗技术治疗甲状腺良性结节正成为新的临床研究热点,显示出良好的应用前景。但众所周知,热消融技术需要较高的前期投入,治疗费用高,对操作者技术要求高;而 PEA 治疗适应证广,并具有热消融不具备的诸多优点,如操作简单、并发症少、费用低等。因此,PEA 在甲状腺疾病治疗方面仍有广泛的临床需求,提醒应对 PEA 技术予以更多关注。

下篇　影像学诊断

第十三章　中枢神经系统疾病的影像学诊断

第一节　脑出血

脑出血是指脑实质内出血,依出血原因可分为创伤性和非创伤性,前者包括各种外伤性原因,后者又称为原发性或自发性脑出血,多指高血压、动脉瘤、血管畸形、脑淀粉血管病变、静脉血栓、脑血管炎、出血性脑梗死或栓塞后再灌注、血液疾病和颅内肿瘤等所引起的出血。

一、影像检查技术与优选

脑出血的诊断方法和检查手段主要有 CT、MRI。常规 X 线检查无意义。

1.CT　可以直接显示脑内血肿,明确诊断是脑出血还是脑梗死,明确显示血肿发生的部位、大小、形态、与周围脑组织的关系、血肿是否破入脑室系统或蛛网膜下隙及血肿的动态变化等,为脑出血的早期诊断、疗效观察、预后判断提供重要信息。CT 血管成像(CTA)则可早期显示可能存在的动脉瘤或血管畸形以排查出血病因,并评估颅脑动脉硬化。CT 灌注成像(CTP)可反映脑出血后脑组织的血流动力学变化,以评估血肿周围组织的血流灌注情况。

2.MRI　显示脑内血肿极佳,并较 CT 更灵敏、明确,因为 MRI 所揭示的血肿的一系列信号动态变化是建立在细胞分子水平之上的。但应指出的是,MRI 与 CT 相比较,CT 更宜作为急性脑出血诊断的首选检查方法。因为急性脑出血常规 MRI 诊断不如 CT 有特点,且 MRI 检查费用高、时间相对较长,处于不合作状态的患者难以配合,患者轻微的移动就会直接影响 MRI 图像的质量。

一般来说,单纯的高血压性脑出血多无须进行血管造影。但在怀疑动脉瘤或血管畸形而有必要明确出血原因或需要进一步介入治疗时,可做血管造影。不过,由于急性脑出血时多有脑血管痉挛,所以大约 20%的脑出血患者血管造影可能为阴性。

二、影像学表现

1.CT 表现　可反映脑内血肿形成、吸收、囊变三个阶段的病理演变过程。平扫,超急性及急性期即血肿形成期,新鲜血肿 CT 表现为脑内密度均匀一致的高密度灶,这是血红蛋白对 X 线的吸收高于脑实质之故。血肿呈圆形或卵圆形,边界清楚,CT 值为 50 ~ 80Hu。一般来说,CT 可以检测出容积为 1mL 的血肿,利用高分辨率 CT 扫描有可能发现更小的血肿。高密度血肿周围可见一低密度环影,为水肿带所致,与血肿压迫周围脑组织造成缺血、坏死有关。还可见因血肿和水肿造成的脑池、脑沟、脑室受压及中线结构移位等占位表现。高血压性脑出血常发生于基底核区,以壳核和内囊区最常见,其次为丘脑。血肿多为单发,偶多发。

出血可破入相邻脑室和(或)蛛网膜下隙,表现为相应部位的高密度影。有时可见脑内血肿与脑室内积血相连。脑室内少量积血则沉积于侧脑室后角或三角区,呈高密度影的积血与上方呈低密度影的脑脊液间形成液-液平面,具有明显的密度差异。脑室内大量积血则可形成高密度脑室铸型。蛛网膜下隙积血则为相应部位蛛网膜下隙呈高密度影,大量积血则表现为蛛网膜下隙高密度铸型。

较大血肿除造成明显的占位表现外并可引起脑疝。占位表现一般在出血后 3~7 天达高峰,此时为脑水肿的高峰期,在出血后 16 天左右占位效应开始减轻,以后随着血肿吸收而逐渐消失。

出血后 3~7 天,血肿内血红蛋白发生破坏、纤维蛋白溶解。这种病理演变过程从血肿周边向中心发展,形成所谓"融冰征",表现为高密度血肿边缘模糊、密度减低、淡薄,周围低密度环影逐渐扩大,血肿高密度影向心性缩小。随着时间的推移,血肿的 CT 值下降,平均每天下降约 15Hu。在 15 天至 1 个月后,血肿被逐渐溶解、吸收,由高密度转变为等、低或混杂密度灶,大约在 2 个月内,血肿可被完全吸收,形成囊腔状软化灶。血肿吸收后,为瘢痕组织修复,局部收缩,故可出现邻近脑室被牵拉扩大、脑池增大、脑沟加深等萎缩性改变,出现所谓的"负占位"表现。部分患者可无后遗改变(占 27% 左右),这主要见于出血灶小和儿童患者。偶见血肿钙化。

脑室内积血的吸收较脑内血肿快,通常在 1~3 周可被完全吸收,与脑脊液循环有关。

有时,血肿会出现一些不典型或特殊的 CT 表现,如血肿呈等密度、血肿内出现液平面,这主要见于凝血功能障碍的患者如血小板功能不全、血红蛋白低、过多的纤溶反应、血块不收缩等。血肿密度普遍降低,有时其内可见液平面,也见于正在进行溶栓治疗的患者。

增强检查,急性期血肿不需增强检查,即使行 CT 增强早期也无强化。强化一般在出血后第 3 天出现,并可持续数月之久。但大多数病例出现在血肿形成后的第 2 周至 2 个月。增强检查可见血肿周围完整或不完整的环形强化,这种强化环位于血肿周围低密度影的内缘,与高密度血肿之间有低密度或等密度溶解血肿带相隔。强化环的大小、形态与最初血肿的大小和形态基本一致。其原因与血脑屏障破坏及有丰富毛细血管的肉芽组织形成有关。如血肿中央部位为高密度,则呈所谓的"靶征"。通常,血肿经平扫 CT 即可准确诊断,但当血肿为等密度,又有占位表现时,增强检查则具有意义。

2.MRI 表现

(1)超急性期:血肿形成,其内主要为含氧合血红蛋白的红细胞凝集。氧合血红蛋白缺少不成对的电子,具有抗磁性,无质子弛豫增强作用。所以在磁共振成像时既不影响 T_1 弛豫时间,也不影响 T_2 弛豫时间。此时血肿信号可为等信号。但由于短期内血块收缩和血浆中水分被吸收而致蛋白含量增加,又可能造成 T_1 弛豫时间缩短,此时血肿将表现为等或略高信号。这在低场强磁共振检查装置尤为明显,可能与低场强对蛋白质的作用较敏感有关。在质子密度加权像(PDWI)和 T_2WI 上,血肿为略高信号。氧合血红蛋白在出血后就开始逐渐转为去氧血红蛋白,去氧血红蛋白具有 T_2 弛豫增强作用,造成 T_2 缩短,可使血肿显示为等信号或混杂信号。在血肿早期,其周围可无水肿,但数小时后血肿周围出现水肿,为环带状 T_1WI 低信号、T_2WI 高信号改变。若血肿较大,则可见占位表现。

（2）急性期:血肿内红细胞主要为去氧血红蛋白,去氧血红蛋白含有 4 个不成对的电子,呈高速自旋,具有很强的顺磁性作用。但去氧血红蛋白不引起质子和电子的偶极增强,因此不能缩短 T_1,所以无论在细胞内还是在细胞外,去氧血红蛋白 T_1WI 均呈等信号。相反,去氧血红蛋白对 T_2 的作用非常明显,能显著缩短 T_2 时间。因此急性血肿在 T_2WI 呈低信号。去氧血红蛋白的短 T_2 作用是由于铁在红细胞内外分布不均匀,造成局部磁场不均匀从而引起质子去相位造成的。去氧血红蛋白的短 T_2 作用是与 MRI 扫描机的磁场强度的平方成正比,故上述现象在高场强机器更为明显。在 PDWI 上,由于质子密度较高,血肿为略高信号。急性期血肿周围出现较明显的血管源性水肿,水肿灶表现为 T_1WI 呈低信号,T_2WI 呈高信号。

（3）亚急性期:血肿内红细胞的去氧血红蛋白进一步氧化,形成高铁血红蛋白,同时红细胞也可能发生溶解。高铁血红蛋白内含有 5 个不成对电子,为强顺磁性物质,使 T_1、T_2 弛豫时间同时缩短。一般情况下,去氧血红蛋白氧化成高铁血红蛋白的过程是由血肿外层向中心推移的;此外,在亚急性期血肿周围水肿带仍存在。典型的亚急性血肿在 T_1WI 上中心为等信号,边缘为高信号,而周围的水肿带可以不甚明显或显示为一低信号带;在 T_2WI 上则呈现为低信号的血肿绕以高信号的水肿带。在亚急性血肿后期,红细胞溶解,高铁血红蛋白游离于细胞外,T_1 仍缩短,但 T_2 延长,故此时血肿在 T_1WI 和 T_2WI 上均表现为高信号。此外,含铁血黄素在血肿壁沉积成环,在 T_2WI 上呈极低信号。脑水肿在亚急性后期开始逐渐消退。

（4）慢性期:血肿内部的红细胞已溶解,稀释的游离高铁血红蛋白引起 T_1 弛豫时间缩短和 T_2 弛豫时间延长,T_1WI 和 T_2WI 均呈高信号。含铁血黄素环更加明显,在 T_2WI 上表现为一极低信号环。此后,随着血肿的进一步演变,由于吞噬细胞的不断吞噬、分解和移除血肿内血红蛋白,在血红蛋白分解的同时产生大量的含铁血黄素和铁蛋白,形成含大量含铁血黄素和铁蛋白的囊腔,T_1WI、T_2WI 均为低信号。但这种情况也可能不出现,而直接形成一类似脑脊液信号的囊腔,T_1WI 为低信号、T_2WI 为高信号。周围水肿逐渐消退,占位表现也消失。

三、鉴别诊断

脑肿瘤出血主要是由于肿瘤生长速度过快,肿瘤内血管形成不良,肿瘤中心坏死和出血。通常肿瘤内出血量较少,以脑肿瘤为背景的脑出血易与脑内单纯性出血鉴别。当肿瘤内出血严重,肿瘤大部分被出血所掩盖时,需依据以下几点鉴别:肿瘤成分更复杂,不均匀,增强后常有强化的非出血区;良性出血常有含铁血黄素环,而肿瘤没有;良性出血追踪观察有顺序演变,而肿瘤出血的演变顺序延迟,不规则;良性出血的水肿及占位效应很快消退,而肿瘤出血则持久存在;出血性血管畸形常多发,而肿瘤常为单发,转移瘤可多发。

第二节 颅内肿瘤

一、中枢神经细胞瘤

中枢神经细胞瘤是少见的神经系统肿瘤,占 0.25%～0.5%。肿瘤多位于透明隔孟氏孔附近,向一侧或双侧脑室突出生长(13%的病例是双侧的),也可以向下累及第三脑室。

(一)影像检查技术与优选

MRI 是颅内肿瘤定位、定性诊断的主要方法。

(二)影像学表现

1.CT 表现　瘤体多为类圆形,边缘不规则,有明显分叶,界限清晰。瘤体较大时可跨越透明隔,突向双侧脑室。因瘤体内囊变(约占 67%)或钙化(约占 50%)较常见,CT 平扫密度不均匀。瘤内可多发小囊变,表现为较为典型的"泡泡征"。部分瘤内可出现出血。增强后,肿瘤实质部分多呈中度强化。肿瘤压迫室间孔引起梗阻性脑积水。

2.MRI 表现　瘤体多为类圆形,有明显分叶,界限清晰。瘤体较大时,可跨越透明隔,突向双侧脑室。瘤体 MRI 信号也往往不均匀,T_1WI 多为等或稍低信号,T_2WI 为等或稍高信号。瘤内发生多发小囊变时,表现为较典型的"泡泡征"。部分肿瘤内可出现流空的小血管影或瘤内出血。增强后,肿瘤实质部分多呈中度强化。瘤体体积较大时,可侵及胼胝体、侧脑室顶部及侧壁,出现胼胝体下方和侧脑室顶部呈星网状或丝条状垂直向下的瘤体组织征象。肿瘤压迫室间孔引起梗阻性脑积水。

中枢神经细胞瘤实性部分在弥散加权成像(DWI)上呈等及稍高信号,囊变区呈 DWI 低信号。磁共振波谱成像(MRS)显示,瘤体实质的胆碱(Cho)峰明显升高,N-乙酰天冬氨酸(NAA)峰显著降低,Cho/Cr 和 Cho/NAA 比值均升高,而且可出现肌醇峰。近来有研究发现,中枢神经细胞瘤在 3.35ppm 处有较具特异性的波峰。

(三)鉴别诊断

1.脑膜瘤　好发于成年女性。多位于侧脑室三角区,多呈 T_1WI 等/稍低信号,T_2WI 等/稍高信号,明显均匀强化,少有囊变。

2.室管膜瘤　多见于儿童。瘤体呈分叶状,其内常有钙化、囊变,多位于第四脑室,沿脑室塑形生长;肿瘤实质成分 T_1WI 为等或低信号,T_2WI 为高信号,增强扫描肿瘤不均匀强化。

3.脉络膜丛乳头状瘤　好发于侧脑室三角区及第四脑室。易产生交通性脑积水。肿瘤通常有分叶或颗粒感,边缘清楚,T_1WI 为等信号,T_2WI 为等或稍高信号,增强扫描肿瘤明显强化。

4.室管膜下巨细胞型星形细胞瘤　与结节性硬化有关,室间孔附近好发,易产生阻塞性脑积水。增强扫描肿瘤明显强化,同时可见室管膜下的其他结节。

5.室管膜下瘤　多发生在老年患者,第四脑室比侧脑室更多见,很少囊变,一般轻度强化或不强化。

二、髓母细胞瘤

髓母细胞瘤属胚胎性肿瘤,一般认为儿童髓母细胞瘤起源于生殖中心的胚胎残余细胞。肿瘤恶性度较高,为 WHO Ⅳ级。

按照最新的 WHO 分类,髓母细胞瘤的分型联合组织学分型和基因分型。组织学分型包括经典型、促结缔组织增生型/结节型、广泛结节型及大细胞和间变型;基因分型有 WNT-激活型;SHH-激活型,TP53-突变型;SHH-激活型,TP53-野生型;非 WNT/非 SHH,3 组及非 WNT/非 SHH,4 组。这些组织学亚型和基因亚型相关的预后和治疗存在明显差异。

髓母细胞瘤以外的胚胎源性肿瘤在分型上也有重要改变,原始神经外胚层肿瘤被删除。非典型畸胎样/横纹肌现在以 INI1 或者非常罕见的 BRG1 突变来定义,需要明确的特征性分子检测。

(一)影像检查技术与优选

对于评价肿瘤的浸润范围、继发改变、与周围组织关系和肿瘤的定位、定性诊断 MRI 明显优于 CT。

(二)影像学表现

1.CT 表现　多发生于小脑蚓部,平扫为边缘清楚的等密度或稍高密度实性肿瘤,周围可见低密度水肿包绕。肿瘤内密度可不均,可见小囊变、出血或钙化。增强检查主要表现为中等或轻度强化,个别病例甚至无强化。

2.MRI 表现　多发生于小脑蚓部,T_1WI 肿瘤为低或等信号,T_2WI 为等或略高信号。肿瘤因内部钙化、出血、囊变可使信号不均。囊变为多发小斑片状或点状,肿瘤体积越大,囊变越多且较大,与肿瘤生长迅速有关。肿瘤内钙化、出血较少见。肿瘤多位于小脑蚓部,以中下蚓部最常见。MRI 矢状面可显示肿瘤突入第四脑室,占据第四脑室下部,第四脑室上部及导水管扩张。水平面示第四脑室受压变扁,呈弧形包绕在肿瘤前方和侧方。发生于小脑半球的髓母细胞瘤多累及皮层灰质区。DWI 上,肿瘤有轻度水分子弥散受限改变。增强后肿瘤可呈轻度至明显强化。

髓母细胞瘤易沿脑脊液播散至脑室或蛛网膜下隙,其信号及增强表现与原发灶相同。

(三)鉴别诊断

本病的鉴别诊断主要包括室管膜瘤、脉络丛乳头状瘤、星形细胞瘤及血管母细胞瘤。

三、脑膜瘤

脑膜瘤是颅内常见肿瘤,其发生率仅次于胶质瘤,占颅内原发肿瘤的 15%~20%。据统计,该肿瘤的发病率为(2~3)/100 000。绝大多数脑膜瘤来源于蛛网膜粒的特殊细胞即蛛网膜帽细胞,少数者起于硬膜的成纤维细胞或附于脑神经、脉络丛的蛛网膜组织。

脑膜瘤的发生与多种因素有关,其中 2 号染色体异常起重要作用,单一染色体见于 72% 患者,此外长臂缺如也较为常见。Ⅱ型神经纤维瘤病是遗传性病变,其易发生脑膜瘤。脑膜瘤的发生还可能与性激素有关,表现为肿瘤易发生在女性,妊娠期肿瘤增大及肿瘤中可查出孕激素、雌激素或雄激素的受体。此外,放射治疗也可能是脑膜瘤的诱发因素之一。

(一)影像检查技术与优选

CT 和 MRI 检查是脑膜瘤的主要影像诊断方法。两者相比,MRI 检查对脑膜瘤的定位、定性及与邻近结构关系的显示要优于 CT 检查;其能确切显示病变处灰白质界面的受压和移位、周围残存的蛛网膜下隙及邻近脑池和脑沟的改变,从而确切指明肿瘤位于脑外;MRI 的多方位成像能准确评估肿瘤的大小及与邻近结构的关系;血管流空表现还可显示肿瘤内和周边血管及肿瘤区大血管移位情况,有助于术前参考;MRI 的多参数成像也有利于脑膜瘤与其他颅内肿瘤的鉴别。然而,MRI 检查也有不足之处,即对脑膜瘤内钙化及邻近骨质改变的显示还不及 CT;此外,MRI 检查还不如 CT 普及,且检查费用较高,因此多数脑膜瘤的诊断仍依赖于 CT 检查。

CT 和(或)MRI 检查确诊为脑膜瘤后,有时仍需行脑血管造影包括 DSA 检查,目的在于了解肿瘤的供血动脉,以减少术中出血,或于术前行供血动脉的介入性栓塞治疗,以利于手术进行。目前,术前通过 CTA 也可以明确肿瘤的供血动脉及引流静脉,确定肿瘤与邻近大血管的关系。

X 线片因其限度已不是脑膜瘤的影像诊断方法。然而某些患者可因头外伤等原因行 X 线检查,有可能意外发现无症状脑膜瘤所致的骨质改变、肿瘤钙化等,从而提示进一步行 CT 或 MRI 检查。

(二)影像学表现

1.CT 表现 平扫和增强检查脑膜瘤的发现率分别为 85% 和 95%。表现与其组织分型密切相关:典型脑膜瘤多具有典型表现,占 85%~90%;不典型脑膜瘤的表现常不典型,占 5%~10%;间变性即恶性脑膜瘤,仅占 1%~2%。

通常,脑膜瘤具有脑外肿瘤特征,即广基与颅骨内板或硬膜相连,皮质受压内移、变形并与颅骨内板距离增大,肿瘤处脑池、脑沟封闭,相邻脑池和脑沟扩大。侧脑室内肿瘤多位于三角区,其长轴与脑室方向一致,周围有残存的室腔。约 60% 脑膜瘤呈均一略高密度肿块,与其富有砂粒瘤样钙化、细胞致密及水分较少等因素有关;约 30% 肿瘤呈均一等密度肿块。瘤内常有点状、星状或不规则形钙化,偶尔整个瘤体完全钙化。脑膜瘤通常呈圆形、卵圆形或分叶状,颅底者可为扁平状,边界清楚、光滑,见于脑膜瘤的好发部位。较大脑膜瘤有明显占位表现。瘤周脑水肿一般较轻,压迫或侵犯静脉和(或)硬膜窦时,也可发生明显脑水肿。骨窗观察,可发现肿瘤引起的内板局限性或弥漫性骨增生及骨破坏。增强检查,脑膜瘤血供丰富,不具有血脑屏障,因而多呈明显均一强化。动态增强检查,脑膜瘤的时间-密度曲线与血管同步升高,达到峰值后则保持较长时间的相对平稳,其后缓慢下降。

脑膜瘤不典型表现包括瘤内范围不等的低密度区、肿瘤高密度出血灶和瘤周水样低密度病变。

(1)低密度区:平扫检查即可显示,其大小不等,形态规则或不规则,可单发或多发,是肿瘤坏变、囊变、黏液变性、脂肪变性或陈旧性出血所致。增强检查,低密度区多无强化。

(2)肿瘤高密度出血灶:脑膜瘤很少发生明显出血,可见于瘤内或瘤周。平扫检查,新鲜出血表现肿瘤内或邻近脑实质内的高密度灶。若出血进入原有的坏死腔内,则出现液平面。瘤内陈旧性出血表现为低密度灶,此时难与囊变或黏液变性所致的低密度区鉴别。

(3)瘤周水样低密度病变:常见于矢状窦旁区脑膜瘤,其可为局部脑脊液循环障碍所致的部分蛛网膜下隙增宽,也可为蛛网膜囊肿。与脑水肿不同,这种瘤周低密度区虽呈水样密度,但边缘清楚、锐利,位于脑外。

恶性脑膜瘤表现为平扫形态多不规则,常有蘑菇状的突出部分,肿瘤的部分边界显示不清。瘤内易有囊变或坏死性低密度区,多无钙化,周围常有明显脑水肿,肿瘤易侵犯周围结构。增强检查肿瘤常呈不均一强化,有不规则形强化肿块向脑实质内侵入,部分边界仍显示不清。

2.MRI 表现

(1)平扫:大多数脑膜瘤具有明确脑外肿瘤特征,即灰白质界面受压并向内移位,于脑实质与肿瘤间可见裂隙状 T_1WI 低信号、T_2WI 高信号影,其代表残存的蛛网膜下隙。T_1WI 上,多数肿瘤呈等信号,少数为略低信号;在 T_2WI 上,肿瘤常为等或略高信号。无论 T_1WI 还是 T_2WI 上,肿瘤信号常不甚均一,表现为颗粒状、斑点状或轮辐状影,其与瘤内血管、钙化、囊变及纤维性间隔有关。瘤内血管呈点状或弧线状无信号影。钙化则呈边缘毛糙的低或无信号灶,有时难与流空的血管鉴别。瘤内囊变区则呈 T_1WI 低信号、T_2WI高信号灶。恶性脑膜瘤常为不规则而呈分叶状和(或)结节状,肿瘤包膜多不完整且内部信号不均。脑膜瘤所致的脑水肿在 T_1WI 上呈低信号,而在 T_2WI 上为高信号,位于瘤周。脑水肿程度与肿瘤大小、组织类型及良、恶性的相关性均不明显。MRI 检查同样可显示脑膜瘤所致的颅骨骨质改变。

(2)DWI 检查:不典型脑膜瘤及间变性脑膜瘤有时可见水分子弥散受限改变。

(3)增强检查:脑膜瘤有明显相对均一强化,而囊变、坏死或出血部分无强化。部分肿块边缘与脑实质间无锐利分界,提示脑实质受累。60%脑膜瘤显示肿瘤邻近硬膜发生鼠尾状强化,此即"硬膜尾征",其发生原因还有不同认识,可能与肿瘤细胞浸润或硬膜反应性改变有关。

(三)鉴别诊断

无论 CT 还是 MRI 检查,表现典型的脑膜瘤易于诊断,不典型者需与相应部位的其他肿瘤鉴别。大脑凸面的脑膜瘤需与胶质瘤、淋巴瘤或转移瘤鉴别,一般不难,较为困难的是与有颅内侵犯的颅骨转移瘤鉴别;鞍区者需与垂体瘤鉴别,正常蝶鞍、鞍膈及垂体上缘的显示均利于脑膜瘤的诊断;桥小脑角区脑膜瘤应与听神经瘤鉴别,内听道扩大及内有强化肿块提示为听神经瘤;脑室内脑膜瘤需与脉络丛乳头瘤鉴别,后者常致交通性脑积水,并多见于青少年。某些硬膜病变如血管畸形、海绵状血管瘤、转移瘤或白血病浸润也可类似脑膜瘤,均需加以鉴别。

第三节　颅脑损伤

一、外伤性蛛网膜下隙出血

蛛网膜下隙出血(subarachnoid hemorrhage,SAH)是由于颅内血管破裂,血液进入蛛网膜下隙所致。可分为自发性和外伤性,自发性中以颅内动脉瘤(75%~80%)、高血压动脉硬化(15%)和动静脉畸形(AVM)(6%)最多见。以下主要叙述外伤性 SAH。外伤性 SAH 可发生于任何年龄的人群,是外伤所致颅内血管破裂,血液进入蛛网膜下隙积聚所致。脑挫裂伤是外伤性 SAH 的最主要原因,二者常并发。

(一)影像检查技术与优选

CT 是检查 SAH 的快速、相对安全和阳性率较高的手段,所以脑 CT 检查为首选检查方法。急性期 SAH,CT 较 MRI 灵敏,而亚急性期和慢性期,则 MRI 优于 CT。

(二)影像学表现

1.CT 表现　SAH 的直接征象为脑沟、脑池密度增高,出血量大时呈铸型。大脑前动脉破裂,血液多积聚于视交叉池、侧裂池前部;大脑中动脉破裂,血液多积聚于一侧外侧裂池附近,也可向内流;颈内动脉破裂,血液也以大脑外侧裂池为多;基底动脉破裂血液主要积聚于脚间池和环池。CT 上血液集聚区显示为片状高密度影。间接征象有脑积水、脑水肿、脑梗死、脑内血肿、脑室内出血、脑疝等。

2.MRI 表现　24 小时内的急性 SAH 在 T_1WI 上呈比脑脊液稍高信号影,T_2WI 呈比脑脊液稍低信号影,但灵敏度不如 CT。亚急性期可在蛛网膜下隙内出现局灶性短 T_1 信号影。慢性期则在 T_2WI 上出现含铁血黄素沉积形成的低信号影,较具特征性。

(三)鉴别诊断

1.硬膜外血肿　硬膜外血肿与外伤性 SAH 的病因类似,均由外伤致血管破裂引起,但所在腔隙不同,且硬膜外血肿 CT 表现为范围较局限的双凸透镜形,一般不超过颅缝。硬膜外血肿较局限、边缘光滑,常伴有颅骨骨折。

2.硬膜下血肿　常为减速性颅脑外伤所致,好发于额颞部,居于脑凸面硬膜与蛛网膜之间。CT 呈新月形或半月形高密度影,范围广泛,甚至蔓延整个大脑半球。临床为持续性昏迷,无中间清醒期,需与 SAH 仔细鉴别。

3.硬膜下脓肿　硬膜下脓肿与 SAH 所在腔隙不同,且依据 MRI 信号强度或 CT 值,结合临床表现易于鉴别。

二、脑内血肿

脑内血肿分为外伤性脑内血肿和自发性脑内血肿。以出血性损伤为主的脑挫裂伤与外伤性脑内血肿之间无明确界限,一般将出血灶较大者称为血肿,较小者称为脑挫裂伤。外伤性脑内血肿约占颅内血肿的 5%,源于直接暴力,多是对冲性损伤,着力点冲击性损伤次之。血肿可发生脑组织的任何部位,但 80%左右在额、颞叶,常较表浅,单发或多发。绝大多数为急性血肿且伴有脑挫裂伤和(或)急性硬膜下血肿。少数为迟发血肿,多于伤后 48~72 小时复查 CT 时发现。

(一)影像检查技术与优选

外伤性脑内血肿急性期以 CT 作为首选影像学检查方法,优于 MRI。即使血肿进入亚急性期呈等密度,根据占位表现和周围水肿,结合外伤史,CT 也可诊断。

(二)影像学表现

1.CT 表现

(1)急性期(包括超急性期):脑内圆形、类圆形或不规则形高密度灶,CT 值在 50~80Hu,灶周出现水肿,血肿较大者可有占位效应。

(2)亚急性期:血肿密度逐渐降低,灶周水肿由明显到逐步减轻;血肿周边吸收,中央仍呈高密度,出现融冰征;增强扫描病灶呈环形强化,呈现靶征。

(3)慢性期:病灶呈圆形、类圆形或裂隙状低密度区。

2.MRI 表现　在显示出血、血肿形成时间方面有独特优势,其信号强度与血肿内成分的演变有关;可反映血肿内血红蛋白、氧合血红蛋白、去氧血红蛋白、高铁血红蛋白、含铁血黄素的演变过程。

(1)超急性期:血肿内血红蛋白完整,含有氧合血红蛋白和类似血液的蛋白溶液,在高场强 MRI 时,T_1WI 呈等信号,T_2WI 呈高信号;在低场强 MRI 时,T_1WI 可能为高信号(低场强设备对蛋白质灵敏)。出血 3 小时可出现灶周水肿,血肿较大时可出现占位效应。

(2)急性期:完整红细胞内的氧合血红蛋白变为去氧血红蛋白,血肿在 T_1WI 呈等或略低信号,T_2WI 呈低信号。

(3)亚急性期:早期细胞内去氧血红蛋白转变为高铁血红蛋白,T_1WI、T_2WI 均为周边环形高信号、病灶中心低信号或等信号;随着红细胞溶解,出现游离高铁血红蛋白,T_1WI、T_2WI 均为高信号。

(4)慢性期:高铁血红蛋白演变为含铁血黄素,信号为:①T_1WI 和 T_2WI 表现为高信号血肿周围包绕一圈低信号环;②血肿充分吸收,T_1WI 和 T_2WI 均表现为斑点样不均匀略低或低信号影;③软化灶形成,T_1WI 低信号,T_2WI 高信号,周边为低信号影环绕。

(三)鉴别诊断

1.脑外血肿　脑内血肿邻近颅骨内板时应与脑外血肿鉴别,前者与颅骨内板相交呈锐角,与颅骨相贴段的长度小于血肿最宽径,血肿周围常有水肿带;后者与颅骨内板相交呈钝角,最宽径与颅骨相贴,周围常无水肿带,一般不难鉴别。但邻近颅底、颅顶时,由于部分容积效应,水平面扫描常难以鉴别,应行 CT 冠状面扫描或 MRI 冠状成像。

2.高血压性脑内血肿 高血压性脑内血肿与外伤性脑内血肿具有相似的演变规律,鉴别时除了外伤史,血肿的位置对于鉴别诊断有一定的帮助。高血压性脑内血肿常位于基底核区、大脑半球、脑干及小脑,而外伤性脑内血肿与外伤着力点有相关性,位置较浅。

三、脑挫裂伤

脑挫裂伤是指颅脑损伤所致的脑组织器质性损伤,包括脑挫伤和脑裂伤两种,是最常见的颅脑损伤之一。脑挫伤指外伤引起的皮质和深层的散发小出血灶、局部静脉淤血、脑水肿和脑肿胀;脑裂伤则指外力作用下脑组织、脑膜和血管撕裂。两者常同时存在,故统称脑挫裂伤,可以出血性损伤为主,也可以非出血性损伤为主。脑挫裂伤是直接暴力所致,可为着力点冲击性损伤,更多则为对冲性损伤。以额极、颞极和额叶眶面最易受损,多发生在皮层灰质及灰质下表浅部位,严重者可损伤深部结构,如脑干、胼胝体等。

(一)影像检查技术与优选

以出血性损伤为主的脑挫裂伤的急性期,CT 较 MRI 灵敏,而以非出血性损伤为主者,以及脑干、小脑区的脑挫裂伤则 MRI 优于 CT。

(二)影像学表现

1.CT 表现 表现为低密度水肿区内多发、散在斑点状高密度出血灶,小灶性出血可相互融合。病变小而局限者占位表现不明显,病变广泛者占位效应明显。动态观察,早期低密度水肿区逐渐扩大,第 3~5 天达到高峰,以后随时间推移,出血灶吸收则病变演变为低密度,水肿范围逐渐缩小,占位效应逐渐减轻,最终形成软化灶,病变范围小者可不留痕迹;如继续出血则可形成脑内血肿,占位表现加重。

2.MRI 表现 水肿及其中散在小灶性出血是脑挫裂伤 MRI 信号变化的基础。急性期 T_1WI 水肿表现为低信号,出血灶为等信号,整个病灶表现为均匀或不均匀的低信号;在 T_2WI 水肿表现为高信号,出血灶为低信号,整个病灶表现为不均匀高信号。亚急性期,在 T_1WI 出血灶信号逐渐演变为高信号,与水肿区的低信号形成混杂信号;在 T_2WI,出血灶信号逐渐演变为高信号,与水肿的高信号一起,整个病灶呈高信号。慢性期,在 T_1WI 呈现由混杂信号向低信号的演变,在 T_2WI 由于含铁血黄素的形成在高信号内出现低信号。脑挫裂伤病灶内水肿与出血的比例各异,有以水肿信号为主者,也有以出血为主者。

(三)鉴别诊断

1.硬膜下血肿 常为减速性颅脑外伤所致,好发于额颞部,居于脑凸面硬膜与蛛网膜之间。CT 呈新月形或半月形高密度影,范围广泛,甚至蔓延整个大脑半球。临床为持续性昏迷,无中间清醒期。常与脑挫裂伤同时存在,需仔细鉴别。

2.硬膜外血肿 常为加速性颅脑外伤所致,好发于颞叶、额顶和颞顶部,居于颅骨与硬膜之间。CT 平扫示颅骨内板下双凸形高密度影,边界锐利,范围局限。常伴脑水肿或脑梗死。临床有中间清醒期。

3.脑内血肿　分为外伤性脑内血肿和自发性脑内血肿。以出血性损伤为主的脑挫裂伤与外伤性脑内血肿之间本无明确界限,一般将出血灶较大者称为血肿,较小者称为脑挫裂伤。外伤性脑内血肿,血肿常位于脑组织内,伤后多有意识障碍,如位于功能区则有神经定位体征,颅压增高表现,头颅 CT 平扫可见脑组织内片状高密度影,边界清晰,可资鉴别;自发性脑内血肿常见于中老年人,多有高血压、糖尿病等病史,出血部位以基底核区(中年人,高血压性脑出血)或枕叶(高龄患者,脑动脉淀粉样变性)常见,结合临床病史可以鉴别。

第十四章　肝疾病的影像学诊断

第一节　肝脓肿

肝脓肿(hepatic abscess,HA)是临床常见的肝内炎性病变,是肝组织局限性化脓性炎症,主要分为细菌性肝脓肿与阿米巴性肝脓肿两大类。

细菌性肝脓肿最常见,约占80%,常为多种细菌的混合感染,以大肠埃希菌、金黄色葡萄球菌最常见。其感染途径包括:①胆道源性,最主要原因。细菌沿胆管上行,多见于胆石症、化脓性胆囊炎;②门静脉源性,腹腔内或肠道感染,细菌或脓栓经门静脉入肝;③肝动脉源性,全身败血症或脓毒血症的菌栓入肝;④肝外伤性。

阿米巴性肝脓肿是肠外阿米巴病的最常见形式,多继发于阿米巴性结肠炎。病因是阿米巴滋养体从肠道病变经门静脉血流进入肝,原虫阻塞肝内门静脉末梢,并产生溶组织酶,造成肝局部缺血、坏死,继而形成脓肿。

HA的形成大致分为急性炎症期、脓肿形成初期及脓肿形成期3个病理阶段。急性期局部肝组织充血、水肿、大量白细胞浸润;脓肿形成初期白细胞崩解,组织液化坏死,形成小脓腔,约数毫米大小;进而周边肉芽组织增生并纤维化,形成脓肿壁,小脓腔也相互融合成大脓肿,可达数厘米。最终形成的HA脓腔内充满了由坏死肝组织及白细胞构成的黏稠脓液。HA脓肿壁一般为双层结构,内层为肉芽组织,外层为纤维组织。脓肿壁早期以肉芽组织为主,后期以纤维组织为主。HA外周正常肝组织内有炎症充血带。

细菌性肝脓肿与阿米巴性肝脓肿的病理形成过程相似,主要差异:①发展快慢不同,一般细菌性者1周左右形成脓腔,阿米巴性者发展缓慢,于阿米巴性肠炎后30~40天形成;②阿米巴性肝脓肿在坏死组织边缘的肝组织中可查到阿米巴滋养体。

HA的临床表现主要为发热及肝区疼痛。细菌性者中毒症状产生快而明显,高热、起病急、进展快,白细胞计数明显升高。阿米巴性者起病缓慢,病程较长,常有阿米巴性结肠炎病史,高热或中热,白细胞计数也升高但不及细菌性者。糖尿病为易感因素。

一、影像检查技术优选

US、CT、MRI均可检出HA,CT和MRI增强通过观察特征性壁分层强化,即"双环征"可很好地定性HA。HA的中心脓液在MRI的DWI上呈特异性明显高信号,对定性诊断有很大帮助。

二、影像学表现

1.CT表现

(1)平扫:肝内圆形或类圆形低密度灶,边界不清,其内呈不均匀低密度,20%病灶中心可出现气体影,呈气泡样或形成气液平面。

161

（2）增强:动脉期边缘轻度环形强化,周围见片状异常灌注,门脉期呈等强化;部分中心可见不连续的嵴样分隔,中心液化坏死区各期均无强化。

（3）其他表现:部分脓肿可穿破包膜,与周围组织或器官形成瘘管。向上可穿入膈肌下,形成膈下脓肿;穿入胸腔形成脓胸;侵犯肺组织形成肺脓肿,与支气管相通,则形成支气管瘘;穿入腹腔可形成腹膜炎;还可穿入心包、胆道。

2.MRI 表现

（1）平扫:脓腔在 T_1WI 上呈低信号,T_2WI 上呈高或高低不均匀信号,最具特征性的是在 DWI 上呈明显高信号,反映了脓液水分子扩散受限明显加重的特点。脓肿壁在T_2WI上呈环形中等高信号。周围炎症充血带在 T_2WI 上可呈片状稍高信号,提示炎症所致局部水肿。

（2）增强:增强 MRI 较 CT 可清楚区分中心的脓腔、边缘脓肿壁及周围肝内炎性充血带。中心脓腔各期均不强化。脓肿壁内层于动脉期高强化(肉芽组织强化);门脉期或延迟期内、外层均高强化(肉芽、纤维成分同时强化)。周围炎性充血带动脉期一过性异常灌注,门脉期或延迟期呈等强化(周围肝组织因炎症充血,动脉血流增加,门脉血流减少)。

病程不同阶段,HA 形态略有不同。在脓肿形成初期,HA 外形可呈"花瓣样"或"蜂窝样"的多房性病变,中心见多发分隔,囊腔大小不一,代表了小脓腔在相互融合过程中,尚有未完全坏死的残留肝组织。当脓肿完全液化后,表现为单房性大囊腔。脓肿壁或分隔多厚薄均匀,内壁光滑无壁结节,不同于实性肿瘤中心坏死后残留的肿瘤组织。

三、诊断要点

HA 的主要影像学特点:一是中心脓腔无强化,且在 DWI 上呈明显高信号,ADC 图上呈低信号;二是脓肿壁厚薄均匀,内壁光滑无壁结节,增强扫描呈分层强化(动脉期内层高强化,延迟期全层延迟强化)。结合高热、肝区疼痛及白细胞计数明显升高病史,HA 不难诊断。

四、鉴别诊断

HA 需与肝细胞癌、转移瘤、肉芽肿性病变鉴别。肝细胞癌以实性肿块为主,可有灶性坏死,增强扫描呈"快进快出"强化,与 HA 的鉴别点一是无 DWI 高信号的脓腔,二是整体强化,而非环形分层强化。肝转移瘤也可呈环形强化,称为囊性转移瘤,需与肝脓肿鉴别,DWI 具有重要价值。囊性转移瘤的壁为存活肿瘤组织,中心为坏死组织,在 DWI 上呈周边环形稍高信号、中心低信号,而肝脓肿的壁为炎性肉芽组织,在 DWI 上呈稍高信号,中心为黏稠脓液,在 DWI 呈明显高信号、ADC 图呈明显低信号;另外,转移瘤的环形强化壁常厚薄不均,也无分层;肝脓肿常表现为双环征。结合原发肿瘤病史,通常易于鉴别。

第二节　病毒性肝炎

多种病毒感染均可导致肝的炎症,如 EB 病毒、巨细胞病毒等,但一般病毒性肝炎多指肝炎病毒导致的肝炎症。目前已发现的肝炎病毒有 5 型,其中甲型和戊型主要表现为急性肝炎,乙、丙、丁型主要表现为慢性肝炎,并可发展为肝硬化和肝细胞癌。病毒性肝炎主要通过粪-口、血液或体液传播,是以肝炎症和坏死病变为主的一组传染病。

肝炎急性期主要表现为发热、乏力、食欲缺乏、厌油、恶心、呕吐、腹痛、腹泻及尿色加深,巩膜、皮肤黄染,皮肤瘙痒,肝大,有压痛及叩击痛,少数可有轻度脾大。慢性期则反复出现头晕、乏力、精神萎靡、消化道症状、肝区不适、肝脾大,还可伴有蜘蛛痣、肝掌、毛细血管扩张或肝病面容,肝功能持续异常,或伴有肝外器官损害,自身抗体持续升高等。

急性病毒性肝炎为全小叶性病变,主要表现为肝细胞肿胀、气球样变,肝细胞凋亡,出现点灶状坏死或桥接坏死,汇管区炎症细胞浸润及毛细胆管胆栓形成。急性重型肝炎表现为肝细胞呈一过性坏死、亚大块坏死或桥接坏死,伴存活肝细胞的重度变性。慢性肝炎为肝实质内不同程度肝细胞变性、坏死,汇管区及其周围炎症反应伴不同程度纤维化。

一、影像检查技术优选

近年来肝纤维化的无创评估是影像研究的热点之一。目前用于评估肝纤维化的影像手段主要有 CT、DWI、MRS、MRE 等。CT 平扫及增强扫描可为慢性病毒性肝炎患者肝炎分级提供较为丰富的异常肝、脾、淋巴结、胆囊影像学信息,对判定肝炎分级具有较高临床应用价值。

传统的影像学检查方法包括超声、CT 和 MRI 等,仅能在肝纤维化晚期出现肝形态学变化时才能进行判断,无法在早期做出诊断并对肝纤维化进行分级。超声弹性成像技术及 DWI 作为无创、快捷、操作简便的影像学检查,可用于肝纤维化早期诊断。

随着研究的不断深入和技术的发展,未来 MRI 的多模态成像技术可能会为肝炎症及纤维化的诊断与治疗提供无创、快捷、定量的评估,可以部分或完全替代肝穿刺活检,成为新的诊断和评估手段。

二、影像学表现

1.CT 表现

(1)急性病毒性肝炎:急性期由于炎症反应导致肝细胞内含水量增高,CT 平扫表现为肝增大,各叶比例正常,肝实质密度降低,近似于脾。急性重型肝炎时则肝密度明显不均匀,可见多发不规则片状低密度灶,与正常肝实质交错而呈地图样改变。门静脉周围"晕环"征或"轨道"征也是急性病毒性肝炎常见的影像表现,是指在 CT 或 MRI 图像上显示围绕在肝内门静脉左、右支周围的环状影。胆囊受累常见,以胆囊缩小,胆囊壁增厚水肿和胆囊周围炎为主。胆囊受累程度与肝损伤程度相关,随着病情好转,胆囊壁水肿可迅速消失。此外,还可见到腹腔淋巴结肿大(肝门区淋巴结肿大多见),腹腔积液等表现,腹腔积液多见于重型肝炎。

CT 增强扫描,动脉期在门静脉周围和(或)近肝包膜下肝实质多发小斑片状及楔形强化,静脉期及延迟期肝边缘区域强化高于肝中央区域。重型肝炎的大片状坏死区在静脉期明显强化,密度显著高于周围肝组织,即"反转"强化,为重型肝炎的特征性影像表现,但此种表现在急性病毒性肝炎出现较少,多见于药物性肝损害所致亚急性肝衰竭。

（2）慢性病毒性肝炎:随着病程进展,肝右叶体积可逐渐缩小。肝密度减低,肝实质内可出现多发或弥漫分布的点状低密度灶,增强后病灶边缘强化。脂肪肝多见。门静脉多显示不清,少数门静脉及分支扩张,并可见门静脉周围"晕环"征。脾以中度以上增大为主,且呈进行性增大。胆囊改变多以胆囊肿大,胆囊壁增厚和胆囊结石多见。腹腔淋巴结肿大、增多,肿大的淋巴结多沿肝及胆管的淋巴引流区域分布,即由肝门到十二指肠的第 1 段水平。此外,还可继发胸腔积液、心包积液和胸膜增厚等改变。晚期则出现肝硬化、门静脉高压等表现。

2.MRI 表现　急性期肝体积可增大,肝实质呈弥漫性 T_1WI 稍低信号、T_2WI 稍高信号改变,边界不清,信号常较均匀。慢性期肝实质信号明显不均匀,可见弥漫斑点状低信号,肝边缘欠规整,包膜下可见少量积液,门静脉周围"晕环"征,在 T_1WI 呈低信号,T_2WI 呈高信号,磁共振胰胆管成像（MRCP）显示更为清楚。急性重型肝炎时则信号明显不均匀,可见多发散在斑片状 T_1WI 低信号、T_2WI 高信号,代表肝实质的坏死区,脂肪抑制 T_2WI 能灵敏地发现胆囊壁增厚、水肿,MRI 表现为胆囊壁增厚呈分层现象,外膜层的疏松结缔组织明显水肿,T_2WI 呈高信号。慢性期则和早期肝硬化表现相似,肝体积缩小,肝叶比例失调,肝实质信号不均匀,尤其在增强扫描延迟期表现更明显,可见弥漫性斑点状低信号,动态增强扫描时肝实质的强化峰值时间延迟,这可能与门静脉流速减慢有关。肝门区淋巴结肿大有时可能是急、慢性肝炎的唯一 MRI 表现。

三、诊断要点

病毒性肝炎的诊断主要依靠流行病学史、临床症状和体征及实验室指标进行综合分析,再根据肝炎病毒学检测结果或肝穿刺活检做出病原学诊断而最后确诊,目前影像学检查在其中主要用于筛查性的形态学评价。

四、鉴别诊断

1.肝硬化　病毒性肝炎慢性期和早期肝硬化表现相似,有时二者不同程度合并存在,影像鉴别较难,主要依靠肝穿刺活体组织检查确诊。

2.原发性肝癌　弥漫型肝癌病灶多呈结节状。动态增强符合肝癌"快进快出"的强化特点,且门脉癌栓常见。

第三节　脂肪肝

脂肪肝是机体脂肪代谢障碍的弥漫性肝病。脂肪肝可出现肝的代谢和功能异常,由肝细胞内脂肪过度积聚所致。当肝内脂肪蓄积量超过肝重量 5% 时就可以发生脂肪肝,又称脂肪变性或脂肪浸润。

脂肪肝的发生与肥胖、酗酒、慢性肝炎和肝硬化、糖尿病、库欣综合征、化疗、激素治疗、妊娠、营养不良等有关。当潜在代偿异常纠正后脂肪肝也可以消失。

脂肪肝主要分为两大类,即酒精性肝病和非酒精性脂肪肝,前者与过量饮酒有关,后者则是由过量饮酒以外的其他原因造成。虽然病因不同，但肝病理变化大致相同，都是因为过多的三酰甘油聚积在肝细胞内，导致肝细胞变性、坏死和纤维化。

肝脂肪浸润可以呈均匀分布，也可为局灶性，程度各不相同。弥漫性脂肪肝可有肝体积的增大，轻至中度，质地变软，切面呈淡黄色，镜下见肝细胞肿大，内含大量脂肪滴，细胞核受压推移至周边呈牙形，周围血管和血管窦变细。病理学检查及组织学检查是脂肪肝诊断的"金标准"。

轻度或局灶性分布的脂肪肝多无临床症状，重度脂肪肝可伴肝功能损害，患者可出现右上腹胀痛或不适，或有和病因相关的临床症状。

脂肪肝已经成为西方发达国家最常见的肝病之一，人群发病率为 20%~40%。近年来，随着人们饮食结构、生活方式及行为方式改变，我国脂肪肝发病率有逐年上升的趋势，人群发病率为 12%~24%，研究表明脂肪肝的发病率仅次于病毒性肝炎，成为第二大肝病。临床上，通过了解病史及血脂含量的相关实验室检查对脂肪肝诊断比较困难。对流行病学中有无酗酒、慢性肝炎或其他病史等方面的调查，结合血清学的检查结果综合分析，一般可以进行酒精性肝病和非酒精性脂肪肝病因的鉴别诊断。但是不少酒精性肝病中也同时存在乙型或丙型肝炎。

因此，临床上的病因诊断有时还是有一定的困难。对于脂肪肝血脂含量的临床检验指标，如测定三酰甘油、总胆固醇、低密度脂蛋白、极低密度脂蛋白、高密度脂蛋白等，可能增高，但这些检验的特异度并不高，确诊仍然依靠肝穿刺活检。而肝穿刺活检一方面为创伤性检查，患者的依从性不高，另一方面遇到肝脂肪浸润不均匀，穿刺可能取不到病变的组织而得不到正确诊断。因此目前脂肪肝的临床诊断检查主要应用超声、CT 及 MRI 等影像学检查。

一、影像检查技术优选

1.CT　CT 通过观察肝密度降低改变及 CT 值测量比较客观地进行脂肪肝的评价。在脂肪肝的检出率和特异度方面均高于超声检查，可以明确了解肝实质脂肪浸润的范围及程度。特别是双能 CT 在进行双能扫描的过程中 X 线穿透组织时，不同原子量的物质，随着 X 线能量的变化而发生不同程度的衰减，不同的物质根据管电压变化，其 X 线衰减程度不同，变化程度主要取决于组成物质的原子量，原子量差距越大越容易鉴别。双能 CT 可以利用该原理对肝脂肪进行定量研究。但是如果同时合并肝铁沉积或者肝纤维化、硬化等病变时，CT 值对于脂肪肝的判断准确性会明显减低。

2.MRI　MRI 的常规扫描序列对脂肪肝的诊断效能不如 CT。但利用一些特殊序列可以增加脂肪肝的检出率，化学位移 MRI 可以很好地对局灶性脂肪进行检出和鉴别诊断，一些技术还能进行脂肪的定量诊断。对于脂肪肝合并肝硬化、肝癌等病变的检查和诊断，MRI 优于 CT 和超声。特别是磁共振化学位移成像、磁共振波谱成像、IDEAL-IQ 成像序列等特殊序列的应用，使得 MRI 在对于脂肪肝进行定量研究时，显示出了更多的优势。

二、影像学表现

1.CT 表现

（1）一般表现：①密度改变：肝密度弥漫性降低或局部肝实质密度降低，一般以脾密度为参照值，如肝的 CT 值低于脾即可诊断为脂肪肝。局灶性脂肪浸润时，该区域的 CT 值明显低于正常肝实质；②肝内血管阴影的改变：肝实质密度下降时，和血液密度接近，两者的密度差异缩小或消失，肝内血管影变得模糊不清或不能分辨，出现所谓的血管"湮没征"。严重的脂肪浸润，肝密度极度降低，此时肝实质密度已经低于血液的密度，肝内血管密度相对增高，在"黑色"肝背景衬托下，肝内血管表现为清晰的高密度影，呈现所谓"血管反转"征；③增强特征：脂肪肝的强化特征和正常肝实质一致，但密度相对较低，仍低于脾密度。肝内血管影清晰可见，有时血管受挤压变细，但无受侵或包绕现象。

（2）特殊表现

1）局灶性脂肪浸润可累及肝的一叶、一段或多个段、叶，也可为单发的小片状病灶。其 CT 表现特点：常为非球形病灶，和正常肝实质界限不清，无占位效应，增强扫描后可见病灶中有血管影穿过，肝边缘无膨出，增强后可有轻度强化表现，但其 CT 值增加不及正常肝组织和脾。

2）正常肝岛表现为高密度的区域，一般以胆囊窝附近和肝裂处多见，左叶内侧段最为常见。平扫及增强扫描均为相对高密度，密度均匀、边界清楚，呈圆形、楔形或不规则形，有时可见小血管进入，无占位效应。有时需和脂肪肝基础上的肝内占位性病变如肝癌、血管瘤和转移灶等鉴别。鉴别的方法为沿高密度区做连续薄层螺旋扫描，若该阴影的累计厚度小于其直径，则不符合球形占位的几何形态；如显示分支血管通过其内则诊断更为明确；动态增强扫描其强化类型（时间-密度曲线）与周围脂肪浸润的肝组织一致，同样可排除占位。

2.MRI 表现

（1）常规序列：自旋回波（SE）序列对脂肪肝的灵敏度较低，理论上讲肝在 T_1WI 和 T_2WI 上的信号增加，但在实际工作中仅有少数病例可见到肝的信号强度增加。对于局灶性脂肪肝浸润，可在 T_1WI 和 T_2WI 上看到边界不清的、淡薄的略高信号区。T_2WI 对脂肪浸润的检出灵敏度更低，因为多数局灶性脂肪浸润可为等信号。

（2）特殊序列：梯度回波化学位移成像对脂肪肝的检出灵敏度较高，其是在快速梯度回波（gradient echo，RE）序列的基础上，采用 Dixon 法相位位移技术对脂肪信号进行抑制，从而获得的水-脂分离技术。水分子中氢质子与脂肪分子中氢质子的进动频率存在差异，后者比前者慢 3.5ppm。在 MRI 化学位移成像中，选择不同的参数成像，可使两种氢质子进动频率同相，磁力矢量相加，信号升高，即为同相位；也可以使之反相位成像，两种氢质子反相，磁力矢量相互抵消，信号明显降低，即为反相位。简单地说，同相位是水和脂肪磁共振信号相加，反相位是水和脂肪磁共振信号相减。

在反相位图像上，核素内的水和脂肪不能保持同相进动，迅速失相位，则 T_2 明显缩短，信号降低。脂肪肝在同相位图像上表现等或稍高信号，与正常肝实质的信号强度相似;在反相位图像上,肝内脂肪与水含量越接近,肝实质信号下降越明显。观察同反相位图像的肝实质信号的变化,可做出脂肪肝的 MRI 诊断。最近,3.0T MRI 新开发应用的水-脂分离成像,一次扫描可以同时获得四幅图像,分别为同相位、反相位、水相、脂相,为脂肪肝的研究或肝内含脂肪病灶的鉴别提供更多的信息。

测量并比较同相位和反相位的信号强度的差别,可进行脂肪肝严重程度的评价。测量方法首先选择无大血管及大胆管的肝实质,分别设定感兴趣区(感兴趣区尽可能大),并测量图像上感兴趣区信号强度值,一般需要多个部位测量然后再计算出肝组织信号强度的平均值;进一步通过公式计算肝脂变指数(fat index,FI)。公式为 FI =(SIin−SIout)/ SIin(式中 SIin 为同相位信号强度,SIout 为反相位信号强度)。还可用伪彩图显示脂肪含量。

应用磁共振波谱成像(MR spectroscopy,MRS)进行肝脂肪定量测定,主要为 ^{1}H − MRS,是目前唯一可无创研究活体组织代谢、生化改变及化合物定量的方法。根据 MRS 谱线上各共振峰位置的不同及波峰数目、大小变化,可推断组织中化合物或代谢物的分子结构,并定量检测相应物质的相对含量。在人类的 MRS 成像中,可得到左高右低的原始谱线,经图像后处理后可得到清晰显示水峰和脂峰的波谱曲线。水峰位置在 4.7ppm 附近,脂峰位置在 1.3ppm 附近。脂肪肝的 MRS 检查,可见脂峰升高,脂峰下面积增大。脂肪浸润越重,脂峰越高,重度的脂肪肝患者脂峰接近水峰,甚至高于水峰。在 MRI 检查中,脂肪肝 MRI 平扫信号改变的同时,出现 MRS 的脂肪峰增高,更说明脂肪肝的存在及其严重程度。

随着梯度回波或多回波成像 Dixon 或者 IDEAL-IQ 技术的不断改进和应用,它可以通过一次扫描同时产生水像、脂像、脂肪百分数图像和 R_2* 弛豫图像。这项技术通过采集 6 个回波信号并通过迭代最小二乘法估测复数域映射,利用复数域重建来区分水与脂肪并得到动态 0~100% 的脂肪比,然后再利用幅度重建对脂肪比定量进行微调并除去相位错误,最后结合这 2 次重构的结果,对 T_2* 进行估测,生成最终的 R_2*、水相、脂相、脂肪分量图像,从而彻底消除了 T_2* 对脂肪定量评估的影响,能够准确地区分水、脂质子和铁等顺磁性物质对弛豫率的影响,并且建立脂肪模型,可以在脂肪分量图上直接测量脂肪含量的百分比。

质子密度脂肪分数(proton density fat fraction,PDFF)通过参数设置将纵向弛豫时间 T_1、横向弛豫时间 T_2 及 T_2* 对 MR 信号的影响降到最低,组织中质子的密度成为影响磁共振图像信号强度的主要因素,利用该成像方式可以获得质子密度脂肪分数。MRI-PDFF 是能够无创地、客观性定量测量组织脂肪分量的成像方法,其反映组织的脂肪含量的数值更精确,在量化评价脏器脂肪变方面具有非常高的灵敏度。

三、诊断要点

肝 CT 出现弥漫性或某一肝叶、肝段密度均匀降低,其肝/脾 CT 值小于 0.8,即可诊断为脂肪肝;MRI 检查时,脂肪肝 T_1WI 及 T_2WI 上肝实质信号增高,或同相位图像为等或稍高信号,反相位图像肝实质信号下降。CT 脂肪肝定量评价,可以通过计算肝 CT 值并与脾、腹主动脉或下腔静脉、腹部肌肉的 CT 值比较而进行评价;脂肪肝的 MRI 定量评价,可以通过 MRS 测量脂峰高度和脂峰下面积来进行。

四、鉴别诊断

弥漫性脂肪肝一般诊断不难,鉴别诊断包括一些弥漫性细胞水肿、弥漫性肝炎。后者肝密度降低程度不如脂肪肝明显,同时出现明显肝大,临床表现及肝实质损害明显;局限性脂肪肝需要与肝内占位性病变鉴别,特别是与错构瘤或者明显脂肪变性的肝细胞腺瘤、原发性肝癌相鉴别。局限性脂肪肝在 CT 或者 MRI 上均无占位效应,对周围的血管、胆管结构没有推移,肝实质内可见正常的血管通过,同时,在 MRI 的反相位图像上,局限性脂肪肝的信号下降,则可以明确诊断。而占位性病变在 CT、MRI 的增强扫描时,一般出现不同程度、不同方式的强化特征。

第四节 肝纤维化及肝硬化

各种原因导致的慢性肝病,比如慢性病毒性肝炎、寄生虫感染、血色病、慢性酒精肝、慢性药物性肝病、慢性胆源性疾病、自身免疫性肝炎、肝豆状核变性等,在发生肝细胞水肿、变性、坏死的同时,细胞外基质也经历合成增加和分解的病理变化。当细胞外基质合成过度增加,则形成肝纤维化。它是肝对各种病因所致的肝损伤的修复、愈合反应的结果,是各种慢性肝病发展到肝硬化的中间环节。肝纤维化的发生、发展和转归取决于细胞外基质合成增加或分解平衡关系。急性肝损害导致肝纤维增生,一旦病因去除,则过多的细胞外基质被降解,而不产生肝纤维化。但对于慢性肝病,由于持续或反复的肝实质炎症坏死,机体动员淋巴细胞参与清除带病毒的肝细胞,导致肝星状细胞活化、增生,转化成为肌成纤维细胞样细胞,而其降解活性不足,因此大量细胞外基质沉积,最后导致肝纤维化。病变进一步发展,肝纤维化同时伴有肝小叶结构的破坏,产生肝再生结节,则成为肝硬化。肝纤维化向肝硬化发展是一个潜隐渐进的过程,肝纤维化及早期硬化是一个可逆的过程,但晚期肝硬化难以逆转。因此,早期诊断并加以干预对于肝纤维化的转归和预后是非常重要的。

目前国际上常用的肝纤维化和炎症坏死评分系统有:①Knodell 组织学活动指数(HAI);②Scheuer 标准;③Ishak 系统;④Metavir 系统,下面分别介绍。

Knodell 提出了肝组织学活动指数(histological activity index,HAI),是最早发展的评分系统。该系统采用 4 个独立标准进行评分:①汇管区周边碎屑样坏死(PN)伴有或无桥接坏死(BN)(0~10 分);②小叶内肝细胞变性和灶性坏死(0~4 分);③汇管区炎症(0~4 分);④纤维化(0~4 分)。四个指标各自得分之和为总得分,范围 0~22 分。

HAI 评分系统目前虽仍然在用,但在大部分情况下已被后来出现的 Ishak 和 Metavir 评分系统取代。后两个系统对炎症坏死活动的程度进行了分级,同时对纤维化程度和肝细胞结构、血管结构的改变程度进行了分期。分期也可说明疾病的进展,且与分级相比更加稳定。

Scheuer 提出简化的肝病理分类评价系统,首次将炎症(包括汇管区炎症、汇管区周围炎症、小叶内炎症)与纤维化分开评价,并分别将其评定为 5 个级别。该分期标准较简便,易于临床应用,不足之处在于其中的主观性术语(如轻微的、严重的)影响了系统的可重复性。

Ishak 等在 Knodell 评分系统的基础上进行改进,提出了目前在全世界被广泛使用的 Ishak 系统。该系统完善了前述 Knodell 系统存在的不足,分别对界面性炎症、汇管区炎症、融合性坏死、小叶内炎症 4 个方面内容进行评价,最终得出范围为 0~18 分的炎症评价总分。纤维化被单独评价,得分范围为 0~6 分,是目前世界上分类最细的半定量评价系统,充分反映了肝病理的细微变化。与 HAI 相比,可对纤维化程度做出更为细致和准确地评估。但随着可选择的分值增加,运用 Ishak 系统评价时阅片者之间的差异也相应增大,系统的可重复性不大。

Metavir 评分系统是欧洲七个机构联合了各自的丙型肝炎病例建立的肝炎严重程度评价系统。该系统特点是炎症评分跨度大,不适合乙型肝炎这种炎症活动度显著的病变评价,而更适合评价丙型肝炎肝纤维化。该系统包括组织学活动度分为 4 级,A0 为无炎症活动,A1 为轻度炎症活动,A2 为中度炎症活动,A3 为重度炎症活动。肝纤维化程度分为 5 期,即 F0~F4:F0 为无纤维化;F1 为肝门束扩大,但未形成间隔(轻度纤维化);F2 为肝门束扩大,少量间隔形成(中度纤维化);F3 为广泛形成间隔,无肝硬化(重度纤维化);F4 为肝硬化期。

我国目前使用的慢性肝炎分期系统:慢性肝炎分期分级标准(GS 标准),由中日友好医院王泰龄教授 1995 年首次提出,在 Scheuer 标准基础上进一步细化完成,可广泛用于多种肝炎,如乙型肝炎、丙型肝炎、慢性药物性肝炎、自身免疫性肝炎。

肝纤维化及肝硬化起病隐匿,轻度的肝纤维化没有任何临床症状,主要是各种因素损伤肝导致肝炎的临床症状或进一步加重发生肝硬化,主要表现为疲乏无力;食欲减退伴恶心、呕吐,进而出现消瘦、腹部不适等症状,而门静脉高压表现最为常见,包括腹腔积液,食管静脉曲张出血,肝性脑病;肝功能损害后出现凝血功能障碍较为常见,如合并静脉曲张及脾功能亢进所致的上消化道出血可威胁患者生命。

一、影像检查技术优选

肝纤维化与肝硬化的影像学检查有 X 线检查、超声检查、CT 和 MRI 检查。X 线检查包括食管钡餐造影和肝 DSA 检查,可以为晚期肝硬化诊断提供一些信息,但诊断价值不高。对于肝纤维化常规 X 线检查价值不大。

超声检查可以作为肝硬化筛查的常用方法。肝硬化的超声可见肝体积缩小,包膜粗糙不平,肝实质内回声增多、增强、分布不均匀,出现线状或网状的强回声。CDFI 可见肝门静脉血流增宽,主干内见双向血流,流速减慢,肝静脉血流显像走行僵硬,粗细不一。同时可见脾大和无回声区的腹腔积液。但这些超声表现多数不具备特异性。CT、MRI 从肝纤维化与肝硬化形态学、功能学、血流动力学、分子影像学进行研究,为肝纤维化及其程度、肝硬化的结节诊断与鉴别诊断等方面提供诊断信息,是目前的临床诊断应用和研究的重要影像学手段。

二、影像学表现

1.肝纤维化

（1）CT 表现

1)肝形态学变化:近年来通过对肝体积 CT 测量研究,发现肝纤维化致使肝体积在不同程度上增大,特别是多层螺旋 CT 容积扫描机重建技术的进步,肝体积 CT 测量也逐渐应用到慢性肝纤维化的研究中。一方面,通过 CT 测量全肝体积评估肝的大小;另一方面还可以对肝左外叶的内侧段、外侧段及右叶体积进行测量,并算出肝段各自所占全肝的比例,进一步对肝叶大小做出评价。

轻度肝纤维化 S_1 期、S_2 期,肝各叶及全肝体积呈不同程度增大,其中左外叶和右叶增大较明显,以 S_2 期肝右叶和全肝体积增大尤为显著。重度肝纤维化 S_3 期、S_4 期时,肝广泛性纤维化和纤维间隔形成,同时伴有小叶结构紊乱和部分肝硬化结节形成,导致肝方叶、右叶容积较 S_{1-2} 期变小,但肝左外叶进一步增大,左外叶所占百分比明显大于正常肝,这是由于肝方叶、右叶容积变小后,左外叶相对代偿性增大。值得一提的是,虽然 S_4 期/早期肝硬化的肝右叶和全肝体积较 S_2、S_3 期变小,但仍大于正常肝。这些改变反映了不同分期的肝纤维化的病理过程。纤维化早期主要表现炎性肝细胞浸润、弥漫性水样变性及肿胀。纤维化发展到一定程度,同时发生肝血流异常变化,最后才出现肝体积缩小。研究结果显示,随着肝纤维化程度的不断加重,肝左外叶及尾状叶体积逐渐增大,S_4 期/早期肝硬化、晚期肝硬化左外叶所占百分比明显增大;而方叶、肝右叶、总肝容积先增大后变小,晚期肝硬化右叶所占百分比明显变小。

2)脾增大:在肝纤维化发病的过程中,脾增大是一个重要的肝外表现。后向性机制中,肝内门静脉阻力增大,脾静脉血回流受阻,使脾淤血;前向性机制中,各种血管活性分子促使脾动脉扩张,脾供血量增高,使脾充血;血管病变机制中,脾血管舒缩性、顺应性下降,对血流量的调节发生障碍。同时脾也会发生广泛的纤维化、各种细胞的增生、生物活性因子的分泌失调,导致脾体积增大、免疫紊乱,并产生许多促肝硬化因子,从而反过来加重门静脉高压的进展。因此,脾大既是肝硬化门静脉高压发病的结果,同时又是促进其进展的重要因素之一。也可用肝/脾体积比值进行肝硬化程度的评估,随着肝硬化程度加重,肝/脾比值逐渐变小。

3)门静脉改变:正常人的门脉主干(main portal venous,MPV)直径小于 13mm。当肝组织纤维化发展到一定程度,MPV 血流速度逐渐减慢,血流速度的减慢则反映了肝血管阻力的增大。慢性肝纤维化导致的肝血管阻力增加,势必发生门静脉系统的血管管径增大。在早期的慢性肝纤维化,门静脉管径也许没有变化,但随着肝纤维化、肝硬化程度的加重,脾静脉(splenic vein,SV)、MPV 及肠系膜上静脉(superior mesenteric vein,SMV)内径均呈逐渐增大的趋势。

4)肝纤维化:CT 血流灌注成像中肝纤维化发展到一定程度,肝实质的血管床绝对面积减少,同时由于血管调节机制失去平衡,入肝的血流减少,肝实质的血液灌注势必出现异常改变。与肝硬化等慢性肝病一样,在螺旋 CT 肝灌注成像研究中,自静脉注射 CT 造影剂后,选择肝单层、双层或全肝灌注成像扫描,在所获得的系列灌注图像上,测量不同时相的 CT 值,建立时间-密度曲线,进一步计算获得肝动脉灌注量(hepatic arterial perfusion,HAP)、门静脉灌注量(portal venous perfusion, PVP)、总肝灌注量(total liver perfusion,TLP)、达峰时间(time to peak,TTP)及肝动脉灌注指数(hepatic perfusion index,HPI)的相关数据,从血流变化研究角度入手,为肝纤维化严重程度评价提供影像学依据。

研究结果表明,肝弥漫性病变轻度肝纤维化 $S_{1~2}$ 期,HAP、PVP、TLP 均有不同程度下降,考虑是由于肝细胞变性(肿胀)、肝血窦受挤压变窄及间质纤维增生引起肝动脉灌注和门静脉回流受阻所致;但以 PVP 降低为主,且 PVP、TLP 与正常组比较差异均有显著意义,可能与肝供血主要来自门静脉(占 70%~80%)、门静脉管壁较薄,受挤压影响较大,而肝动脉管壁相对较厚,受挤压影响相对较轻有关。重度肝纤维化($S_{3~4}$ 期)时,肝小叶结构紊乱,纤维化程度明显加重甚至形成肝硬化结节,肝内血管床面积减少,血流灌注阻力越来越大,PVP、TLP 明显进一步减少,而 HAP 则回升至略高于正常值且与轻度肝纤维化比较有统计学差异,考虑这是肝"自身调节"的结果,表现为门静脉灌注量下降后,肝动脉灌注量代偿性增加,相应的 HPI 明显增大,由于肝灌注阻力的增大,导致 TTP 明显延长。

(2)MRI 表现

1)肝形态学及信号改变:肝纤维化早期,肝大小、轮廓可以没有明显变化,常规 MRI 与 CT 一样,也可没有发现肝的形态学变化。但晚期大量的纤维组织形成,MRI 可见肝实质信号不均匀,以及其中混乱的、增多的细条纹理样分隔。肝纤维化的磁共振 Gd-DTPA 早期和延迟增强扫描,其增强形式大致有 3 种,即均质强化、线形强化和不规则强化。然后通过评价病理改变与 MRI 增强形式之间的关系,发现在慢性肝炎中,早期不规则强化暗示正在或近期有肝细胞坏死,延迟线性增强暗示其与肝纤维化有高度的相关性,但以上存在很高比例的假阳性和假阴性。肝纤维化晚期常表现为门静脉晚期及延迟期网格样强化。

2)肝纤维化的弥散加权成像表现:近年来,弥散加权成像技术的不断发展,在应用于肝肿瘤诊断的基础上,也不断被应用在肝纤维化等慢性肝病的研究中。理论上,正常肝细胞形态及排列规则有序,实质细胞与细胞基质稳定。当慢性肝病患者出现肝纤维化时,肝内纤维细胞增生,胶原纤维沉积在肝细胞间质中,水分子活动受到限制,从而引起病变组织 ADC 值降低。但目前认为单纯采用 DWI 单指数模型及 ADC 值定量评价肝组织扩散特征时其准确性会受到微循环灌注的影响。而双指数模型(IVIM)可以分离扩散和灌注两种信息,获得真实扩散系数(true diffusion coefficient,Dt)、假性扩散系数(pseudo diffusion coefficient,Dp)及灌注分数(fraction of perfusion,f),从而更真实、准确地反映肝组织的病理生理变化。

弥散峰度成像(diffusion kurtosis imaging,DKI)是 DWI 和弥散张量成像(DTI)技术的延伸,优势在于可以通过多参数来评估复杂组织结构内水分子的非高斯分布状态,因此理论上能更真实地反映出生物组织的微观结构变化。DKI 的主要参数包括各向异性分数(FA)、平均弥散率(MD)、轴向弥散率(Da)、径向弥散率(Dr)、平均峰度值(MK)、轴向峰度值(Ka)、径向峰度值(Kr)。平均弥散率和峰度值指的是所有方向上的平均值,轴向峰度值是指扩散本征矢量中最大的扩散本征值,而径向峰度值是指所有垂直于本征值最大的本征矢量方向的峰度值。理论上 D 值相关参数反映的是细胞外水分子不同方向上的弥散受限程度,D 值相关参数越小,表示弥散受限越明显;水分子扩散偏离高斯分布的大小可以用无量纲尺度峰度值来量化,K 值越大,表示水分子偏离高斯分布程度越明显,组织微观结构越紊乱。随着肝纤维化的进展,肝组织结构紊乱程度会增加,细胞外间隙的水分子弥散受限程度也会越来越明显。研究结果中弥散相关参数 MD、Da、Dr 都灵敏地反映出了纤维化过程中的水分子变化规律。K 值增高体现出了组织结构紊乱程度的增高。

拉伸指数模型可以获得扩散分布指数及扩散异质性指数,分别反映体素内的平均扩散速率及体素内扩散速率的不均匀性,能够更加准确地描述生物组织结构的复杂性及导致扩散运动的不均质性。

3)相位对比法磁共振成像(PC-MRI)在肝纤维化中的应用研究:PC-MRI 是根据像素信号强度及血管横断面积,计算出单位时间内血液的容积,来判定血液流速的大小,是一种不仅能显示血管解剖结构,而且能够提供量化血流方向、血流速率及流量等血流动力学信息的磁共振检查技术。门静脉 PC-MRI 在肝纤维化应用研究表明,与正常组织相比,慢性肝炎、肝纤维化的门脉主干平均血流速度和每分流量减慢,经过治疗病情好转,门脉主干平均血流速度较治疗前增高,每分流量较治疗前增加。

4)磁共振弹力成像(MRE)技术在肝纤维化中的研究:MRE 是一种无创性通过检测机械波在人体内的传播速度,可以定量地分析活体组织的弹性硬度或弹性的成像技术。正常肝由分布在基质中的肝细胞和肝窦组成,质地均匀;肝纤维化发生时,肝内纤维结缔组织异常增生,假小叶形成,致使局部或弥漫性肝实质弹性的不均匀。此肝实质硬度的变化是肝组织弹性成像诊断的病理基础。各种研究发现随着纤维化等级的增加,肝硬度也逐渐增加,同时也证明 MRE 可以区别中、高级纤维化和轻度纤维化。因此,肝弹性成像也是目前对肝纤维化程度分级的一项很有前景的无创性检查。

5)磁共振 T_1rho 成像技术在肝纤维化中的应用:T_1rho 成像是由静磁场 B_0 产生的平衡磁化矢量首先被旋转到横向平面,在横向平面内接收共振的连续波型射频脉冲,此脉冲强度远低于 B_0,被称为自旋-锁射频脉冲。在自旋-锁脉冲作用期间,这种横向磁化矢量的弛豫速率常数即为 T_1rho 值,其能反映组织内水和大分子结合时发生的能量或质子交换等相互作用,目前较多的动物实验研究结果表明,肝纤维化过程涉及一些生物大分子,包括胶原蛋白和蛋白聚糖的积累;T_1rho 值的大小与肝纤维化的分级成正相关,推测 T_1rho 成像技术可能是评价肝纤维化的灵敏方法,特别是在诊断早期肝纤维化中具有较大潜力。

6)T_1mapping 在肝纤维化评估中的作用:近年来通过 T_1mapping 扫描图像测量获得 T_1 弛豫时间的研究越来越受到重视,现有的研究显示,钆塞酸二钠(gadolinium ethoxybenzyl dimeglumine,Gd-EOB-DTPA)增强扫描不但能提供更多肝疾病诊断方面的信息,而且和临床肝功能及储备功能评价的指标都有很好的一致性,通过 MRI T_1 mapping 扫描得到的图像可以直接测量 T_1 弛豫时间并计算 T_1 弛豫时间减少率来评价肝功能。采用 Gd-EOB-DTPA 增强 MRI T_1 mapping 来评价患者 Child-Pugh 分期肝,其结果显示在 Gd-EOB-DTPA 增强后,Child-Pugh B 组患者在肝胆期肝脏 T_1 弛豫时间明显延长,T_1 弛豫时间减少率明显降低。

(3)慢性肝纤维化的计算机辅助诊断:近年来计算机辅助诊断也应用在肝纤维化的研究中。在肝的大小、形态、边缘、密度和血流动力学改变等方面进行 CT 或 MRI 诊断的基础上,从另外的角度,利用人工智能技术,如计算机人工神经网络、深度学习等软件,基于误差反向传播的人工神经网络,运用输入层、中间层或隐藏层及输出层的三层学习运算法则,通过提取肝 CT 或 MRI 图像的纹理特征量,将肉眼观察不到的细微结构,以量化的信息表示,并对这些数据进行整合,进行逆向检验,重复建模,逐级筛选最佳数据,进一步传递给中间层各神经元,经过信息变换及处理后,输出层输出处理结果。输出层输出的结果表示为:0 表示无纤维化,1 表示有纤维化。通过神经网络建立的肝纤维模型分析肝纤维化情况,并对纤维化程度进行诊断,为慢性肝纤维化及肝硬化诊断提供了新的途径。

2.肝硬化

(1)CT 表现

1)肝硬化的形态学改变:肝大小变化是 CT 诊断观察的主要内容,中晚期肝硬化,一般都出现肝大小的变化,可能发生全肝萎缩、缩小,大部分还是出现一个肝叶萎缩,一个肝叶代偿性增大。病因的不同,出现的肝叶大小变化也有所不同,酒精肝性肝硬化,可能由于长期多量酒精通过肠系膜下静脉回流到右叶,致使肝右叶病变相对比较严重,出现肝右叶萎缩也比较明显,而与其相邻的尾状叶则由于血供与肝右叶不同,出现代偿性增大;但对于肝炎后性肝硬化,发生尾状叶增大少见,通常表现为肝右叶的萎缩、左叶的增大,或有的病例表现为左叶萎缩、右叶增大,由于肝叶大小的改变,特别是右前叶及方叶的萎缩,可以造成胆囊窝的扩大和移位,胆囊窝扩大。

2)肝血流灌注异常及侧支循环形成内外血流变化:CT 肝硬化的基本病理改变是肝细胞变性、坏死及纤维组织增生和假小叶形成,其结果造成肝窦结构破坏,血管床减少,肝内血液循环压力升高,导致肝内外血流动力学变化,临床上观察肝内血流灌注变化和门静脉高压的侧支循环改变可以了解和解释肝硬化的病理学变化及其程度。肝硬化患者的肝通常有肝动脉灌注量升高,而门静脉灌注量下降,肝内血流循环的受阻,必然引起肝外血流动力学的变化,主要是门静脉系统的血流受阻所继发的门静脉压力升高改变,门静脉高压导致脾增大、胃肠道淤血和侧支循环形成,CT 可直接显示脾的增大和肠管壁增厚,腹壁、肠系膜及腹膜后脂肪因渗出水肿而密度增高,门静脉和脾静脉增粗、扭曲,可见脾门增宽,胃底及食管下段管壁增厚,甚至形成软组织肿块。

(2)MRI 表现:肝硬化的肝大小、形状、边缘等形态学变化的 MRI 表现大致与 CT 相同。肝外的侧支循环形成可通过常规扫描,可以显示门静脉、脾静脉扩张、迂曲,SE 序列的 T_1WI 及 T_2WI 均显示这些曲张的静脉,表现为结节状、条索状的流空信号,尤其在 T_2WI

图像上显示更为清楚。同时可见到胃短静脉、胃冠状静脉及食管静脉曲张的侧支循环血管。非注射造影剂或注射造影剂 MRA 成像,更好地显示各部位的侧支循环血管。

对于显示肝硬化中纤维组织增生 MRI 检查比 CT 更有优势。大部分病例表现为肝实质信号不均匀,其中可见混乱、增多的细条纹理样分隔。如果肝硬化实质中伴有脂肪变性,则 T_1WI 及 T_2WI 都可能出现片状稍高信号,但一般脂肪浸润都为局灶性,因此肝实质信号表现不均匀;肝纤维组织细胞内水的含量如果没有发生改变,则 T_1WI 及 T_2WI 可能表现正常;相反如果纤维组织水的含量降低,特别有时合并铁沉积,则 T_1WI 及 T_2WI 上均为低信号,以 T_2WI 显示较为明显。合并铁沉积的肝硬化提示其肝细胞损害及肝功能的异常更为明显。MRI 在铁沉积的检查方面具有较高的价值。检查技术以磁敏感成像(SWI)或 T_2*WI 更加灵敏,可见弥漫分布的类圆形"黑色"小颗粒。铁颗粒数目越多,提示肝损害越重。

三、诊断要点

肝纤维化与肝硬化 CT、MRI 表现主要是形态学的改变,其次增强扫描可观察肝密度变化和血管情况,肝硬化时肝内门静脉血流分布和量的改变,加上间以脂肪浸润,整个肝强化不均匀,而且强化程度也下降。

四、鉴别诊断

肝纤维化需要与老年肝鉴别。已经出现肝形态学变化的中晚期肝硬化,有时也需要与老年肝萎缩相鉴别。后者没有临床症状,肝功能正常。CT、MRI 出现的肝缩小一般为全肝性。病因诊断需要结合临床资料。CT、MRI 出现的一些征象有助于缩小病因诊断的范围,比如其他肝叶萎缩而尾状叶明显增大,一般多见于酒精肝、布-加综合征等;肝血红蛋白沉着症伴肝硬化,则 CT 表现为明显高密度,MRI 表现为 T_1WI 及 T_2WI 低信号;而常见的病毒性肝炎导致的肝硬化一般不出现这些征象。至于早期肝硬化与肝纤维化,CT、MRI 形态学异常没有那么明显,可通过肝体积测量,CT、MRI 血流灌注成像及 DWI 功能性 MRI 成像,获得一些影像学诊断信息。

第十五章 胆系疾病的影像学诊断

第一节 胆石症

胆石症是胆道系统中最常见的疾病之一,是指发生于胆道系统任何部位的结石病的总称;发生在胆囊内者称为胆囊结石,发生在胆管内者称胆管结石。在诊治胆道系统疾病时,明确有无结石具有重要意义,影像学检查大多可以做出较为明确的诊断。

在胆汁淤积和胆道感染等因素的影响下,胆汁中的胆色素、胆固醇、黏液物质和钙盐析出,凝集而形成胆结石。西方国家多为胆固醇类结石,我国的胆结石以胆色素类结石常见。胆结石的大小不一,可自砂粒样到鹅蛋大小,较大的结石多位于胆囊内。胆结石在胆囊或胆管内引起胆汁淤积,易继发胆囊及胆道的梗阻和感染。

胆石症多见于中青年。胆石症的临床表现取决于胆石的位置及数量、胆管梗阻情况及有无急性炎症。胆绞痛和阻塞性黄疸是胆石症的两个较为特殊的临床表现。胆绞痛症状表现为油脂食物诱发右上腹阵发性剧烈绞痛,向右肩部放射,少数可位于剑突下及右下胸部。黄疸则多是由于结石停留在胆总管或肝管内引起梗阻所致。胆绞痛可以缓解或反复发作。黄疸可为间歇性或持久存在。此外,其他的症状一般与在胆囊炎中所见者相同。如有胆囊坏疽穿孔则可产生腹膜炎表现。急性发作时,可有疼痛、发热寒战及黄疸,即 Charcot 三联征。

一、影像检查技术优选

在诸多影像学检查中,超声诊断胆囊结石的灵敏度、特异度和准确性最高,是首选和最佳的方法。如具备典型的声像图特征即有确诊意义,无须再行其他检查。肥胖的患者扫查不满意或诊断尚有疑问者可行 CT 检查,诊断准确性较高,但价格昂贵。X 线片上胆囊结石多数不显影,无诊断价值。静脉和口服胆囊造影剂灵敏度较低且检查过程繁复,现基本不用。

二、影像学表现

1.CT 表现 胆结石因成分不同在 CT 上表现不同,CT 值与胆固醇含量呈负相关,与胆红素和钙含量呈正相关。根据 CT 值,胆结石可分为高密度(CT 值>25Hu)、等密度(CT 值 0~25Hu)、低密度(CT 值<0)三种类型。胆结石的 CT 值测定可以大致反映其化学成分,CT 值低的结石多为胆固醇类结石,高者多为胆色素类结石。CT 值一定程度上可为体外震波碎石、药物溶石等不同治疗方法提供参考依据。目前,双能 CT 扫描对结石化学成分的分析很有帮助。高密度胆囊结石平扫容易显示,表现为单发或多发,圆形、多边形、环形或泥沙样高密度影;等、低密度结石在 CT 图像难以显示。胆管结石以高密度结石多见。肝内胆管结石呈点状、结节状或不规则状,与胆管走行一致,可伴相应胆管扩张。胆

总管结石时常引起胆道梗阻,其上方胆管扩张。胆石症的患者多合并胆囊炎,可伴相应的 CT 表现。

2.MRI 表现 胆系结石在 T_1WI 和 T_2WI 上通常均表现为信号缺失,呈低或无信号,也可表现为混杂信号,部分胆系结石在 T_1WI 上可表现为明显高信号。目前研究认为,胆系结石的信号改变除与结石中的脂质成分有关,也和结石中的大分子蛋白质有密切关系。MRCP 是磁共振水成像技术的一种,由于其无创、无须造影剂、简便快速,在胆道系统的检查中应用很广泛。MRCP 可显示整个胆道树,可为胆系结石的大小、数目、梗阻部位和梗阻点上方的胆管扩张程度提供可靠的诊断依据,辅助临床治疗决策。MRCP 显示的扩张胆总管下端呈倒杯口状充盈缺损,为胆总管结石的典型表现。术前 MRCP 定位对胆管结石的手术治疗有重要意义。

三、诊断要点

胆石症的诊断主要依靠临床表现和影像学检查。对于中青年,出现反复、突发性右上腹绞痛,伴后背及右肩胛下部放射痛时,应考虑到胆石症;胆石症影像学检查征象明确,易于诊断。X 线可显示胆囊阳性结石。CT 平扫易显示高密度结石;等或低密度结石,表现为无强化的充盈缺损,其位置可随体位变换而改变。MRI 上结石多为低信号;MRCP检查示扩张胆总管下端倒杯口状充盈缺损,为胆总管结石的典型表现。

四、鉴别诊断

1.胆囊息肉 等密度或低密度胆囊结石需与胆囊息肉相鉴别。胆囊息肉位置固定,不随体位变换而改变,增强扫描可见强化;而结石增强后无强化,其位置可随体位变换而发生改变。

2.胆管癌 胆管结石引起胆道梗阻时需与胆管癌相鉴别。胆管癌临床上常表现为进行性黄疸、脂肪泻、陶土样大便和上腹部肿块;实验室检查多有糖类抗原 19-9(CA19-9)明显增高。高密度结石 CT 上容易与胆管癌相鉴别。对于等或低密度结石,CT 或 MRI 增强扫描有助于两者的鉴别,结石无强化;而胆管癌表现为扩张胆管远端突然狭窄和中断、管壁不均匀增厚或腔内和(或)腔外软组织密度或信号结节,并有强化。

第二节 急性胆囊炎

急性胆囊炎是由胆囊管阻塞和(或)细菌侵染引起的胆囊急性化脓性炎症,是临床常见急腹症之一,约 90% 以上的患者伴有胆囊结石,感染主要由大肠埃希菌等肠道内革兰阴性杆菌及厌氧菌引起。依据疾病演变过程及病理表现将急性胆囊炎分为 3 种类型:①急性单纯性胆囊炎:病变早期主要表现为胆囊黏膜充血、水肿,有大量炎症细胞渗出,胆囊轻度肿胀;②急性化脓性胆囊炎:随着病变加重,炎症侵犯胆囊全层,胆囊壁内弥漫性白细胞浸润形成广泛蜂窝织炎,胆囊肿大,胆囊壁增厚,浆膜层可有纤维素渗出,胆囊窝可有积脓,发生胆囊周围粘连或脓肿;③急性坏疽性胆囊炎:胆囊高度肿大,胆囊壁缺血、坏死、出血甚至穿孔,引起胆汁性腹膜炎。如为产气杆菌感染,则胆囊坏疽的同时,胆囊内和胆囊壁积气,即为气肿性胆囊炎。

急性胆囊炎多见于 45 岁以下的女性,男女之比为 1∶2。通常因进食油腻晚餐后诱发疾病。常在夜间发病,有胆绞痛发作病史,主要症状为右上腹痛,向右肩胛区放射。严重者伴有高热、畏寒、轻度黄疸,查体右上腹压痛、肌紧张、Murphy 征阳性。极少数的患者还伴有寒战,约 1/10 的患者可有轻度黄疸。

一、影像检查技术优选

急性胆囊炎主要依靠临床表现和超声内镜(US)诊断。X 线检查对诊断急性胆囊炎有较大的局限性,急性胆囊炎在 X 线片上大多无阳性发现,偶尔可在胆囊区观察到阳性胆囊结石或者钙化的胆囊壁影,有时可以见到膨大的胆囊。CT 也可以作为一种辅助性的检查手段,可以观察胆囊的大小及胆囊壁的厚度。但是胆囊的大小受多种因素影响,单纯的胆囊增大并不意味着炎症。急性胆囊炎的 MRI 表现与 US、CT 相似。如果临床症状典型,一般无须做 MRI 检查。急性化脓性胆囊炎,病情严重,并发症多,CT 和 MRI 不失为 US 之外的重要检查手段。此外,急性胆囊炎合并黄疸或 US 对胆管的扩张不能很好地解释原因时,行 CT 和 MRI 检查可以更全面地了解胆囊、胆管的状态,尤其对梗阻性黄疸的外压性或内源性鉴别有较高的价值。

二、影像学表现

1.CT 表现

(1)胆囊明显扩大:短轴大于 5cm 或长轴大于 10cm。但由于胆囊的大小受多种因素影响,变异较大,单纯的胆囊增大并不是胆囊炎特征性表现。

(2)胆囊轮廓模糊不清、胆囊壁增厚(大于 3mm):胆囊壁增厚多呈弥漫性、向心性。少数患者增厚的胆囊壁呈结节状,与胆囊癌表现相似。增厚的胆囊壁在增强扫描时明显强化,而且持续时间较长。

(3)胆囊周围粘连或脂肪肿胀:表现为胆囊周围密度增高的脂肪和低密度水肿带。胆囊壁与肝床分界不清。少数病例可见胆囊内结石、积液及合并肝内脓肿等。

(4)胆囊床邻近肝组织动脉期一过性斑片状强化:其发生与邻近肝组织的充血、水肿及局部肝动脉血流量增加有关,这种现象只见于动态增强扫描的动脉期,是急性胆囊炎最具特异性的征象之一,同时也是区别于慢性胆囊炎的有力证据。

(5)胆囊腔或囊壁积气、囊壁或胆囊周围脓肿:是急性胆囊炎尤其是坏疽性胆囊炎的特有征象。少数病例可合并腹膜炎征象。急性胆囊炎导致的局限性或弥漫性腹膜炎常常提示胆囊穿孔的可能。此外,部分病例可见胆汁密度增高。有报道 80%～90% 的患者合并有胆囊结石。

(6)出血性胆囊炎:出血性胆囊炎是急性胆囊炎的少见类型,除胆囊壁增厚和胆囊内结石外,主要表现为胆囊血性内容物呈高密度。钙胆汁可有相似的 CT 改变,但钙胆汁的密度更高,较均匀,更重要的是临床表现明显不同。

(7)急性气肿性胆囊炎:是急性坏疽性胆囊炎的一种少见重症表现,30% 发生于糖尿病患者,且 50% 患者不存在结石。本病 CT 特征性的改变是胆囊壁内显示有气泡或线状气体影。常见的其他表现为胆囊腔、胆道内或胆囊周围积气。诊断时需排除胆-肠瘘等情况,胆囊周围脓肿和穿孔改变有助于气肿性胆囊炎的诊断。

2.MRI 表现　一般不用于急性胆囊炎的检查,急性胆囊炎的 MRI 表现和 US、CT 相似,主要表现为胆囊腔增大、胆囊壁增厚、胆囊周围积液,部分患者可见胆囊结石和胆囊周围脓肿。胆囊壁水肿增厚,T_2WI 上黏膜层多显示为较为光滑低信号,浆膜层多显示不光滑,有时与胆囊周围积液融为一体,界限不清。快速动态增强 MRI 扫描上,显著增厚的胆囊壁可呈 3 层结构,内层(黏膜层)和外层(浆膜层)因充血显著强化,中间层为水肿区,强化不明显呈低信号。胆囊周围的积液及肝周积液的出现,在一定程度上反映了急性感染过程向胆囊周围的扩散程度,在增强抑脂 T_1WI 上,胆囊壁、胆囊周围脂肪和肝内门静脉周围组织的强化支持急性胆囊炎的诊断。

三、诊断要点

急性胆囊炎的诊断主要依靠临床表现及超声检查确诊。CT 可作为一种辅助性的检查手段。主要表现为胆囊增大,胆囊壁增厚及胆囊周围低密度水肿带。

第三节　急性重症胆管炎

急性重症胆管炎也叫急性梗阻性化脓性胆管炎(acute obstructive suppurative cholangitis,AOSC)。AOSC 的病因主要是胆管的梗阻和感染。常见的梗阻原因是胆管结石,其次是胆道蛔虫病、胆管狭窄、肿瘤和胰腺病变。感染的细菌以大肠埃希菌最多见,约占50%。AOSC 患者临床表现多不典型,大多数患者起病较急,病情变化快,早期出现明显Charcot 三联征者较少。患者一旦发病,病情进展迅速,是胆道感染最严重的阶段,易发生严重感染甚至休克。

AOSC 的主要病理改变为肝实质及肝内胆管的胆汁淤积及化脓性改变。梗阻多发生在胆总管下端,此时,胆总管明显扩张,管壁增厚,管腔内充盈脓性胆汁,管内压力升高。肝内可见并发的多发脓肿。

一、影像检查技术优选

腹部超声通常作为 AOSC 的首选检查,可以确定梗阻的存在和原因,以及胆管扩张的程度。腹部 CT 多用于补充超声检查。由于磁共振胰胆管造影检测胆道结石和恶性梗阻的灵敏度高,推荐将其用于诊断病因。US 与磁共振胰胆管造影诊断胆总管结石的准确性相当。

二、影像学表现

1.CT 表现　AOSC 主要依靠临床表现及实验室检查,CT 及 MRI 的应用相对较少。通常,CT 可见肝内、外胆管明显扩张,以左叶最为明显,扩张的肝内胆管呈聚集状。同时胆管扩张常表现在肝内胆管一、二级分支,而周围胆管因炎性纤维化改变丧失扩张能力,表现为"中央箭头"征。肝外胆管扩张也很常见,且程度不一。胆管梗阻多发生在胆总管下段,导致胆汁引流不畅,管内压力不断升高,脓性胆汁淤积。胆管壁炎性水肿及胆汁环绕,脓液周围可见环形水样低密度,增强扫描肝内胆管壁可显示弥漫性偏心性增厚。由于胆管感染,其周围有炎症细胞浸润,在肝窦内有大量中心多核细胞,形成小脓肿,可单发或多发,增强后脓肿壁及其分隔均有强化。反复炎症阻塞破坏,肝实质体积缩小及局限性肝段萎缩,以左肝多见。若在增强扫描后见局限性节段性均匀或不均匀肝实质明显强化,则提示急性化脓性炎症的发展。部分病例胆管内见弥漫性或局限性积气,与以下 3 个因素有关:胆肠吻合术史、Oddi 括约肌功能不全、产气杆菌感染。多数化脓性胆管炎患者有肝内胆管结石,同时伴或不伴有肝外胆管结石。

2.MRI 表现　MRI 同样可显示胆管的扩张,胆管壁的增厚,以及并发的肝内多发脓肿。在了解梗阻的原因和狭窄的程度和范围方面,MRCP 可以提供有价值的信息。

三、诊断要点

依据临床表现、实验室检查及影像学表现,征象明确,易于诊断。AOSC 的诊断条件如下。

1.全身性炎症　①发热或寒战;②实验室检查结果(异常白细胞计数超过 $10×10^9/L$ 或低于 $4×10^9/L$,C 反应蛋白水平升高 1mg/dL 或更高)。

2.胆汁淤积　①黄疸(胆红素水平 2mg/dL 或更高);②肝功能异常检查结果(胆红素、碱性磷酸酶、谷草转氨酶、谷丙转氨酶和 γ-谷氨酰转肽酶水平升高超过正常上限 1.5 倍)。

3.影像学表现　①胆管扩张;②潜在原因的证据(如狭窄、胆结石)。如果 1 类中有 1 个项目,2 类或 3 类中有 1 个项目存在,则考虑为可疑患者,需要进一步临床观察和评估。如果存在 1 类、2 类和 3 类标准类别中的每一个中的 1 个项目,则可以进行明确诊断。

急性胆管炎的治疗选择与诊断、分级密切相关。中、重度急性胆管炎须立即行胆道引流,国内外指南均推荐首选内镜下鼻胆管引流术、经皮经肝胆道引流术与外科手术为备选治疗方案。在对急性胆管炎准确分级前提下,行急诊腹腔镜胆总管探查术治疗胆总管结石引起的轻、中度急性胆管炎安全可靠。急诊行急诊腹腔镜胆总管探查术时,轻度胆管炎患者的术中情况与择期手术基本相同,特殊情况少见;中度胆管炎患者可能发生出血量偏大、胆管壁菲薄或偏厚缝合困难等情况,须酌情处理,必要时中转开腹手术。对于重度胆管炎患者,应尽可能避免手术引流,如果内镜下鼻胆管引流术和经皮经肝胆道引流术失败或存在禁忌证时,可考虑行开腹胆道引流术。

第十六章　胃肠道疾病的影像学诊断

第一节　胃部 MRI 检查

近年来,MRI 新技术为胃肠道影像学的发展带来了新的契机,主要表现在快速图像采集技术提高成像速度,减少运动伪影;梯度场性能的提高和线圈技术的发展显著提高图像信噪比和空间分辨率;结合 MRI 固有的多角度、多方位及多参数成像方式和高软组织分辨率及无辐射损伤等优势,使之逐渐成为评价胃部病变的强大工具。

一、胃 MRI 检查的影响因素

由于所处位置的特殊性,胃 MRI 检查受到毗邻脏器及自身生理特点的影响,主要包括:①呼吸运动及心脏、大血管搏动,产生运动伪影,导致图像的模糊;②胃肠道自身蠕动引起运动伪影,导致病变显示的模糊;③胃腔内气体导致磁敏感伪影干扰图像的显示,当有气液平面存在时尤为明显;④胃壁厚度、形态受到充盈度影响变化较大,当信号差异不明显时,可能导致假阳性或假阴性诊断;⑤胃周解剖结构较为复杂,脏器众多,影响病变鉴别及侵犯范围的判断;⑥胃走行迂曲,在胃角及胃窦容易因部分容积效应或切面成角影响成像及厚度判断;⑦胃的淋巴引流途径复杂,分站众多,以 MRI 目前的分辨率尚难较好满足淋巴结检出的要求。

胃 MRI 检查也存在独特优势:①胃存在天然分层结构,可作为 MRI 判断病变侵犯深度的依据,辅助评价癌肿分期;②胃壁外侧为脂肪,内侧为胃腔内的水或气体,可产生良好对比衬托胃壁显示;③胃处于腹腔中部,可避免体周梯度场不稳定造成的干扰;④胃周脂肪可衬托淋巴结的显示,丰富的血管可作为淋巴结分组的标志;⑤MRI 的多参数、多序列成像,提供多种对比,丰富了信息量;⑥脂肪浸润、腹膜转移及肝转移的高灵敏度,使 MRI 对胃部病变的外侵情况具有更高的判断能力。

长久以来,胃 MRI 检查受到诸多因素干扰,发展缓慢。胃 MRI 检查的发展历史,实际上就是一个不断利用新手段克服前述不足的过程,目前采用的手段包括利用快速屏气及呼吸门控序列消除呼吸运动的影响;通过肌内注射山莨菪碱(654-2)消除胃肠蠕动的影响;饮水充盈胃腔以消除磁敏感伪影,并均匀撑开胃壁利于显示;多平面成像以客观评价病变范围;多参数、多方位的高分辨率成像以利于淋巴结检出等。但成像过程中还是会受到诸多不稳定因素的影响,成像技术远未达到成熟水平。如何扬长避短,结合软硬件手段消除胃 MRI 检查的种种不足,同时充分发挥其成像优势,得到稳定高质的图像,是胃 MRI 检查迫切需要解决的问题。

二、胃 MRI 检查前的准备、训练和体位

1.受检者的准备　检查前 12 小时禁食。检查前 1 小时饮水 1000mL 充盈肠道。如无

禁忌证,检查前5~10分钟肌内注射山莨菪碱20mg抑制胃肠蠕动。上床检查前口服纯水600~1000mL使胃腔充盈。检查前训练患者屏气,寻找最佳屏气耐受点。

2.受检者的呼吸训练及屏气扫描方法　快速成像序列的出现及发展大大推动了胃MRI的发展,除了扫描时间的缩短,快速的亚秒采集"冻结"了呼吸、心脏大血管搏动等相关生理运动,即使自由呼吸也不会产生运动伪影,主要包括单次激发快速自旋回波序列(SS-FSE)、快速进动稳态采集成像(FI-ESTA)及回波平面成像(EPI)序列等。尽管单层采集不再受到呼吸运动的影响,但是在实际应用中,为了减少错层采集,保持层间连贯性,得到连续的胃MRI检查,仍然需要屏气扫描。扰相梯度回波为主的T_1加权成像,也需要患者良好的屏气配合,否则得到的图像模糊无法满足临床诊断需要。

为了得到满意的屏气效果,在扫描前需要对患者进行屏气训练。一般要求患者采用腹式呼吸,深吸气-呼气后屏气扫描。检查者应通过训练掌握患者的大致屏气耐受时长,并了解患者最佳屏气点的位置。嘱患者在整个检查过程中避免深长呼吸,并尽量克制咳嗽等剧烈运动,屏气不佳者检查时尽量采用小幅度胸式呼吸以配合屏气序列。由于较多患者在深呼气末屏气基线水平较稳,在吸气末则可能出现缓慢"撒气"的情况,同时也为了和呼吸门控序列的图像保持一致,一般采用呼气末屏气扫描。但对于少数合并肺部病变、肺功能差的患者,呼气末屏气耐受时间较短,采用吸气末屏气的方法,可适当延长屏气时间。

对于屏气时间非常短(<10秒)的患者,除了分段多次扫描,在GE公司的设备上还可采用分次屏气技术,在扫描到达患者的屏气耐受点时,利用Pause Scan键暂停扫描,患者可换气后重新屏气完成剩余的扫描。该技术的优势是,除了可将长程屏气分成若干短程屏气,实现胃的大范围扫描,还有利于扫描时的呼吸控制,根据呼吸门控监视器上反映出的患者的屏气情况,随时暂停扫描进行调整。在屏气序列的扫描过程中,需要密切观察呼吸门控监视器上患者的呼吸状态,若患者呼吸基线出现波动迹象则马上暂停扫描,嘱患者换气后再继续扫描。使用该技术时应使两次或多次扫描基线位于同一位置。

动态增强扫描时,分次采集可能影响增强时相的把握,对屏气差的患者不宜采用分次屏气技术,除了调整参数和范围以使扫描时间尽量缩短,也可由一人于旁侧掩住受检者口鼻,常可取得较好的屏气效果。

除了屏气序列,呼吸门控的快速自旋回波(FSE)序列也可作为胃MRI检查的常规序列,其采用多信号平均技术而提高了图像的信噪比,并可采用较大的矩阵,这些都提高了图像的质量。但是,该序列不能完全克制运动伪影,呼吸不匀的患者,以及未行低张而有明显胃肠道蠕动的患者,都可能在图像上见到运动伪影,造成病变显示的模糊。检查前应嘱患者不要紧张,尽量放松平静呼吸。

3.受检者体位　胃MRI检查一般采用仰卧位,对于胃底贲门及上部胃体一般可得到满意的图像,而当水充盈不足时,仰卧位可见气体积聚于胃窦或下部胃体,并在胃体下部、胃角及胃窦部形成气液平面,加重磁敏感伪影,干扰该部位病变的显示。故下段胃病变,口服水充盈不足时可考虑采用俯卧位或左/右前斜位扫描,使胃腔内水与病变充分接触,改善对比。

检查时受检者双臂一般要求交叉高举于头上,若扫描时间长,或受检者因各种原因无法耐受时,可将双臂置于身体两侧。手臂放置于身体两侧并不影响横断面的扫描,只是在冠状面扫描时,有可能在图像的两侧出现卷褶伪影,结合并行采集技术后,可基本得到消除。

以平面回波成像(EPI)序列为例,以患者屏气耐受较好的点作为屏气基线位置,在平静呼吸状态下嘱患者深吸气-呼气,屏住气,启动扫描。接近患者耐受极限时,激活 Pause Scan,序列自动在一个 EPI 读出链完成后暂停扫描,指示灯亮后嘱患者自由呼吸,换气数次后继续前面程序直至扫描完成。这样就把一次长程屏气扫描分成了若干次短程屏气扫描,解决了信号平均次数和扫描时间的矛盾,实现了屏气状态下的多信号平均采集。

呼吸门控波纹管一般绑缚在中腹部,呼吸运动最明显的部位,需紧贴腹壁,以不引起患者不适为度。根据扫描机上显示的受检者呼吸情况调节位置及松紧。调节好后,视受检者体形情况,于其下方放置海绵垫,防止线圈绑缚后影响呼吸门控的灵敏度。胃窦部病变取俯卧位扫描时,可在波纹管偏足侧腹部下方垫放棉枕,悬空波纹管所处的腹部,以不影响呼吸门控的灵敏度。

线圈的放置基本与肝一致,一般将剑突下缘置于线圈中心点的位置,若患者体形瘦长、钩形胃或胃下垂,需适当下调中心点的位置。线圈的中点置于主磁体的中心。

三、胃 MRI 检查口服造影剂的选择

与 CT 检查相同,胃 MRI 检查时也需要向胃腔内引入造影剂,其作用除了使胃得到适度的充盈,增大对比,充盈液体还可以避免胃腔内气体造成的磁敏感伪影。但两者机制不同。CT 造影剂是通过 X 线衰减的不同构成对比,MRI 造影剂则是通过改变胃腔内质子环境而得以实现,这也决定了 MRI 造影剂的种类要丰富得多。用于 MRI 胃内造影剂的要求是:①安全,不为机体吸收,无不良反应;②分布均匀,可使胃腔得到适度的充盈;③有效增大对比,可提高诊断的灵敏度和特异度;④不刺激胃肠蠕动产生运动伪影,不会产生磁敏感伪影;⑤配合相关 MRI 扫描序列,信号特征较为稳定;⑥价廉易用。

目前有报道的 MRI 口服造影剂大致可分三类。

1.阳性造影剂　主要通过缩短 T_1 弛豫时间,而在 T_1WI 上呈现高信号,腔内高信号有助于鉴别低信号的胃壁和同样为低信号突出的癌肿,以及与腹腔内高信号的脂肪进行区分;它的缺点是不利于静脉增强后观察,在胃内分布的均匀性也常难令人满意。最早应用的是 Gd-DTPA 和甘露醇的混合溶液,近期有双葡甲胺钆喷酸、枸橼酸铁铵(FAC)、绿茶、植物油等。

2.阴性造影剂　多数为基于氧化铁颗粒的超顺磁性物质,所引起的超顺磁效应包括缩短 T_2 弛豫时间,导致 T_1WI 和 T_2WI 上信号的降低,优点是可与增强后的正常胃壁或癌肿形成明显对比,并且可以避免造成伪影。全氟溴辛烷是第一个获得美国食品药品监督管理局(FDA)认证的 MRI 口服造影剂,此外还有口服磁颗粒、超顺磁性氧化铁(SPIO)、硫酸钡等。气体被认为可导致磁敏感伪影而一度拒之门外,但近期有研究表明,只要对胃内液体控制得当,气体可成为良好的阴性造影剂。

3.双相造影剂　在不同的序列可以各自表现出阳性造影剂和阴性造影剂的特点,如在 T_2WI 可以增高胃腔信号,而在 T_1WI 则降低胃腔信号,包括纯水、甲基纤维素溶液、蓝莓汁和聚乙二醇(PEG)溶液等。各类造影剂各有优缺点,目前纯水以其价廉易用、无不良反应等优势在相关研究中占据主导地位。

四、胃 MRI 检查的常用序列

进行胃 MRI 序列选择时,首先需要明确的是,尽管可用于成像的序列众多,但每个序列在具备某方面优势的同时,又有各自难以克服的缺陷,没有一个序列可以稳定地满足诊断的全部需求,这也是目前多序列共存的意义所在。合理搭配各种序列,才能为临床诊治提供尽可能多的信息。

胃 MRI 主要包括以快速自旋回波(fast spin echo,FSE)及扰相梯度回波(SPGR)序列为基础的 T_2 加权及 T_1 加权成像。实际应用中常配合呼吸触发或采用屏气扫描以达到消除运动伪影的目的,常用的序列如快速恢复 FSE 序列(FR-FSE)、单次激发快速自旋回波(SS-FSE)、快速进动稳态采集成像(FIESTA)、快速扰相梯度回波(FSPGR)、双回波梯度成像(GRE-dual echo)等。

1.T_2 加权序列　T_2 加权可分辨胃的分层结构,并可反映病变内部丰富的组织成分差异,为胃 MRI 检查的主要选择。

(1)FSE/TSE 及快速恢复 FSE(FR-FSE):是在传统的 FSE 脉冲序列末尾施加一个 $180°$ 聚焦脉冲,之后再施加一个 $-90°$ 脉冲将回聚的横向磁化矢量快速转化为纵向磁化矢量。FR-FSE 是在 GE 设备上的名称,西门子公司的设备上被称为 TSE-Restore,飞利浦公司的设备上被称为 TSE-DRIVE。FSE 及 FR-FSE 结合呼吸门控使用,可采用多次信号平均以提高图像质量。其 T_2 对比好,信噪化高,目前是腹部获得 T_2 加权像的主要序列。应用于胃成像,一般不采用抑脂技术,低信号的胃壁在内侧高信号水和外侧高信号脂肪的衬托下显示清晰(图 16-1)。成像参数:重复时间(TR)= 1~3 个呼吸周期,恢复时间(TEF)= 60~90ms,视野(FOV)= 36~40cm,层厚/层间距=5.0mm/1.0mm,矩阵=384×256,像素回波链反应(ETL)= 15,激励次数(NEX)= 4,采用矩形 FOV 以缩短采集时间,常采用呼吸触发技术。通过成像参数的调整,也可进行屏气扫描。

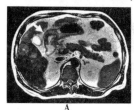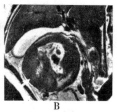

A　　　　　　　　　　　B

图 16-1　胃部 FR-FSE T_2WI

A.结合低张及呼吸门控,图像清晰且伪影较轻,胃窦癌导致胃壁环周增厚(箭头)并侵犯幽门管,癌肿信号长短不均,代表癌肿内部不同的组织成分;本例同时有肝多发转移;B.胃短轴面 FR-FSE T_2WI,FOV=15cm,层厚/层间距=3.0mm/0mm,得到清晰的高分辨图像,可辨识病变内部多种信号特征,代表不同的组织成分;对病变浆膜面和邻近脏器毗邻关系的观察也更为清晰本序列的不足之处在于对呼吸和运动的要求较高,受检者检查前必须进行低张,另外呼吸不匀时得到的图像也会出现较明显的运动伪影。成像时间长是其另一个不足之处,在受检者呼吸频率慢时尤为明显,造成扫描时间和扫描范围、层厚之间的矛盾。本序列在结合抑脂后,胃浆膜面与腹腔脂肪可分界不清,不利于病变范围的显示,因此除非为了鉴别肝占位,一般不采用抑脂技术。

(2)单次激发半傅里叶采集快速自旋回波序列(HASTE/HF-SS-FSE):该序列在一次激发后完成一个层面所有数据的采集,成像速度可<1秒/幅,它采用半傅里叶采集,利用 K 空间的共轭对称性推算出另一半。由于其成像速度快,可用于屏气扫描和不能配合的患者及儿童,即使不屏气时也不产生明显运动伪影。该序列回波链长,可获得重 T_2 加权,用于囊实性病变的鉴别诊断(图 16-2)。不足之处是胃腔内液体流动或大的运动可导致腔内假病变出现,另外 K 空间滤过效应可导致系膜血管和小淋巴结显示的模糊。成像参数:TR = 无穷大,TE = 60~90ms,FOV = 36~40cm,矩阵 = 384×224,层厚/层间距 = 5.0mm/1.0mm。

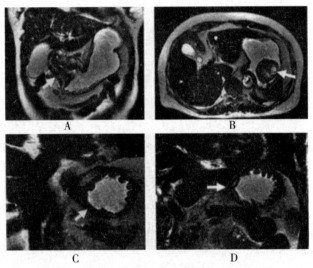

图 16-2　HF-SS-FSE 成像

A.胃窦部黏液腺癌,病变内部可见低信号、等信号、高信号混杂,分别代表瘢痕、癌肿活性成分及黏液成分(箭头);注意大、小弯侧胃周多发肿大淋巴结的显示;B.胃底部间质瘤,内部囊变显示为高信号(箭头);C.贲门癌性溃疡,底部瘢痕呈低信号(箭头);D.胃体部早期癌,示胃壁局限性水肿、分层(箭头)

(3)平衡式稳态自由进动序列(B-SS-FP):该序列在 GE 公司的设备上被称为 FIESTA,在西门子设备上被称为 True FISP,在飞利浦设备上被称为 Balance-FFE。该序列的选层梯度、读出梯度和相位编码梯度均采用平衡设计,使用极短的 TR,此时剩余横向磁化矢量较大,通过平衡梯度脉冲使相位完全重聚,当翻转角和 TR 符合一定关系时,便可达到横向、纵向磁化矢量的稳态转换,形成稳定的信号。由于 TR 极短,扫描速度非常快。该序列特殊的对比度使脑脊液、水、脂肪、血管均表现为高信号,软组织则呈现中等信号。由于化学位移效应所致黑线伪影的存在,在胃浆膜面和腹腔脂肪之间可见到连续的线状无信号带,可作为判断病变突破浆膜的参考。但由于该序列的图像对比由 T_2/T_1 决定,软组织对比很差,对病变内部组织成分差异的辨识能力很低;另外一个不足是对磁敏感伪影较为敏感,尤其是在含气胃腔附近会产生伪影,可表现为明显的高或无信号区域(图 16-3)。成像参数:TR = 3.0～5.0ms,TE = 1.5～2.3ms,翻转角 = 50°～70°,FOV = 36～40cm,矩阵 = 224×224,层厚/层间距 = 5.0mm/1.0mm,NEX = 1。

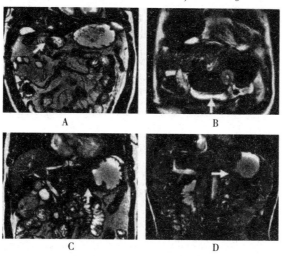

图 16-3　B-SS-FP 成像

A.胃窦癌,pT₂,浆膜侧无信号伪影带清晰连续;B.胃腔含气导致胃周出现宽带状明显高信号伪影,遮盖正常胃壁,并可能误为胃周积液;C.贲门癌,pT₃,浆膜侧伪影带于内侧中断、不规则;D.贲门癌,pT₄,下壁与胰腺间伪影带消失

(4)平衡式稳态自由进动脂肪抑制序列:在 B-SS-FP 序列的基础上增加脂肪饱和,抑制腹腔脂肪信号后,使脏器结构对比更加鲜明;应用于胃病诊断时,可显示正常胃壁尤其是胃底、体部胃壁的分层结构(图 16-4)。不足之处是对磁敏感伪影仍较为敏感,信噪比和 T_2 对比也较差。成像参数:TR = 3.0～5.0ms,TE = 1.5～2.3ms,翻转角 = 50°～70°,FOV = 36～40cm,矩阵 = 224×224,层厚/层间距 = 5.0mm/1.0mm,NEX = 1,采用脂肪饱和技术进行脂肪抑制。

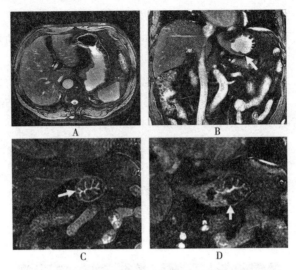

图 16-4 贲门癌的脂肪抑制 B-SS-FP 成像

A.水充盈状态横断面,癌肿浆膜面光滑,胃底、体大弯侧正常胃壁显示为三层结构;B.同一病变冠状面显示癌肿与正常胃壁的分界(箭头);C、D 为另一病例,C.冠状面,示胃腔空虚状态下三层结构的显示(箭头);D.另一冠状层面,显示了癌肿和正常胃壁的分界(箭头)

2.T_1加权序列 T_1加权序列对胃的分层及病变内部细节结构显示不佳,故多在胃部较大的占位病变或同时发现肝占位,为鉴别诊断需要提供 T_1 对比或在对比增强扫描时应用。

(1)SE 序列:SE 序列由于成像速度慢,受运动伪影干扰重而不作为胃 MRI 检查序列的首选,一般只在受检者不能满意屏气,快速梯度回波序列伪影干扰重时使用。该序列结合呼吸补偿作为补充序列以提供 T_1 对比。成像参数:TR = 300 ~ 500ms;TE = 10 ~ 20ms,FOV = 36 ~ 40cm,矩阵 = 320×160,层厚/层间距 = 5.0mm/1.0mm,NEX = 4,采用呼吸补偿技术。

(2)快速扰相梯度回波序列(FSPGR/FLASH/T_1-FFE):一般应用二维成像序列,采用较大的翻转角和较短 TR 获得 T_1加权。成像速度较 SE、FSE 快,单层图像获取时间<1秒,可于一次屏气实现全胃的 T_1加权薄层扫描。不足之处是空气和胃壁交界面受磁敏感伪影干扰较重;另外对运动也较为敏感,屏气不佳或胃肠道蠕动干扰可产生较明显的伪影。成像参数:TR = 110 ~ 250ms,TE 选择最短,翻转角 = 70°~ 85°,FOV = 36 ~ 40cm,矩阵 = 320×160,层厚/层间距 = 5.0mm/1.0mm,NEX = 1。

(3)快速扰相双回波梯度成像(FSPGR-dual echo):应用于胃病诊断时,反相位图像上胃浆膜面与网膜脂肪界面的勾边黑线伪影连续性的观察有助于判断病变是否突破浆膜(图 16-5)。成像参数:TR = 110 ~ 250ms,TE = 2.3ms(反相位)/4.6ms(同相位),翻转角 70°~ 85°,FOV = 36 ~ 40cm,矩阵 = 288×160,层厚/层间距 5.0mm/1.0mm,NEX = 1。

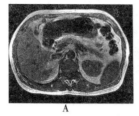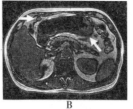

图 16-5　FSPGR 双回波 T_1WI

这是一例胃体癌的病例。A.同相位图像,胃大弯侧胃壁增厚,黏膜面有溃疡;B.反相位图像,病变浆膜侧勾边黑线伪影光滑连续,提示病变可能没有突破浆膜;注意大弯侧小淋巴结环周完整连续的低信号带(箭头),此病例术后病理报告大弯侧淋巴结转移阴性

3.动态增强扫描序列　与胃的 CT 检查一样,胃 MRI 检查也需要根据病变与正常胃壁血供的差异,通过静脉注射造影剂的方式加大两者之间的信号对比,利于病变的检出和性质的判定。造影剂的选择较为单一,除了一些具有特殊功能的造影剂,如用于判断胃癌淋巴结转移的选择性造影剂微小超顺磁性氧化铁,多数仍为顺磁性造影剂 Gd-DTPA。常规按 0.1mmol/kg 体重静脉团注,行水平面、冠状面及矢状面的 T_1WI 扫描,常以扰相梯度回波序列为基础,包括二维和三维成像。

(1)二维扰相梯度回波序列(FSPGR/FLASH/T_1-FFE):采集速度快,一次屏气可以完成全胃增强扫描,图像有较好的信噪比和组织对比,但屏气不佳者,图像有较明显的运动伪影;层厚一般也大于三维采集序列,且有层间距,不利于微小病灶如早期胃癌和小的黏膜下肿瘤的显示。成像参数:TR = 110~250ms,选择最短 TE,FOV = 36~40cm,矩阵 = 384×160,层厚/层间距 = 5.0mm/1.0mm,NEX = 1,最好采用脂肪抑制技术。

(2)三维容积内插扰相梯度回波序列:该类序列包括 GE 公司的 FAME 或 LAVA、西门子公司的 VIBE 及飞利浦公司的 THRIVE。笔者所在的单位使用的 GE 公司的 1.5T 设备,下面就以 GE 设备为例简要介绍该类序列。

FAME 序列结合了层间内插技术,并可采用并行采集技术,提高了采集速度,增大覆盖范围。同样范围的扫描可较二维成像具备更薄的层厚,有利于早癌检出和病变细节的显示(图 16-6);容积采集图像有利于后处理重建。缺点是 T_1 对比较二维扰相 GRE 序列差。成像参数:设备默认最短 TR 和最短 TE,翻转角 = 15°,FOV = 36~40cm,矩阵 = 320×160,层厚 = 4~6mm,重建厚度 = 2~3mm,NEX = 1。

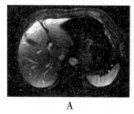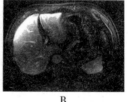

图 16-6　胃癌的 FAME T_1WI 增强扫描

A、B 为一例胃癌患者 FAME T_1WI 增强扫描的两个层面,图像有很高的空间分辨率,病变边界得以清楚显示

LAVA 序列通过结合并行采集技术及层面内和层间的部分 K 空间采集技术,进一步提高了成像速度和图像的分辨率。LAVA 序列具备较高的图像质量,更快的成像速度,与 FAME 序列相比,其速度、空间分辨率、扫描覆盖范围同时提高了约 25%,使一次屏气自肝顶至胃下极的薄层扫描成为可能。成像参数:TR 和 TE 选择最短,TI = 7.0ms,反转角 = 15°,矩阵 256×224,层厚 = 4~6mm,重建层厚 = 2~3mm,BW = 83.3Hz,NEX = 0.75。

增强扫描时相的选择是影响诊断的重要因素之一。早期由于 MRI 扫描时间长,一般仅能行单期增强。随着快速序列的出现及发展,成像速度的提高,胃的 MRI 双期甚至多期扫描成为可能。目前已可进行 5 期甚至更多期的扫描,分别为平扫、增强早期(30 秒)、增强中期(60 秒)、增强晚期(2 分钟)及延迟期或称间质期(5 分钟)等,多期扫描的图像经过后处理还可以得到时间–信号强度曲线。

由于 MRI 检查无电离辐射的优点,增强的时相选择一般可延长至 5 分钟。多期 MRI 扫描研究提出增强间质期的概念,认为增强早期反映的是肿瘤的血供或毛细血管密度,而 2~5 分钟的间质期,反映的则是造影剂在间质空隙内的潴留情况,在此期肿瘤与正常胃壁的对比最明显,也有部分胃癌在此期强化最明显。通过多期增强扫描,可更加明确地显示病变的形态、大小及对邻近组织的侵犯,利于显示平扫不明确的病变及微小病变;同时还有助于鉴别肿瘤和组织水肿,术后改变和术后残留或复发。采用动态增强减影法,可使胃壁外侧高信号浆膜层得到清晰显示。

4. 其他成像技术

(1)MRI 水成像:磁共振水成像根据体内静态或缓慢流动的液体具有长 T_2 弛豫呈高信号,周围组织 T_2 弛豫值较短呈低信号的特点,应用长 TR 加超长 TE 产生重 T_2 效果,使含水器官显影。磁共振胃肠道水成像技术(magnetic resonance gastrointestinal hydrography, MRGIH)是在快速扫描方法出现后实现的,初步研究结果已显示出其在胃肠道磁共振研究领域中的价值。与钡剂胃肠造影或 CT 检查相比,MRGIH 具有下列优点:①方法简便,诊断迅速;②便于发现病变及病变定位;③不受高浓度钡剂影响,无伪影问题,对进行钡剂胃肠道检查的患者可以立即进行 MR 检查;④MRGIH 无电离辐射,可用于孕妇和儿童。

二维 MRGIH 序列成像参数:TR = 6000ms,TE = 500ms,矩阵 = 384×288,NEX = 1,FOV = 36~40cm,层厚 = 2~4cm,层数 = 2~4。三维 MRGIH 序列成像参数:TR = 3000~6000ms,TE = 600ms,矩阵 = 256×256,NEX = 2,FOV = 36~40cm,层厚 = 1.5mm,层数 = 60~80,对三维原始图像进行 MIP 重建。

(2)磁共振弥散加权成像:磁共振弥散加权成像(diffusion-weighted imaging, DWI)作为 MRI 发展过程中的一个重要里程碑,其临床价值正得到越来越多学者的重视,应用的疾病谱也在不断扩大。作为一种非侵袭性技术,DWI 对肿瘤评价有其独特的优势。它提供了 T_1 及 T_2 之外新的组织特征对比,并有相对稳定的量化值即 ADC 值。

文献报道利用高 b 值 DWI 图像在肝占位及直肠癌等病变的对比显示能力均高于常规 MRI 序列。笔者通过胃癌 DWI 与常规 MRI 序列的比较发现,DWI 可突出显示病灶,具有较高的信噪比,通过对弥散受限程度较低的正常组织信号的抑制,可以克服胃腔内水及邻近组织对病变显示的干扰。对于胃肠道蠕动引起呼吸门控 FR-FSE 图像上胃壁及癌肿显示的模糊,也可结合 DWI 图像进行弥补。

胃 DWI 成像参数:弥散敏感梯度 b1 = 0s/mm^2,b = 1000s/mm^2,TR = 2750ms,TE 选择最小,NEX = 4,层厚 = 5mm,层间距 = 1mm,FOV = 36~40cm,矩阵 = 128×128,扩散方向 = 3。结合分次屏气技术,视患者耐受情况,分 2~3 次屏气完成,保持每次屏气基线位于同一水平。

五、胃 MRI 检查序列及技术的优选

结合图像质量和病变细节显示及癌肿分期准确性考虑,FR-FSE 优于 FIESTA 及 SS-FSE,后两者由于非纯 T$_2$ 对比或 T$_2$ 对比较差,导致癌肿 T 分期准确性下降及病变范围判断偏差,但 FR-FSE 成像时间长,需结合呼吸门控,呼吸不匀及低张效果不好的患者难以得到满意图像。FIESTA 对磁敏感伪影较为敏感,需用水作造影剂且需与病变紧密相邻,而 SS-FSE 则对磁敏感伪影不敏感,对于饮水不满意胃腔内出现宽大液平面者是最佳选择。结合 FIESTA 和反向位梯度回波序列胃周伪影带的连续性,可辅助评价病变浆膜面的完整情况及是否侵犯邻近脏器,但应注意此带的消失也可由于脏器间毗邻紧密而导致,需结合其他序列综合分析。FIESTA 冠状面扫描,当患者双手置于体侧时,可能产生卷褶伪影,可结合并行采集技术或补充 SS-FSE 序列弥补。适度水充盈的条件下,抑脂FIESTA 对正常胃壁的三层结构(黏膜层、黏膜下层、肌层/浆膜层)具有较高的显示能力。

FRFSE 结合 FSPGR T$_1$WI 是显示淋巴结的最佳序列;SS-FSE 由于 K 空间滤过效应,小淋巴结显示模糊,导致检出能力降低。

多期动态增强扫描可进一步增大病变和正常胃壁的对比,较小的病变也能得到清晰显示;LAVA 成像速度快,范围大,图像清晰且信号均匀,对早癌及小的黏膜下肿瘤有较高的显示能力,但对胃周脂肪内细节显示能力有限,不利于淋巴结的检出。大弯侧尤其接近胃底部时增强扫描常出现类似肿瘤的高强化,可结合 DWI 序列进行鉴别。

应用体部相控阵线圈,可优化信号采集,提高图像信噪比,在此基础上,并行采集技术得到发展。多线圈并行采集时,由于每个单独的线圈对局部空间敏感度不同,导致产生的信号强度不同,利用多线圈空间敏感性函数包含的受检者体位信息,增加 K 空间采样距离、减少 K 空间采样密度,在小视野内通过专门的重建算法而使采集时间缩短。这一技术应用于胃 MRI 检查,可提高采集速度,扩大成像范围,同时还可消除部分序列的磁敏感伪影。目前已常规应用于单次激发半傅里叶采集自旋回波序列、快速扰相梯度回波序列、弥散加权序列及各种增强扫描序列。

六、胃多方位扫描的意义

成像方位的选择需联合病变所处部位、形态及浸润范围而定,由于胃走行迂曲,建议成像时最少要各有一组水平面、冠状面及矢状面的屏气快速序列图像,以保证病变形态的清晰显示,利于从三维角度对病变范围进行评价,准确测量病变胃壁的厚度。

七、胃周淋巴结及腹膜、网膜病变的显示

胃癌及胃淋巴瘤等较易发生淋巴结转移,术前对淋巴结转移的检出和评估是影像学

需要解决的重要问题。MRI 对胃周淋巴结检出存在一定优势,高软组织分辨率,多方位、多参数、多序列和选择性造影剂的应用,都是检出的有利因素;但不利之处也是比较明显的,主要受伪影干扰和低空间分辨率的影响。淋巴结在脂肪抑制扰相梯度回波序列的强化间质期显示较为清晰,表现为低信号背景中的中等信号强度结节。有研究对 T_1W SE、T_2W FSE 及动态增强 SPGR 三种序列对胃癌淋巴结的检出情况进行了对比,结果 T_2W FSE 检出灵敏度最高;ROC 曲线分析,T_2W FSE 的诊断正确率高于 T_1W SE 及动态增强 SPGR。反相位梯度回波序列上,可以检出 4mm 的小淋巴结。由于 K 空间滤过效应的存在,不主张利用 SS-FSE 检出淋巴结。

对腹膜转移的评价,在未抑脂序列,表现为高信号脂肪内,大网膜、肠系膜内结节、卷发状低信号病变;抑脂后病变表现为相对高信号,利用 DWI 可辅助病变的显示及检出。腹膜转移在脂肪抑制增强扫描的间质期显示最清晰,表现为明显强化结节,结合多方位扫描,对腹膜转移的判断优于 CT。

第二节　小肠 MRI 检查

在放射学界,小肠影像诊断常被称作"未知领域",肠道病变的诊断就像"分开爬行馆里扭曲在一起的蛇"。数米长的肠道堆积在半米见方的区域,还有附属的系膜脂肪、血管、淋巴,很难寻找一个简便有效的诊断手段。X 线和 CT 小肠灌肠造影是目前临床应用较多的影像学手段。随着 MRI 软硬件技术的发展,MRI 在小肠炎性疾病,尤其是 Crohn 病的应用价值已经得到肯定;MRI 对小肠肿瘤的诊断经验也在不断积累。相关研究带动了 MRI 技术的发展,其中主要是 MRI 小肠造影检查。

MRI 小肠造影(或称小肠灌肠造影)是指口服或经鼻-空肠导管注入阳性或阴性造影剂,使小肠腔得到充盈,肠壁得到延展后,再进行各种序列 MRI 检查的方法。由于早期 MRI 速度慢,伪影重,加上长时间灌肠患者耐受差,小肠造影检查曾一度被戏称为"小肠造影危机"。

近年来随着 MRI 快速成像序列的问世和发展,小肠 MRI 检查的成像速度和图像质量得到很大提高。快速屏气序列冻结运动伪影,分辨率的提高改善了肠壁细节的观察显示,各种功能成像及水成像等手段丰富了成像对比和观察手段。目前 MRI 在小肠疾病诊断的应用日趋广泛,但成像技术还远未达到成熟水平。

一、小肠 MRI 检查的影响因素

与胃 MRI 类似,小肠 MRI 同样受到腹部各种生理、解剖因素的干扰。运动伪影的干扰仍是主要因素,尽管相对胃而言小肠的位置更接近中腹部,但十二指肠及中上组小肠受到呼吸及心脏大血管运动伪影的干扰仍然较为明显。肠道蠕动引起的运动伪影是导致图像模糊的另一个重要因素。生理状态下小肠内一般较少含气,但邻近胃腔及结肠的气体可能产生伪影,影响小肠的观察。小肠行程较长,走行迂曲不规则,空虚状态时肠腔塌陷,肠壁堆积在一起影响观察,这些都是影响小肠 MRI 诊断的不利因素。MRI 无辐射损伤,高软组织分辨率,对脂肪浸润的灵敏度高,成像范围大,任意方位断层成像克服重叠干扰,同时又可进行水成像得到钡餐造影的效果,是小肠 MRI 成像的优势所在。

二、小肠 MRI 检查前的准备、训练和体位

1.受检者准备和训练　扫描前禁食、水 12 小时,扫描前 1 小时内分段口服 2%~4% 安其格纳芬水溶液 1000~1500mL,具体视受检者耐受能力而定。无禁忌证者上检查床前 5~10 分钟肌内注射山莨菪碱 20mg。检查前训练患者屏气,寻找最佳屏气耐受点。

2.受检者体位　小肠 MRI 检查常规采用仰卧位,当需要观察特殊结构或病变,如瘘管、粘连或辅助判断腹部肿块与肠管关系时,可结合侧卧或俯卧位扫描。检查时受检者双臂一般要求交叉高举于头上,若无法耐受可将双臂置于身体两侧,结合并行采集技术后一般也不会产生明显伪影。呼吸门控波纹管绑缚在中上腹部呼吸运动最明显的部位,腹部膨隆者可在波纹管偏足侧腹部下方垫放海绵块,悬空波纹管所处的腹部,以免影响呼吸门控的灵敏度。

线圈放置时,一般取剑突与脐连线中上 1/3 交点作为线圈中心点的位置。

三、肠道造影剂的选择

理论上之前提到的胃成像的口服造影剂同样也可用于小肠成像。选择的原则除了安全无不良反应、信号特征稳定、分布均匀、不刺激胃肠蠕动产生运动伪影等,还需注意的是小肠对水分的吸收可导致造影剂的损失,进而影响肠腔的充盈。以纯水作为造影剂时,常未能到达回肠末端即被大量吸收,致使回肠段的肠管扩张不充分;由于大量水分进入体内,受试者在检查过程中常有尿意,导致难以配合,吸收过量的水还可能导致水中毒。

为了解决这一问题,多使用具有一定渗透压的溶液作为造影剂,目前应用的造影剂包括甲基纤维素溶液、甘露醇溶液、聚乙二醇溶液、硫酸钡溶液、泛影葡胺溶液、超顺磁性氧化铁溶液等,其中甲基纤维素溶液不适合口服,需通过鼻肠管导入小肠内。也可通过鼻肠管导入气体作为造影剂,利用对磁敏感伪影不敏感的序列如单次激发自旋回波序列成像。笔者在研究中应用 2%~4% 安其格纳芬水溶液作为小肠磁共振水成像口服造影剂,结果显示十二指肠、空肠、回肠显影清晰,轮廓光滑连续,管腔扩张良好。空肠显示良好的占 80%,回肠显示良好的占 85%。口服造影剂后 60 分钟第一次扫描,回盲部显示率达 70%,表明安其格纳芬水溶液更容易到达小肠远端。对比同一健康志愿者口服清水和安其格纳芬水溶液后的小肠水成像图像,后者小肠显影肠段更多、扩张更好。采用2%~4%安其格纳芬水溶液的另一好处是,当需要 CT 与 MRI 比较时,可随时选择适宜的检查方法。

四、肠道造影剂的引入方法

肠道造影剂的引入包括口服和经鼻肠导管引入两种方法。部分研究主张采用鼻肠导管引入,它可以较容易地控制进入小肠的液体量,由于导管直接进入小肠内,不会导致造影剂在胃腔内潴留,引起受检者饱胀感。插管需在透视下进行,头端要通过 Treitz 韧

带。以适当温度的造影剂缓慢灌入,速度 80~150mL/min,可均匀扩张肠管,减缓造影剂进入结肠,减少呕吐的发生。

鼻肠管插入时给患者带来的痛苦和不适是这一引入方法的不足之处。可用小号导管以尽量减轻患者不适感,有研究在胃管头侧附加一个气囊,在灌注造影剂时将气囊充气,可以防止反流和呕吐的发生。另外插管前给予镇静药也可在一定程度上减轻患者的不适感。

住院的小肠梗阻和 Crohn 病患者有时需要行造影检查,而这些患者常常在刚入院时便已经插入了鼻胃管或鼻肠管进行减压。如果进行 MR 小肠造影,就需要拔出常规鼻胃管,重新插入小肠造影导管,给患者造成额外的痛苦和不适。对此,放射科医师应该与临床医师沟通,决定是否先进行造影检查。目前有一种通用导管已经在临床应用,可进行胃肠减压的同时作为小肠造影的导管使用。

鉴于鼻肠管导入方法存在种种不足,包括对患者引起的不适,十二指肠起始段及回肠远端扩张欠佳,有辐射损伤及由此导致的检查时间的延长,一般情况下建议通过直接口服将造影剂引入小肠内。患者在 1 小时内饮入 1000~1500mL 液体,可分 3~4 次均匀时间间隔饮入,一般可得到中度充盈。如有较多造影剂贮积于胃内,可采用揉腹及翻转的方法促其排空进入小肠。

关于小肠充盈的程度,不主张采用过度充盈技术,尽管有研究认为肠管扩至 3cm 以上可以充分展开小肠黏膜,但根据近期相关研究及笔者临床观察,其存在的缺陷有:①增加患者不适感,部分患者无法耐受;②小肠充盈过度,可推挤掩盖结肠病变;③影响对小肠粘连的估计;④不利于肠系膜及腹膜改变的显示;⑤不利于腹腔淋巴结的评价。故建议常规采用 1000~1500mL 液体中度充盈即可,若病变对比较差,或充盈不均时可再考虑补充造影剂。

五、小肠 MRI 常用序列

小肠 MRI 多采用快速屏气序列,主要应用其成像快、范围大的优势,定位病变后,还可采用自旋回波序列在局部观察病变的细节。小肠 MRI 主要包括以快速自旋回波(fast spin echo,FSE)及扰相梯度回波(spoil gradient,SPGR)序列为基础的 T_2 加权及 T_1 加权常规序列,以及以单次激发半傅里叶采集技术为基础的水成像。

小肠常规 MRI 序列与胃成像基本一致,需要注意的是其成像范围大于胃,因此常采用冠状面成像得到小肠的全景图像。采用多通道线圈后,成像范围扩大,一般冠状面扫描基本可满意显示全部 6 组小肠。

1.常规成像序列(表 16-1)

(1)平衡式稳态自由进动:冠状面成像,一次屏气得到小肠的全景图像,无运动伪影,小肠浆膜面和腹腔脂肪之间可见到连续的线状无信号带,可作为判断浆膜面完整性的参考;肠腔内液体高信号可与肠壁产生清晰对比(图 16-7)。抑脂后,可清晰显示系膜血管。不足之处是受磁敏感伪影干扰较明显,T_2 对比也较差,不适合对病变的细微观察。

表 16-1　小肠 MRI 检查的主要序列参数

参数	FIESTA	SS-FSE	FSPGR	FR-FSE	LAVA
成像平面	冠状	冠+水平	冠状	水平	冠+水平
呼吸	屏气	屏气	屏气	呼吸门控	屏气
TR(ms)	3.0~5.0	∞	110~250	1~3 个呼吸周期	最小
TE(ms)	1.5~2.3	60~90	最小	60~90	最小
ETL	12~15	—	—	—	—
偏转角	55°	—	80°	—	15°
NEX	1	0.57	1	4	0.75
层厚(mm)	5.0	5.0	5.0	5.0	4.0~6.0
层间距(mm)	1.0	1.0	1.0	1.0	-3.0~-2.0
FOV(cm)	36~40	36~40	36~40	36~40	36~40
抑脂	均可	否	否	否	是

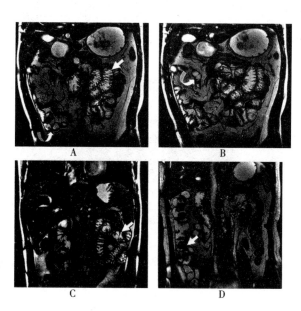

图 16-7　小肠 FIESTA 成像

A、B、C.显示羽毛状空肠黏膜(白箭)及相对光滑平坦的带状空肠黏膜(弯箭),肠周见光滑连续的勾边黑线伪影;D.显示回盲部形态(白箭)

(2)单次激发半傅里叶采集快速自旋回波序列(HASTE/HF-SS-FSE):一次激发完成一层扫描所有数据的采集,快速获得 T_2WI,成像速度可<1 秒/幅,与冠状面 FIESTA 配

合应用,可消除磁敏感伪影,显示肠黏膜尤其是空肠的羽毛状黏膜要较 FIESTA 清晰。但由于 K 空间滤过效应的存在,可引起肠系膜血管和小淋巴结显示的模糊。

(3)快速扰相梯度回波序列(FSPGR/FLASH/T_1-FFE):一般应用二维成像序列,采用较大的翻转角和较短 TR 获得 T_1 加权。冠状面成像为主,若发现病变可在局部补充高分辨率的水平面断层图像。

(4)快速恢复快速自旋回波序列(FR-FSE/TSE-Restore/TSE-DRIVE):结合呼吸门控应用,可采用多次信号平均以提高图像质量。一般在发现病变后,作为显示病变细节应用。T_2 对比良好,图像信噪比高(图 16-8)。应用于小肠成像一般不采用抑脂技术。

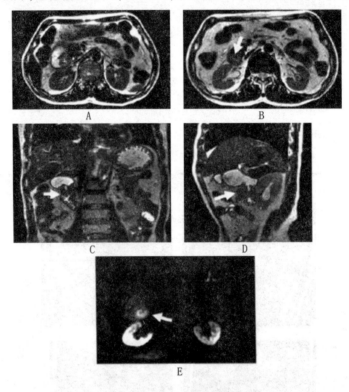

图 16-8　十二指肠降段占位

A.FR-FSE T_2WI 横断面图像,显示十二指肠降段腔内占位,近端十二指肠腔扩张;B.为 A 下方层面的 FR-FSE T_2WI,清楚显示了溃疡,肿块内部信号不均,外侧浆膜面模糊(白箭);C、D.SS-FSE T_2WI 冠状面及矢状面图像,显示肠腔环周狭窄情况,浆膜面粗糙(白箭);E.DWI,显示了病变内部扩散受限特征(白箭)

(5)三维容积内插快速梯度回波(FAME/LAVA/VIBE/THRIVE):这类序列具有成像速度快,覆盖范围广的优势,结合冠状面、水平面扫描,可定位及清晰显示病变,即使腔内有少量气体也不会产生明显的磁敏感伪影。一般延迟 60~80 秒时肠壁可得到较明显的强化,也可根据需要进行 3~5 期的多期扫描,消除伪影干扰,得到最佳对比。利用这类序列进行增强扫描还可以很好地显示肠系膜血管。

2.小肠水成像 磁共振水成像技术自1991年提出以来,经过不断完善,日趋成熟,应用范围不断扩大。其原理主要根据体内静态或缓慢流动的液体具有长 T_2 弛豫呈高信号,周围组织 T_2 弛豫值较短呈低信号的特点,应用长 TR 加超长 TE 产生重 T_2 效果,使含水器官显影。胃肠道磁共振水成像技术(magnetic resonance gastrointestinal hydrography,MRGIH)是在快速扫描方法出现后实现的,它利用重 T_2 加权所得胃肠道水成像图像,类似胃肠道钡剂造影。MRGIH 的优势在于能突出显示胃肠道结构,迅速掌握胃肠道的总体情况,便于发现病变和定位。MRGIH 能够任意角度、任意平面成像,显示管腔的狭窄与扩张、轮廓改变、黏膜改变、位置改变等胃肠道基本病变征象,对病变的定位和定性准确率较高。小肠 MRGIH 能够显示肠腔轮廓改变如 Crohn 病的假憩室形成、粪石所致充盈缺损、肠梗阻肠腔狭窄与扩张、肠腔受压移位,在显示肠梗阻的过渡带时尤为清晰。

MRGIH 利用重 T_2 加权成像,胃肠道内液体表现为高信号,而胃肠道壁及周围软组织信号则被抑制,因此无法观察引起胃肠道腔改变的直接原因,单独采用 MRGIH 对病变的定性诊断准确率较低。分析原因,除了 MRGIH 成像原理本身的限度,对 MRGIH 的诊断经验少也是重要原因。随着对 MRGIH 检查方法的不断完善、诊断经验的积累,MRGIH 对疾病定性诊断能力会进一步提高。将常规 MRI 扫描与 MRGIH 相结合,能有效地弥补不同检查方法的不足,进一步提高 MR 对胃肠道疾病的诊断水平。

小肠 MRGIH 包括二维和三维两种成像方法。二维成像采用6~10cm厚层可包括整个小肠,迅速了解小肠整体情况;为避免小肠前后重叠,也可采用2~4cm 层厚由后向前无间隔扫描2~4层,逐层显示小肠情况。为了更好地显示回盲部或十二指肠球部结构,可以参考水平面像选择不同角度进行成像。三维成像采用冠状面容积成像,由于小肠长而迂曲,三维图像不利于对肠道走行及病变的辨识,故不建议采用。

二维序列成像参数:TR = 6000ms,TE = 500ms,矩阵 = 384×288,NEX = 1,FOV = 36~40cm,层厚 = 2~4cm,层数 = 2~4,施加脂肪抑制技术。三维序列成像参数:TR = 3000~6000ms,TE = 600ms,矩阵 = 256×256,NEX = 2,FOV = 36~40cm,层厚 = 1.5mm,层数 = 60~80,对三维原始图像进行 MIP 重建。

六、小肠 MRI 序列的选择

结合图像质量和分辨率总体而言,FR-FSE 优于 FIESTA 及 SS-FSE,后两者由于 T_2 对比差,细节显示能力差,且病变范围判断容易出现偏差;但 FR-FSE 成像时间长,对于呼吸不匀及低张效果不好的患者难以得到满意图像。FIESTA 对磁敏感伪影较为敏感,需用水作造影剂且需与病变紧密相邻,而 SS-FSE 则对磁敏感伪影不敏感,对于肠道内气体,以及留置腹腔引流管或有其他治疗相关金属者,FIESTA 可能产生磁敏感伪影,结合 SS-FSE 后可得到消除。SS-FSE 的不足是血管和小淋巴结显示较为模糊,且可能会有假病变出现,结合 FIESTA 可进行鉴别。

单次激发厚层投射二维小肠 MRGIH 图像质量优于三维 MRGIH,因为是单层块成像,在任意平面上均有相同的空间分辨率,成像质量更高,结构显示清晰。克服了 MIP 技术重建产生的误录伪影和重建欠准确等缺点。由于胃肠道存在蠕动,三维 MRGIH 采集图像时间长,扫描范围小的三维成像不适合胃肠道检查。单次激发厚层投射成像操作简单,成像时间短,因此可以反复、多角度、多方位成像,获得类似三维旋转影像的效果,弥补二维图像结构重叠影响观察的缺点;由于成像时间短,仅需 6 秒,能有效地减少胃肠蠕动对成像质量的影响。减小层块的厚度有利于提高图像质量。

第三节　结肠 MRI 检查

一、结肠解剖生理特点对 MRI 的影响

由于所处位置的特殊性,结肠 MRI 受到毗邻脏器及自身生理特点的影响,主要包括:①易受呼吸运动影响,产生运动伪影,导致图像的模糊;②结肠肠道自身蠕动引起运动伪影,导致病变显示的模糊;③肠腔内气体导致磁敏感伪影干扰图像的显示,当有气液平面存在时尤为明显;④肠壁厚度、形态受到充盈度影响变化较大,当信号差异不明显时,可能导致假阳性或假阴性诊断;⑤结肠周围解剖结构较为复杂,脏器众多,影响病变鉴别及侵犯范围的判断;⑥结肠走行迂曲,范围几乎遍布全腹和盆腔。

二、结肠 MRI 检查前的准备、训练和体位

1.受检者准备及训练　肠壁增厚和黏膜面的隆起与凹陷是消化道病变最重要的表现,为更好地显示这些改变,肠道必须排空干净,肠腔需要充分扩张,肠腔与肠壁间应有合适的对比。

一般应在检查前 1 天给予泻药清洁肠道。为了充分地显示膀胱与结肠间的关系,在 MRI 扫描时应使膀胱处于中等充盈状态。扫描前给予低张药物如山莨菪碱 20mg 肌内注射或静脉注射胰高糖素 1mg(注意有无禁忌证),以抑制肠蠕动和降低肠壁张力。

肠道内造影剂可选择空气、等渗生理盐水、水、脂类造影剂等。目前常用的有空气、等渗生理盐水。

经肛注入的气体或液体量,以被检者可以耐受为标准,1000~1500mL 较为合适。为在扫描时同时显示小肠及回盲部情况,可在检查前 2 小时分两次口服纯水 400~800mL。

检查前训练患者屏气,寻找最佳屏气耐受点。

2.受检者体位　结肠 MRI 检查一般采用仰卧位。检查时受检者双臂一般要求交叉高举于头上,若扫描时间长,或受检者因各种原因无法耐受时,可将双臂置于身体两侧。手臂置放于身体两侧并不影响水平面的扫描,但是在冠状面扫描时,有可能在图像的两侧出现卷褶伪影,结合并行采集技术后,可基本消除卷褶伪影的产生。

呼吸门控波纹管一般绑缚在中腹部,呼吸运动最明显的部位,需紧贴腹壁,以不引起患者不适为度。根据扫描机上显示的受检者呼吸情况调节位置及松紧。调节好后,视受检者体形情况,于其上方放置海绵垫,防止上部体线圈绑缚后影响呼吸门控的灵敏度。

线圈的放置时,一般线圈中心点置于剑突与脐连线的中点。

三、结肠 MRI 常用序列

对于结肠 MRI 扫描,有较多可供选择的成像序列,但每个序列在具备某方面优势的

同时,又有各自难以克服的缺陷,没有一个序列可以满足全部诊断的需求。只有合理搭配各种序列,才能为临床诊治提供尽可能多的信息。

结肠 MRI 主要包括快速自旋回波(fast spin echo,FSE)和扰相梯度回波(spoiled gradient echo,SPGR)序列为基础的 T_2 加权及 T_1 加权成像。实际应用中常采用快速屏气序列以达到消除运动伪影的目的,如单次激发快速自旋回波(SS-FSE)、快速进动稳态采集成像(FIESTA)、快速扰相梯度回波(FSPGR)、双回波梯度成像(GRE-dual echo)等。

1.T_2加权序列

(1)快速恢复自旋回波序列(FR-FSE/TSE-Restore/TSE-DRIVE):该序列一般应结合呼吸触发技术,可采用多次信号平均以提高图像质量。其 T_2 权重好,图像信噪比高。应用于结肠成像,一般不采用抑脂技术。可采用较大的矩阵。该序列不能完全克制运动伪影,呼吸不匀的患者,以及未行低张而有明显结肠肠道蠕动的患者,都可能在图像上见到运动伪影,造成病变显示的模糊。该序列成像时间长,在受检者呼吸频率慢时尤为明显。本序列在结合抑脂后,结肠浆膜面与腹腔脂肪分界不清,不利于病变范围的显示(图16-9)。成像参数:TR=1~3 个呼吸周期,TE=80~100ms,FOV=36~40cm,矩阵=384×256,层厚/层间距=5.0mm/1.0mm,NEX=4,ETL=15,采用呼吸触发技术。若患者屏气配合(或呼吸触发)及低张效果好,可考虑进一步缩小 FOV 及层厚。除了 FR-FSE 序列外,也可采用 FSE(TSE)序列进行结肠的 T_2WI。

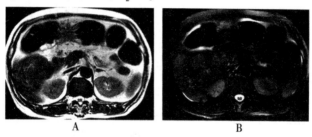

A   B

图 16-9　结肠 FR-FSF T_2WI

A.FR-FSE T_2WI 水平面图像,结合低张及呼吸触发,图像清晰无明显伪影。该病例为横结肠癌,结肠壁环周增厚,癌肿穿透浆膜;B.同一病例的 FR-FSE 脂肪抑制 T_2WI,缺少周围脂肪的衬托,不利于病变的显示

(2)单次激发半傅里叶采集快速自旋回波序列(HASTE/HF-SS-FSE):一次激发完成一层图像所有数据的采集,成像速度可<1 秒/幅,它采用半傅里叶采集,利用 K 空间的共轭对称性推算出另一半,信噪比轻度降低。由于成像速度快,可用于屏气扫描和不能配合的患者及儿童,即使不屏气时也不产生明显运动伪影。该序列回波链长,可获得重 T_2 加权。不足之处是结肠腔内液体流动或大的运动可导致腔内假病变出现,另外 K 空间滤过效应可导致系膜血管和小淋巴结显示的模糊。成像参数:TR 无穷大,TE=60~90ms,FOV= 36~40cm,矩阵=384×224,层厚/层间距=5.0mm/1.0mm。

(3)平衡式稳态自由进动序列(FIESTA/True FISP/Balance-FFE):一次屏气可得到较大范围结肠图像,无运动伪影,结肠浆膜面和腹腔脂肪之间可见到连续的线状无信号带,可作为判断浆膜面完整性的参考。肠腔内液体高信号可与肠壁产生清晰对比。不足之处是受磁敏感伪影干扰较明显,T_2对比也较差,不适合对病变的细微观察。成像参数:$TR = 3.0 \sim 5.0ms$,$TE = 1.5 \sim 2.3ms$,偏转角$= 55°$,$FOV = 36 \sim 40cm$,矩阵$= 224×224$,层厚/层间距$= 5.0mm/1.0mm$,$NEX = 1$。

(4)抑脂稳态采集快速成像(fs-FIES-TA)序列:在FIESTA序列的基础上增加脂肪饱和,抑制腹腔脂肪信号后,使脏器结构对比更加鲜明;可清晰显示系膜血管。不足之处是对磁敏感伪影较为敏感,信噪比和T_2对比也较差。

成像参数:$TR = 3.0 \sim 5.0ms$,$TE = 1.5 \sim 2.3ms$,翻转角$= 55°$,$FOV = 36 \sim 40cm$,矩阵$= 224×224$,层厚/层间距$= 5.0mm/1.0mm$,$NEX = 1$,施加脂肪抑制技术。

2.T_1加权序列

(1)SE序列:由于成像速度慢,受运动伪影干扰重而不作为结肠MRI序列的首选,一般只在受检者不能满意屏气,快速梯度回波序列伪影干扰重时,结合呼吸门控作为补充序列以提供T_1对比。成像参数:$TR = 300 \sim 500ms$,$TE = 10 \sim 20ms$,$FOV = 36 \sim 42cm$,矩阵$= 320×160$,层厚/层间距$= 5.0mm/1.0mm$,$NEX = 4$,采用呼吸补偿技术。

(2)快速扰相梯度回波序列(FSPGR/FLASH/TI-FFE):一般应用二维成像序列,采用较大的翻转角和较短TR获得T_1加权。成像速度较SE、FSE快,一层图像平均获取时间<1秒,可于一次屏气实现全结肠的T_1加权薄层扫描。不足之处是空气和结肠壁交界面受磁敏感伪影干扰较重,另外对运动也较为敏感,屏气不佳或结肠肠道蠕动干扰可产生较明显的伪影。成像参数:$TR = 110 \sim 250ms$,TE选择最短,偏转角$= 80°$,$FOV = 36 \sim 40cm$,矩阵$= 320×160$,层厚/层间距$= 5.0mm/1.0mm$,$NEX = 1$。

3.结肠增强扫描序列

(1)二维FSPGR序列:采集速度快,一次屏气可以完成全结肠增强扫描,图像有较好的信噪比和组织对比,但屏气不佳者,图像有较明显的运动伪影;层厚一般也大于三维采集序列,且有层间距,不利于微小病灶的显示。施加脂肪抑制技术有利于强化组织的观察。成像参数:$TR = 110 \sim 250ms$,TE选择最小,$FOV = 36 \sim 42cm$,矩阵$= 288×160$,层厚/层间距$= 5.0mm/1.0mm$,$NEX = 1$。

(2)三维容积内插快速梯度回波序列:这类序列包括GE公司的FAME和LAVA、西门子公司的VIBE和飞利浦公司的THRIVE。FAME序列结合了并行采集及Slice ZIP内插技术,提高采集速度,增大覆盖范围。同样范围的扫描可较二维成像具备更薄的层厚,有利于病变检出和病变细节的显示(图16-10);容积采集图像有利于后处理重建。缺点是T_1对比较二维序列差。成像参数:TR、TE=最小值,翻转角$= 15°$,$FOV = 36 \sim 40cm$,矩阵$= 320×160$,层厚$= 4 \sim 6mm$,重建厚度$= 2 \sim 3mm$,$NEX = 1$。

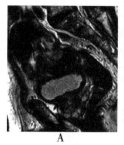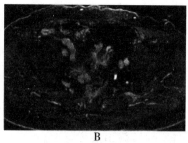

图 16-10　结肠 LAVA 增强扫描

A.矢状面 FR-FSE T_2WI;B.LAVA 增强扫描水平面图像,可清晰显示病变及其强化程度和模式。与二维 FSPGR 图像相比,LAVA 图像伪影更少,图像更细腻,图像质量优于 FSPGR 序列图像

4.其他成像序列

(1)磁共振水成像:是根据体内静态或缓慢流动的液体具有长 T_2 弛像的特点,应用长 TR 和超长 TE 产生重 T_2 效果,使含水器官显影。三维序列成像参数:TR = 2~3 个呼吸周期,TE = 500ms,矩阵 = 256×256,NEX = 2,FOV = 36~42cm,层厚 = 1.5~3mm,并结合脂肪抑制技术和呼吸触发技术。对三维原始图像进行 MIP 重建。三维序列成像参数:TR = 6000ms,TE = 500ms,矩阵 = 384×288,NEX = 1,FOV = 36~40cm,层厚 = 2~4cm,层数 = 2~4,并结合脂肪抑制技术。

(2)磁共振弥散加权成像(DWI):是观察活体水分子微观运动的成像方法,它从分子水平反映人体组织的微观空间组成信息和病理生理状态下各组织成分水分子的功能变化,可以检测出与组织含水量变化相关的形态学、病理学和生理学的早期改变。DWI 对肿瘤评价有其独特的优势。它提供了 T_1 及 T_2 之外新的组织特征对比,并有相对稳定的量化值即 ADC 值。成像参数:弥散敏感梯度 b = 0.1000s/mm^2,TR/TE = 2750/min,NEX = 4,层厚 = 5mm,层间距 = 1mm,FOV = 36~42cm,矩阵 = 128×128,弥散方向 = 3。结合分次屏气技术,视患者耐受情况,分 2~3 次屏气完成,保持每次屏气基线位于同一水平。

四、结肠常规 MRI 检查技术的选择原则

1.设备的选择　结肠 MRI 检查应选择 1.0T 或 1.5T 的中高场机。

2.线圈的选择　为了提高图像的信噪比,结肠 MRI 检查一般采用表面线圈,尤其是多通道表面相控阵线圈。多通道相控阵线圈不但可以提高图像的信噪比,还可与采用并行采集技术加快图像的采集速度。

3.检查方位　在结肠 MRI 检查中,水平面、矢状面和冠状面 T_2WI 不可缺少,对于充分显示病灶周围的关系和病灶特征,尤其对于病变的定位及相关解剖结构的显示有很大帮助。

4.相位编码方向　一般情况下,结肠水平面或矢状面扫描以前后方向为相位编码方向。冠状面扫描一般选择上下方向为相位编码方向。

5.结肠 MRI 序列选择原则　常规结肠 MRI 序列应以 T_2WI 的 FSE 和 SS-FSE 快速序列为主,对于结肠 MRI,FR-FSE 成像优于 SS-FSE 和 FIESTA,但成像时间长,需结合呼吸

门控,呼吸不匀及低张效果不好的患者难以得到满意图像。

FIESTA 对磁敏感伪影较为敏感,需用水作造影剂且需与病变紧密相邻,而 SS-FSE 则对磁敏感伪影不敏感,对于充气结肠或结肠腔内出现宽大液平面者是最佳选择。FIESTA 冠状面扫描,当患者双手置于体侧时,可能产生卷褶伪影,可结合并行采集技术或补充 SS-FSE 序列弥补。

FR-FSE 结合 FSPGR T_1WI 是显示淋巴结的最佳序列,SS-FSE 由于 K 空间滤过效应,小淋巴结显示模糊,导致检出能力降低。

多期动态增强扫描可进一步增大病变和正常结肠壁的对比,较小的病变也能得到清晰显示;LAVA 成像速度快,范围大,图像清晰且信号均匀,对小病变有较高的显示能力,但对结肠周脂肪内细节显示能力有限,不利于淋巴结的检出。

第十七章　泌尿生殖系统疾病的影像学诊断

第一节　泌尿系统疾病

一、肾盂肾炎

肾盂肾炎为一种最常见的肾疾病,它是由细菌侵犯肾盂、髓质和皮质引起的一种肾间质炎症。细菌可经血行、泌尿道、淋巴道或直接侵入肾,以血行感染和上行感染最为常见和重要。上行感染的细菌大部分为大肠埃希菌,最常见于妇女和儿童;血行感染多为葡萄球菌和链球菌,见于自身有感染源或滥用静脉药物者。根据其临床经过和病理变化,可将其分为急性和慢性两种类型,急性肾盂肾炎又可分为弥漫型和局灶型。

1.临床特点

(1)急性肾盂肾炎:可发生于各年龄层,但以女性多见,因女性尿道短,所以更易感染。艾滋病患者也易感染。一般起病急骤,有畏寒、发热、腰痛、尿频、尿急、脓尿、血尿及食欲缺乏、恶心、呕吐等症状,白细胞增多,尿镜检有少量血细胞,并可找到病原菌。

(2)慢性肾盂肾炎:患者一般症状较轻,如不规则低热、腰部疼痛、轻度尿频等。部分病例可全无症状,部分患者呈现有高血压。当肾实质严重受损时,则可有面部、眼睑等处水肿等肾功能不全表现。

2.影像学表现

(1)CT表现

1)急性肾盂肾炎:CT平扫常表现正常,可见肾肿胀,有时可见高密度区,提示出血。增强CT最常见的表现为一个或多个楔形低密度区,从髓内乳头向皮质表面辐射呈条纹状,早期与邻近正常肾实质界限清楚,但随着时间进展分界不明显。肾周区常可显示炎性征象,表现为增厚的肾周筋膜及肾周脂肪内密度增高的条索(增厚的桥样间隔)。

2)局灶型急性肾盂肾炎:CT表现为局限性肿胀,平扫为等密度或轻度低密度,边缘不清。增强后为无强化的椭圆形或圆形低密度区,无占位效应,CT值比水高。

3)慢性肾盂肾炎:CT表现为肾萎缩,皮质变薄,体积变小,轮廓不规则。因瘢痕收缩使肾盂肾盏变形,可有代偿性再生结节(假肿瘤),但密度无差别。肾功能受损,增强后强化不明显。

(2)MRI表现:类似于CT检查所见。

3.鉴别诊断

(1)急性肾盂肾炎:在临床上诊断较易,一般不需做影像学检查。局灶型时CT表现有时与肾癌不易鉴别。若密切结合临床表现,突然发热、腰痛、尿频、尿急、脓尿、血尿等有助于诊断。必要时经短期抗感染治疗观察,也可经CT导向穿刺细胞学检查确诊。

（2）慢性肾盂肾炎：根据临床、尿常规化验及尿路造影可做出诊断，CT有助于与其他肾疾病鉴别。慢性肾盂肾炎的影像学表现须与先天性小肾、肾血管性狭窄引起的肾萎缩及肾结核等鉴别。

（1）先天性小肾即肾发育不良，多为单侧性，CT上肾外形常更小，但边缘光滑而规则。排泄性尿路造影时其功能减低程度更明显。肾盂容量很小，约1mL或更少，肾盏也小，但与肾盂的大小成比例，输尿管也呈比例性的细小，无肾盂、肾盏的瘢痕性牵拉畸形。

（2）肾血管性狭窄引起的肾萎缩也多为单侧。肾动脉造影检查可明确诊断，不但显示血管的狭窄，还可以根据肾实质显影程度来估计其功能。

（3）肾结核与慢性肾盂肾炎临床有相似之处，但前者静脉肾盂造影（IVU）及CT可发现一侧肾小盏边缘虫蚀状破坏，有时出现空洞和钙化。

（4）慢性肾小球肾炎单从形态上鉴别困难，临床上尿常规检查慢性肾小球肾炎可发现红细胞较多，有时有红细胞管型，而肾盂肾炎则常以白细胞为主。

二、肾单纯囊肿

肾单纯囊肿多见于肾皮质的浅、深部或髓质。囊壁薄而透明，内含透明液体，与肾盂不相通。囊肿壁衬以单层扁平上皮细胞，它对周围正常肾组织有压迫现象。当肾单纯囊肿伴有感染，囊壁可增厚、纤维化或钙化，囊腔内可有出血、蛋白样物质和钙乳沉积，形成复杂性囊肿。

1.临床特点　肾单纯囊肿常见，主要发生于成人，随年龄增加，50岁以上约有一半人至少有一个囊肿，30岁以下很少出现。囊肿一般无症状，通常是在做其他部位的检查时偶然发现，较大的囊肿可有季肋部不适或可触及肿块。少数情况下可出现血尿、局部疼痛。若囊肿严重压迫邻近血管，可引起肾局部缺血和肾素增加而发生高血压。

2.影像学表现

（1）CT表现：单纯肾囊肿表现为肾内边缘锐利的圆形水样低密度灶，CT值介于−15~15Hu，常突向肾外，壁薄而不能显示，可以单发或多发，累及一侧或双侧肾；增强检查病变无强化。肾复杂性囊肿可表现为囊壁增厚、钙化，囊腔内出现纤细分隔，囊腔密度增高形成高密度囊肿。高密度囊肿在平扫时比正常肾实质密度高，CT值达60~70Hu甚至以上，这是由于囊肿内有出血、蛋白样物质凝集所致，常常误诊为结石或肿瘤；但增强扫描时囊肿无强化，仍保持平扫时的CT值。

（2）MRI表现：肾单纯性囊肿的形态学表现类似CT检查所见，呈均匀T_1WI低信号和T_2WI高信号，增强检查无强化。复杂性囊肿由于囊液内蛋白含量较高或有出血性成分，而在T_1WI上可呈不同程度高信号，而T_2WI上仍表现较高信号。

3.鉴别诊断　需要鉴别的是囊性肾癌与复杂性肾囊肿。囊性肾癌壁不均匀，有较厚而不规则的实性分隔和壁结节，实性部分常有较明显强化。复杂性肾囊肿的囊壁和分隔纤细，无明确强化表现，可资鉴别。

三、泌尿系结石

（一）肾结石

肾结石在尿路结石中居首位，发病年龄多为20~50岁，男性多于女性。多为单侧性，左、右肾发病大致相等,双侧同时发病者占 5%～10%。结石可单发或多发,多发者约占 40%。结石多位于肾盂或肾盂输尿管连接部,肾盏次之,下组肾盏较上、中组肾盏更为多见。偶可发生于肾盂源性囊肿或肾囊肿内。

1.临床特点　肾结石的病理改变主要为梗阻、积水、感染及对肾盂黏膜和肾实质的损害。若结石位于肾盂或肾盂输尿管连接部,发生不完全性梗阻,继而形成肾盂、肾盏积水,继发性感染可随之而来,以致发生脓肾使肾实质破坏、功能受损,晚期可发生肾萎缩。若结石发生于肾盏则引起该组肾盏及相应小盏梗阻、积水。上述改变的发生与发展除与肾结石的位置有关,还决定于结石的大小、形状及嵌顿情况。有时结石虽较大,但长时间不引起积水或积水轻微,有时结石虽小但嵌顿很紧而造成严重梗阻性积水。若结石甚小不发生积水,则仅引起局部黏膜的损害。

结石逐渐增长的速度可慢可快。尿路有严重感染致肾功能损害时,尿液中形成结石的溶质成分减少,结石增长变慢;反之,尿路梗阻不严重而肾功能较好时,尿液中形成结石的溶质成分不减,结石增长较快。结石停止增长或增长缓慢并非好现象,一颗嵌顿甚紧的肾盂输尿管连接部小结石,虽不增大,但由于梗阻性积水严重可致一侧肾功能丧失;一颗位于肾盂内的结石,虽逐渐增大,但嵌顿不紧,阻塞不重,肾功能受损较轻而预后良好。

肾结石的典型临床表现为疼痛、血尿和排石史。当结石继发感染和梗阻性肾积水时,则出现相应临床改变。有少数病例可无任何症状而偶然发现,也有少数病例临床表现不典型而误诊。

2.影像学表现

(1)CT 表现:诊断泌尿系统结石的灵敏度和特异度几乎达到 100%。临床怀疑尿路结石时,对于非肥胖者,推荐低剂量 CT 平扫,而对于肥胖者,则推荐常规剂量 CT 平扫。CT 平扫可以发现阳性结石也可发现阴性结石,阴性结石的 CT 值也常常高于肾实质,常在 100Hu 以上,无增强效应。利用螺旋 CT 或连续薄层扫描可发现小于 3mm 以下的结石。CT 扫描可以同时发现肾及其周围结构的形态学与功能性病变。目前,CT 血管成像(CT angiography,CTA)已能获得满意的 1～3 级肾动脉图像,可部分取代肾血管造影。

(2)MRI 表现:检查时,钙化性结石在 T_1WI 和 T_2WI 像上均为低信号,不含钙的结石在 T_1WI 和 T_2WI 加权像上为高或略高信号。

3.诊断与鉴别诊断　肾结石一般易于诊断。患者常有典型的临床症状;X 线片可发现 90% 以上的阳性结石;尿路造影可以诊断阴性结石,了解有无梗阻性积水及其程度;CT 平扫发现肾结石比 X 线片更为灵敏。

凡是致密影或钙化影发生部位的确认,均可通过尿路造影查清。必要时行 CT 扫描,定位诊断更无困难。凡是因为疾病钙化与结石混淆者,皆可通过超声、CT 检查查明主体病变。

就肾盂造影而言,肾盏结石致肾盏损伤、积水和炎性改变与肾结核表现相似,其诊断主要依靠临床检验及病原学检查。

阴性结石、肾盂肿瘤、凝血块于肾盂造影片上均显示充盈缺损,应予鉴别。如行逆行肾盂造影,可反复注入造影剂观察,充盈缺损随体位改变而移动者可排除肿瘤可能,肿瘤则与肾盂黏膜连接而不移动。结石与凝血块常常形状不同,难以区别时,可隔数天复查,存留的结石仍显示充盈缺损,而凝血块或消失不见或大小发生改变。

(二)输尿管结石

输尿管结石为最常见的尿路结石,绝大多数来自肾石,少数情况下在输尿管内形成结石。输尿管内异物、梗阻、感染、输尿管重复畸形、憩室、囊肿、异位、输尿管术后残端等因素可致结石形成。

1.临床特点　结石引起输尿管病理改变:①黏膜擦伤、出血;②输尿管梗阻;③局部水肿、感染,发生输尿管炎及其周围炎;④梗阻性肾积水及肾实质损伤。

结石多位于解剖学上狭窄处,即肾盂输尿管连接部、输尿管与髂动脉交叉处及输尿管膀胱入口处。由于输尿管蠕动和尿流量的影响,多数结石向远处移动,部分结石可自行排出或于内科治疗下排出。一般而论,小于5mm的结石自行排出的机会较多,6~9mm的结石部分可排出,大于10mm的结石很难自行排出。结石越大,嵌顿时间越长,排出的机会越少,梗阻发生率越高。

输尿管结石与肾结石相同,男多于女,好发于20~50岁。两侧基本相等,位于输尿管下段的结石占50%~70%,主要症状为疼痛和血尿。疼痛呈钝痛或绞痛,绞痛较肾结石更典型、更剧烈、更具放射性,发作时半数有肉眼血尿。可有感染症状。伴巨大肾积水者可触及腹块。位于输尿管下端的结石,肛诊可能触及。

2.影像学表现

(1)CT:对 X 线片上阳性及阴性结石均可显示,CT 值一般在 100Hu 以上。结石的形状、大小、数目及定位更为准确,免除了其他结构的重叠影响。CT 图像易于显示输尿管扩张和肾盂、肾盏积水及梗阻性肾实质像,可直接显示结石周围软组织炎症、水肿,更能客观评价肾功能受损情况。使用螺旋 CT 扫描的优点是不易漏掉小结石。

(2)MRI:显示结石不如 CT,一般不用于结石的诊断,但 MR 水成像能够显示结石所致的梗阻性肾、输尿管积水。

3.诊断与鉴别诊断　不论阳性或阴性结石,CT 检查根据 CT 值特征易于诊断,并能准确显示结石的形状、大小及并发症,易于鉴别输尿管周围的钙化灶。通过增强扫描可鉴别阴性结石与输尿管肿瘤。

(三)膀胱结石

膀胱结石多见于男性,约占95%。可发生于任何年龄,但以 10 岁以下儿童多见,50岁以上老年人也较常见。发病具有明显的地区性,广东、江苏、山东、安徽多见。结石起源于膀胱者为原发性结石,以儿童为多,多因营养不良引起;继发结石来源于肾、输尿管,膀胱感染、出口梗阻、膀胱憩室、神经源性膀胱及异物等也可引起继发性结石,以成人为多。由肾、输尿管进入膀胱的结石较小,多数能自行排出,但也有少数停留于膀胱内继续长大。

1.临床特点　主要症状为疼痛、排尿中断、血尿及膀胱刺激症状。疼痛常向阴茎和会阴部放射,有时极为痛苦,血尿为镜下或肉眼血尿。症状轻重与结石大小、表面光滑度及并发感染有关。

2.影像学表现　为了进一步查明阳性结石或确诊阴性结石,可行 CT 检查,一般不需 MRI 检查。膀胱结石于 CT 平扫图像上显示为块状高密度灶,CT 值在 100Hu 以上,具有移动性,诊断确切。CT 对膀胱区可疑致密灶定位准确,易于表明位于膀胱腔内、憩室内、膀胱壁及壁外。CT 易于反映膀胱炎等继发改变及膀胱周围改变。

3.诊断与鉴别诊断　CT 可发现结石并能准确定位。CT 扫描易于鉴别膀胱阴性结石和肿瘤,其形状、密度、移动性及增强表现各异。

(四)前列腺结石

前列腺结石少见,由无机盐(磷酸钙、碳酸钙等)沉淀于前列腺腺泡内所致。原因不明,可能与前列腺慢性炎症、前列腺液潴留及代谢失调等因素有关。前列腺内淀粉样小体、凝血块、细菌丛及坏死组织块均有可能作为结石的核心而逐步形成结石。

1.临床特点　常见于 50 岁以上老年人,绝大多数患者伴有前列腺增生或慢性炎症、结核,也可伴前列腺癌。临床上可有相应症状,如尿路刺激症状、排尿障碍、血尿或性功能紊乱等表现。直肠指检除发现上述体征外,可能触及表面光滑、质地坚硬的圆形结石,或有结石摩擦感。

2.影像学表现

(1)CT 表现:显示前列腺实质内散在性或堆集状分布的多发性圆点状高密度灶,CT 值在 100Hu 以上。少数患者见较大结石。

(2)MRI 表现:对钙灶显示不灵敏,一般不作为单独检查,结石在 T_1WI 和 T_2WI 上均表现为低信号。

3.诊断与鉴别诊断　前列腺结石依靠 CT 扫描易于确诊。在鉴别诊断方面,应与膀胱和尿道结石区别,由于解剖部位及形状的不同,一般不存在困难。与前列腺结核钙化的鉴别在于后者还常伴有精囊、输精管、附睾的钙化。结核性病变也可通过 CT 诊断。

第二节　生殖系统疾病

一、前列腺炎

非特异性前列腺炎是成人常见病。前列腺炎分为急性和慢性细菌性前列腺炎、非细菌性前列腺炎。急性细菌性前列腺炎病理大致分为充血期、小泡期、实质期三个阶段,慢性细菌性前列腺炎组织学无特异性病变。前列腺炎慢性者多,急性者少,慢性者可以急性发作,慢性前列腺炎病因多种多样,如多种因素导致的充血、微生物感染、自身免疫因素等均可导致前列腺炎。前列腺脓肿较少见,通常自前列腺炎发展而来。

1.临床特点

(1)急性前列腺炎:突然发热、寒战,后背及会阴痛,伴尿频、尿痛、夜尿多及全身不适。

（2）慢性前列腺炎：有排尿刺激症状，尿痛、尿急、尿频、夜尿多。

前列腺脓肿大多数是急性细菌性前列腺炎的并发症，多发生在50~60岁。大多有糖尿病，也可能为血源感染。前列腺弥漫肿大，有压痛。前列腺脓肿可破入尿道、直肠、会阴，需行抗生素治疗，切开引流。

2.影像学表现

（1）CT表现：平扫示前列腺炎急性期时，前列腺弥漫肿大，如有炎性液化区，表现为低密度灶；如液化区增大，前列腺影肿大，向外突出。如有前列腺周围感染，前列腺包膜局部消失，周围脂肪层模糊。增强CT扫描后，前列腺脓肿表现为低密度区，边缘增强，中央分叶状，为典型脓肿的表现。如做脓肿引流，可在经直肠超声引导下进行。

（2）MRI表现：急性前列腺炎MRI表现为前列腺弥漫增大，T_2加权像表现为前列腺内的信号杂乱、不均匀，在T_2加权像上高信号区内可见到更长T_2信号灶，代表假脓肿病灶，一些病灶常伴有钙化。前列腺脓肿的MRI诊断有一定的局限性，可以表现为前列腺局部增大，T_1为等或低信号，T_2加权像上脓肿区域可表现为高信号，其信号强度较周围带高，病变可以向周围脂肪浸润。

二、前列腺增生

前列腺腺体分三部，最大为周边区，次之为中央区，两者占腺体的95%，其余5%的腺体为移行区。周边区为前列腺癌最常发生的区域，而移行区则是前列腺增生发生的唯一部位。移行区结构较复杂，膀胱颈至精阜间，平滑肌构成括约肌包围尿道及周围腺体的腺管向四周延伸构成移行区。移行区结节由腺组织构成，为前列腺增生的主要部分。基层增生是前列腺增生的主要病理特征。前列腺增生结节将腺体其余部分压迫形成"包膜"，两者有分界。前列腺增生引起下尿路梗阻，膀胱三角区后方出现小梁、小房及憩室，膀胱扩大，肌增厚，导致输尿管膀胱壁延长，引起输尿管梗阻，最后输尿管反流、肾积水及肾功能损害。前列腺良性增生发生在前列腺的移行带和尿道周围的腺体组织，导致前列腺体积增大。在病理解剖上，增生的前列腺由于所含腺体和肌纤维的比例不同，前列腺可能大而软或小而硬，增大的前列腺部分可突入膀胱基底，严重者引起膀胱颈梗阻，并继发感染、结石等。

1.临床特点

（1）尿频：夜尿次数增加，随之白天也有尿频、尿急及尿失禁，可合并膀胱结石及感染。

（2）排尿困难。

（3）血尿：为男性老年人血尿的常见原因之一。

（4）泌尿路感染。

（5）膀胱结石。

（6）肾功能损害。

2.影像学表现

（1）CT表现：能清晰地显示前列腺及其周围解剖并可测量前列腺的体积，但不能显示分区解剖,测量方法:①测定前列腺的上下径、横径及前后径;②以 CT 测量前列腺各层而面积,然后各层相加。CT 扫描有时难以精确地区分前列腺顶部、肛提肌及前列腺和直肠或膀胱壁的界线,因此测量值常较实际值为大。有报道 30 岁及以下正常人前列腺上下径为 3cm,横径为 3.1cm,前后径为 2.3cm,60~70 岁者分别为 5cm、4.8cm 及 4.3cm。50 岁以上男性前列腺常有钙化,呈圆形、斑片状或散在小沙砾状,前列腺包膜周围可见静脉丛。精囊的大小变异颇大。

如水平面 CT 扫描示耻骨联合上 2~3cm 有前列腺阴影,在膀胱后方即认为有增大。前列腺增生时,前列腺增大,边缘光滑锐利。前列腺及周围组织显示良好,但未能显出前列腺包膜及分区解剖。前列腺容积和大小需在前列腺水平面 CT 片上测量,但在测量时,难以辨别前列腺尖、肛提肌间及前列腺和直肠远端或膀胱颈之间。因此,常把前列腺周围结构也测量在内,从而过高估计前列腺的大小。前列腺为软组织密度,均匀,前列腺包膜及静脉丛往往不能区别。两侧闭孔内肌可见,肛提肌在前列腺后方。前列腺增生为圆形、对称和边缘锐利,如为中叶增生,可见突出膀胱三角区压迫膀胱,此时前列腺在耻骨联合上 2~3cm。

增强扫描可见前列腺增生,有不规则不均匀斑状增强,而增生的前列腺压迫周围带变扁,密度较低为带状。精囊及直肠因前列腺增生而移位。经尿道电切后,CT 可见扩张的尿道,前列腺缩小、不规则。

(2)MRI 表现:良性前列腺增生在 T_1 加权像上表现为前列腺体积增大,信号均匀,前列腺轮廓光整,两侧对称,在 T_2 加权像上表现为前列腺各径线增大,周围带变薄,甚至消失,前肌纤维变薄甚至消失。增大的前列腺表现为不规则低信号区至筛孔样低信号灶,此型以间质组织增生为主;高信号结节灶,此型以腺体增生为主;或两者同时存在,为混合型。腺体增生者常有假包膜形成,为包绕中央带的环状低信号。

3.诊断与鉴别诊断　良性前列腺增生的诊断,最主要的是与前列腺癌相鉴别,除上述影像学表现外,常常做穿刺活检最后定性。

三、子宫内膜增生

子宫内膜增生是一种由于卵巢功能失调、大量雌激素刺激发生子宫过度增生的病理改变。是无排卵型功能性出血的一种,为常见的子宫疾患。病理上可见子宫内膜局部或普遍性肥厚,表面光滑,略有水肿,有时可有小息肉状或多发息肉样突起,可有一侧或双侧卵巢增大。镜下可分子宫内膜腺囊型和腺瘤型增生两型,有可能癌变,以腺瘤型癌变的可能性较大。还可与子宫肌瘤、子宫内膜腺癌、卵巢颗粒细胞瘤、多囊卵巢综合征并存。

1.临床特点　多发生在青春期及更年期妇女,主要症状是短期停经后发生不规则阴道流血,可少量流血,持续性或周期性,但常常是大量出血。妇科检查多无阳性发现,应用黄体酮可按时止血,诊断性刮宫可确诊。

2.影像学表现

(1)CT 表现:子宫增大,子宫壁增厚,内膜增厚如息肉样改变,有时可见卵巢增大。

（2）MRI 表现：T$_2$WI 可清楚分辨子宫内膜、内膜基底层、肌层和浆膜层，以矢状面显示最佳。青春期和更年期妇女的子宫内膜未发育或已萎缩，厚度不超过 5mm。子宫内膜增生过长时内膜厚度超过 10mm，甚至达 15mm，有时呈息肉样增大。T$_1$WI 上内膜信号高于肌层，T$_2$WI 上呈极高信号。如有子宫内膜粘连，则可见内膜中断缺损现象。

3.诊断与鉴别诊断　本病主要依靠刮宫确诊，较少应用影像学诊断。子宫输卵管造影可见子宫体增大，如子宫腔不狭窄反而扩大可与内膜癌鉴别。MRI 观察子宫内膜非常清楚，所以诊断本病很有价值。

四、子宫内膜异位症

子宫功能性内膜出现在子宫腔以外的任何其他部位时称子宫内膜异位症。当异位的子宫内膜出现在子宫体的肌层时，称内在性子宫内膜异位症，又称子宫腺肌病或子宫腺肌瘤；当异位的子宫内膜发生在子宫肌层以外的其他任何部位时，称外在性子宫内膜异位症，常见于卵巢（80%）、子宫的韧带、直肠阴道隔、子宫直肠陷凹、输卵管、大肠、膀胱、子宫颈，以及被覆在子宫输卵管、直肠、乙状结肠及膀胱的盆腔腹膜，这些情况也称为盆腔子宫内膜异位症。此外也可发生于阴道、外阴、脐、剖宫产后的瘢痕、阑尾、疝囊等，甚至在人体的上下肢皮肤、肺、胸膜、乳腺、肾、淋巴结也偶有发病者。

子宫内膜异位症是一种常见的妇科病，占妇科门诊新病例的 4%～17%，在妇科手术中占 5%～15%，甚至有报告占 8%～30%者。多见于 30～45 岁的妇女，20 岁以前的年轻患者也不少见，但初潮前无发病者。妊娠或口服性激素、排卵受抑制时均能阻止此病的发展，绝经后异位的子宫内膜组织可逐渐萎缩吸收。

（一）外在性子宫内膜异位症

1.临床特点　一般多表现为周期性发作，并可因病变部位、范围及演变过程不同而有所不同。主要症状：①痛经，常为继发性和渐进性，并逐年加重。疼痛多在经前 1～2 天开始，持续至月经干净。疼痛多位于下腹部及腰骶部，有时可扩展至阴道、会阴、直肠和肛门附近，或有性交痛；②月经失调，以经量增多或经期延长为多；③不孕，有 30%～50%患者有原发性或继发性不孕，虽然大多数子宫内膜异位症患者的输卵管无阻塞，但可能由于输卵管与周围组织粘连、蠕动受限、子宫后倾后屈固定、性交痛、卵巢功能失调、无排卵性月经等因素所致；④肠道及尿路症状，子宫内膜异位症侵犯肠道（85%发生于直肠及乙状结肠）可有里急后重、排便困难或周期性便血，如累及膀胱、输尿管或肾则可产生尿急、排尿困难及周期性血尿等症状；⑤主要体征有子宫后倾后屈固定，子宫稍大，双侧附件增厚或扪及与子宫相连的不活动囊肿，或后穹窿扪及硬结，触痛明显。在阴道、子宫颈或穹窿处可见到紫蓝色结节或斑点。

2.影像学表现

（1）CT 表现：①主要为盆腔内囊块和囊块内血液的表现，由于出血时间不同而有不同的 CT 表现。可为薄壁含水样密度囊肿，CT 值 0～15Hu；也可表现为高密度囊肿，但多数为边界轮廓不清、密度不均的囊肿。增强后表现为不规则形强化的囊壁和囊内物，恒定为稍高密度的改变，CT 值为 20～40Hu；②有时也可表现为单个或多个实质性或囊实性肿块,边缘清楚;③卵巢子宫周围组织结构受累不严重或不广泛时可无CT表现,也可见膀胱壁和肠壁增厚、肠腔狭窄等表现,但无典型临床病史不能做出诊断。

(2)MRI表现:子宫内膜异位症的MRI表现多种多样,由于脉冲序列和病灶内成分的不同,如急性、亚急性、慢性血肿,肿块内陈旧性血块,反复出血可导致囊肿内血液成分复杂、铁含量不同及纤维组织增生等因素而呈现不同的MRI表现。①卵巢或盆腔内子宫内膜异位症的主要表现为均匀密度的短T_1长T_2圆形或椭圆形所谓"巧克力囊肿"的典型表现;其次为混杂信号或低信号囊肿,如有纤维增生、囊内细胞沉渣则可出现高信号囊肿部分和中低信号的实质性部分;囊内积液则表现为长T_1长T_2信号;囊肿大小为3~5mm,最大者达25cm;②囊肿边缘不规则也为MRI常见征象,主要为血液外渗与周围组织粘连的表现,增强扫描时粘连带更清楚。部分囊肿边缘呈薄层低信号环及囊肿内有薄条状低信号分隔,可能为不同时期纤维增生的表现。

3.诊断与鉴别诊断 CT增强前后恒定为高密度改变,可作为鉴别其他囊肿和实质性占位病变的关键征象,结合发病年龄和与经期有关的症状做出诊断不难。

卵巢子宫内膜异位症需与卵巢滤泡囊肿和黄体囊肿鉴别,卵巢周围紧密粘连是本病的特点之一,可借此与其他出血性囊肿鉴别。在MRI上滤泡囊肿表现为边界清晰锐利的圆形或椭圆形薄壁囊肿,内部结构均匀,呈长T_1长T_2的水样密度可资鉴别。

(二)内在性子宫内膜异位症

1.临床特点 典型病例临床表现为30~50岁经产妇,在多年不育后出现下列三联征:①子宫体积增大,内膜面也增大,并伴有子宫内膜增生,所以经量增多和经期延长;②继发性痛经,并逐渐加重;③体检见子宫均匀增大,质硬、有压痛,尤以月经来潮时为显著;如为腺肌瘤,则子宫有局限隆起而常易与子宫肌瘤混淆。

2.影像学表现

(1)CT表现:主要为子宫影均匀增大,肌层内有子宫内膜增生所致的低密度影,该影常位于子宫影的中央,有别于使宫腔偏移的子宫肌瘤。内在性子宫内膜异位症的CT值在平扫和增强后无明显差异。

(2)MRI表现:是诊断腺肌病的重要影像学方法,诊断灵敏度为77%,特异度为89%。在MRI图像上,典型腺肌病表现为子宫球形增大,以后壁受累为主,因肌层中的内膜异位病灶常伴有周边平滑肌反应性增生,故在T_2WI呈低信号。弥漫型腺肌病表现为结合带局灶性增厚,通常单发,也可多发,边界不清。约50%的患者可在增厚的结合带内见到类圆形或斑片状T_2WI高信号灶,病理上为岛状分布为异位内膜、囊状扩张的腺体和陈旧性出血灶。腺肌病在T_1WI多呈等信号,有时可见到灶状高信号,在T_2WI信号不一,病理上为出血灶,对诊断具有重要提示意义。

3.诊断与鉴别诊断 经常与外在性子宫内膜异位症和子宫平滑肌瘤并存,在T_2WI上病灶信号较子宫平滑肌瘤为低。

五、多囊卵巢综合征

多囊卵巢综合征是育龄女性最常见的妇科内分泌紊乱疾病,患病率为5%~10%,占妇科无排卵性不孕症患者的 30%~60%。多囊卵巢综合征的诊断主要依据临床、生化和形态学的标准,影像上表现为卵巢多囊样改变。但是,并非所有的卵巢多囊样改变都可以诊断为多囊卵巢综合征。目前为止,就多囊卵巢综合征诊断标准,国际专家共提出 3个共识,分别是 1990 年美国国立卫生研究院(NIH)制定的 NIH 标准、2003 年美国生殖医学学会与欧洲人类生殖及胚胎学会联合提出的鹿特丹标准,以及 2006 年美国雄激素过多-PCOS 学会提出的 AES 标准。2011 年我国原卫生部颁布了《中国多囊卵巢综合征诊断标准》,2018 年版诊疗指南沿用了 2011 年版的诊断标准。

1.临床特点 该病临床表现多样,如月经稀发、闭经、雄激素增多、不孕、多毛、痤疮、肥胖等,部分患者有胰岛素抵抗。妊娠期自然流产、子痫前期、妊娠期糖尿病、胎儿生长受限、早产等发病风险增加。远期增加 2 型糖尿病、心脑血管疾病、非酒精性脂肪肝、代谢综合征、阻塞性睡眠呼吸暂停综合征、雌激素相关性恶性肿瘤等疾病发病风险。实验室检查显示雄激素水平升高。

2.影像学表现 MRI 表现为双侧卵巢体积增大,皮质下多发呈 T_1WI 低信号 T_2WI 高信号的囊肿,卵巢中央部分髓质因富含细胞间质而呈 T_1WI 和 T_2WI 低信号。

3.鉴别诊断 由于许多影像科医师不清楚多囊卵巢综合征的定义,导致部分仅有卵巢多囊样改变的女性被错误地诊断为多囊卵巢综合征。此外,多囊卵巢综合征的影像学表现与正常卵巢也有一定重叠。多囊卵巢综合征和卵巢多囊样改变与正常卵巢的鉴别诊断都需要结合临床表现及相关激素水平。

六、原发性输卵管癌

最常见的病理类型是浆液性癌,占 70%~90%,其次为子宫内膜样癌(10%~15%)和移行细胞癌(约 10%),透明细胞癌、黏液腺癌、鳞癌及未分化癌少见。肿瘤平均大小为5cm,表现为输卵管增粗、腊肠状或不规则形,剖面呈黄色或褐色结节或肿块充满输卵管腔,常见出血或坏死。双侧输卵管癌占 10%~20%。

1.临床特点 平均发病年龄为 55 岁,临床表现常较隐匿且无特异性,术前诊断困难。典型临床表现为"三联征":①阴道排液;②腹痛;③盆腔包块,但仅见于 6%~15%的患者。其他症状有阴道流血、周围器官压迫症状(腹胀、尿频、尿急等),晚期患者可呈恶病质表现。多数患者 CA125 增高。

2.影像学表现 多数原发性输卵管癌源自输卵管壶腹部,其次来自伞端。肿瘤早期局限于输卵管腔,呈结节状,输卵管外形可无明显变化或积液扩张;肿瘤进展致输卵管弥漫性膨胀,形成中等大小、实性或实性为主伴小囊的腊肠形或梭形肿块,多数肿块密度或信号均匀,T_1WI 呈低信号、T_2WI 呈中度偏高信号、DWI 呈高信号,增强后呈轻度或中度强化,此为典型表现;肿瘤可进一步发展成不规则形、密度或信号不均匀的实性肿块;肿瘤常分泌浆液,致输卵管积液扩张,明显时可形成囊实性肿块,发生率为 26%,易误诊为卵巢浆液性腺癌;浆液可经输卵管排入宫腔和腹腔,形成宫腔积液和腹腔积液。输卵管癌肿瘤分期与卵巢癌相同。

3.鉴别诊断

(1)卵巢癌:原发性输卵管癌呈不规则实性肿块,或伴明显输卵管积液,形成囊实,性肿块时常误诊为卵巢癌。卵巢癌常为较大、不规则或椭圆形、不均匀信号的囊实性或实性肿块，增强后以明显强化为主，不伴输卵管积液或宫腔积液。多个方位、多个层面仔细观察肿块的形态，以及有无迂曲扩张的输卵管是鉴别诊断的关键。

（2）卵巢-输卵管脓肿：当输卵管癌的实性成分较小，输卵管积液较明显或合并卵巢-输卵管脓肿时，易造成肿瘤漏诊，DWI 有助于病变的发现和定性。脓肿壁呈明显强化，脓液常见液液平面，DWI 呈高信号。而输卵管癌 DWI 高信号为实性成分。

第三节　盆腔疾病

一、盆腔积液

盆腔积液可以分为盆筋膜间隙积液及腹腔积液，前者为腹膜外器官如膀胱、前列腺、子宫、阴道的疾病所致。腹腔积液的常见原因为肝硬化门脉高压、肠梗阻、腹膜炎、盆腔或腹腔外伤、手术后、腹膜转移等。

1.临床特点　临床表现为腹盆部膨隆、腹胀等。

2.影像学表现

（1）CT 表现：平扫见盆腔内脏器之间（膀胱前间隙、子宫膀胱间隙、子宫直肠陷凹）水样密度条片影，肠管漂浮在其中。增强扫描积液不强化。

（2）MRI 表现：T_1WI 积液呈低信号，T_2WI 则呈高信号，增强扫描不强化。

3.诊断与鉴别诊断　盆腔内不规则形液性密度或信号影，超声显示不规则形无回声区域。造影后无强化。盆腔积液为一种并发症，积液的来源很多，如肝硬化者失代偿期出现腹腔积液，急腹症的肠穿孔、肠梗阻的腹腔积液，外伤所致积液或积血，盆腔炎症或恶性肿瘤导致的盆腔积液等。诊断应结合临床及原发病变来综合判断。

二、盆腔感染

盆腔感染多为非特异性炎症，如化脓性阑尾炎所致的阑尾周围脓肿、肛周脓肿、盆腔器官炎症或脓肿等，也可见于特异性炎症，如结核性腹膜炎。

1.临床特点　患者体温升高，脉搏增快，腹部疼痛；部分患者可出现恶心呕吐、肛门下坠感等。实验室检查提示白细胞计数升高，中性粒细胞绝对值升高。

2.影像学表现

（1）CT 表现：平扫检查见盆腔内脓肿呈不规则低密度区，压迫周围组织移位，CT 增强见脓肿壁不规则强化；盆腔炎症 CT 平扫表现为盆内器官周围炎性渗出，轻者呈条索状中等密度灶，重者呈不均匀明显高于水密度区，包绕盆腔器官，器官周围边界不清；结核性腹膜炎 CT 平扫可见腹膜增厚、腹腔肠系膜淋巴结增大、腹腔积液、肠管关系不清。

（2）MRI 表现：T_1WI 脓肿呈低信号，T_2WI 脓肿内脓液信号强度增高超过脓肿壁，DWI 显示脓肿腔内呈明显高信号。造影增强脓肿壁及分隔明显延迟强化，脓腔无强化。

3.诊断与鉴别诊断　脓肿、盆腔炎、结核性腹膜炎的影像学表现无特异性，诊断应结合临床。

脓肿的影像学鉴别主要为囊肿、肿瘤及转移瘤坏死囊变。囊肿边界清晰,边缘光滑,周围无渗出改变。肿瘤及转移瘤坏死囊变区 DWI 信号较脓肿低。

结核性腹膜炎要与腹膜转移瘤鉴别。结核性腹膜炎发病年龄以青壮年为主,主要表现为大范围腹腔积液、腹膜增厚、腹膜钙化及肠系膜根部淋巴结肿大,增厚的腹膜较均匀,部分病变合并其他部位结核。腹膜转移瘤多见于老年人,有原发肿瘤病史,腹膜多呈结节状增厚。

三、盆腔肿瘤

(一)腹膜间皮瘤

腹膜间皮瘤良性者罕见,多为恶性,约占腹膜后原发肿瘤的 8%。

1.临床特点　临床多见于中老年人,与石棉粉尘的吸入有关,临床表现为腹痛、腹胀、血性腹腔积液。肿瘤由腹膜被覆的间皮细胞发生,侵犯壁、脏腹膜,形成胼胝增厚及大小不等的肿块。

2.影像学表现

(1)CT 表现:平扫见腹膜呈等密度肿块,中心可见不规则低密度坏死区,与周围器官组织分界不清,并有腹腔积液。CT 增强扫描见肿瘤实质呈轻度、中度不规则延迟强化,中心坏死区无强化。

(2)MRI 表现:T_1WI 像上见肿瘤信号稍高于腹腔积液信号,T_2WI 像上肿瘤的信号强度均匀或不均匀增高,但低于腹腔积液的信号强度,增强扫描见肿瘤轻度、中度不规则强化。

3.诊断与鉴别诊断　腹膜生长肿块并有腹腔积液者结合临床应考虑该病的诊断,鉴别诊断包括盆壁间隙生长的各种恶性肿痛、转移瘤等。

(二)其他原发肿瘤

盆壁间隙与腹膜后间隙连接,盆筋膜间隙的充填组织与腹膜后间隙相同,这些间隙可发生腹膜后间隙的大多数囊肿、肿瘤、肿瘤样病变。

(三)盆腔转移瘤

腹腔器官癌肿侵及浆膜后,脱落的癌细胞及癌块由于重力作用种植于盆内腹膜,常见于盆腔站立最低位的陷窝内。多见于卵巢癌、胃癌、结肠癌。

1.临床特点　临床表现为腹胀、腹痛、腹腔积液。

2.影像学表现

(1)CT 表现:平扫见腹膜不规则增厚,呈胼胝状结节。直肠窝内多为不规则软组织密度肿块,常伴有腹腔积液。腹膜结节肿块的强化特点与原发癌类似,可有不同程度的强化。

(2)MRI 表现:腹膜转移 T_1WI 大多数为条片状等信号,T_2WI 呈不同程度高信号,DWI 呈明显高信号,病变范围显示更清楚,增强扫描见不同程度强化,强化程度与原发癌相似。

3.诊断与鉴别诊断 有原发恶性肿瘤史、出现腹膜结节肿块及腹腔积液者可诊断为腹膜转移瘤。原发恶性肿瘤不能确定时需与腹膜间皮瘤相鉴别。转移瘤一般范围弥漫广泛,结节肿块较小,腹膜增厚明显。

(四)盆腔脂肪瘤病

盆腔脂肪瘤病又称盆腔脂肪增多症,为一种少见的原因不明的良性瘤样病变,特点为膀胱、前列腺、直肠周围脂肪组织异常增多。见于35~80岁的成年男性。

1.临床特点 一般症状较轻,可有尿频、夜尿、排尿困难、便秘,个别患者有尿路感染、血压升高,严重者可引起肾盂积水、尿毒症。

2.影像学表现

(1)CT表现:平扫见盆腔内边界清晰的脂肪密度肿块,压迫直肠、乙状结肠、小肠及膀胱,CT增强扫描见病变无强化。

(2)MRI表现:盆腔内团片状 T_1WI 高信号、抑脂 T_1WI 及 T_2WI 低信号影,包绕直肠、乙状结肠,相应肠管及盆腔结构被推挤,肠腔狭窄。团片状病灶内见点条状血管影。增强扫描见病灶无强化。

3.诊断与鉴别诊断 盆内脂肪组织肿块压迫周围组织者可诊断为本病,鉴别诊断主要为脂肪瘤和分化良好的脂肪肉瘤,后者均可见明确肿块界限,甚至包膜,肉瘤尚可见异常强化的实性结节。

第十八章 骨骼与肌肉疾病的影像学诊断

第一节 骨折与脱位

一、肘关节骨折

1.临床与病理　肘关节骨折包括肱骨远端骨折和尺桡骨近端骨折,为常见创伤。根据全身各部位骨关节创伤 45 569 例统计,肘关节损伤以 6405 例居首位(14.6%)。

在肘关节创伤中,最多见的是肱骨髁上骨折(几乎达 40%),其次是肱骨内上髁骨折或骺分离(13%),这两种均为肱骨远端的关节外骨折。肱骨远端骨折还包括肱骨髁间骨折、肱骨外髁骨折、肱骨内髁骨折、肱骨小头骨折和肱骨远端全骨骺分离等,这些均属于关节内骨折。

尺骨近端骨折包括冠状突骨折和鹰嘴骨折,均属关节内骨折。尺骨冠状突骨折少见(0.62%),大多数因冠状突与肱骨滑车撞击所致。尺骨鹰嘴骨折常见(约占 8%),可累及近端 1/3、中 1/3 或远端 1/3,以尺骨鹰嘴中 1/3 骨折最多见。

桡骨近端骨折主要为桡骨头颈骨折,也属于关节内骨折。桡骨头骨折成人多见,而桡骨颈骨折则多见于儿童。桡骨头颈骨折常由间接外力导致,如跌倒时手掌撑地、肘部处于伸直和前臂旋前位,导致桡骨头与肱骨小头发生撞击而出现骨折,骨折块常向外下或后外下旋转移位。

2.影像学表现

(1)X 线片表现

1)肱骨髁上骨折常见于 5~8 岁儿童,分为伸直型、屈曲型和粉碎型。其中,伸直型占 90% 以上,肱骨远端骨折线由前下斜向后上方,远折端向后移位,并常伴有远折端的侧方移位;相反,屈曲型肱骨髁上骨折中,近折端向后移位、远折端向前移位。肱骨髁上骨折的并发症包括肘内翻、Volkmanns 缺血性肌挛缩、神经损伤、异位骨化和关节活动障碍等。

2)肱骨内上髁骺分离常见于儿童和青少年外伤中,这是因为肱骨内上髁骨骺可到 20 岁才发生融合,因此容易受到内侧副韧带和屈肌总腱的牵拉而发生撕脱骨折,表现为骨骺板增宽、骨骺前后移位或骨骺破碎等,又称为小联盟肘。儿童和青少年肘关节脱位可合并内上髁骨骺撕脱,骨折块可向关节内移位,并停留在关节内而影响复位。成人肱骨内上髁骨折则多因直接暴力导致。

3)肱骨髁间骨折为比较常见的复杂骨折,多见于青壮年的严重肘部损伤,常为关节内的粉碎性骨折,骨折线可呈"T"形、"Y"形、"H"形或"入"字形等,常伴有移位、滑车关节面损伤、内髁和外髁分离为独立骨块且伴旋转等。

4)肱骨外髁骨折是儿童肘部的常见损伤,以 6~10 岁最为常见,骨折线常由肱骨小头内缘或肱骨滑车外缘斜向外上髁嵴,骨折块通常包括肱骨小头骨骺、外上髁骨骺和干骺端骨质。肘外伤后,肱骨远侧干骺端外侧薄骨片和三角形骨片是诊断肱骨外髁骨折的主要依据,肱骨小头-桡骨干连线中断和肘后脂肪垫征("八"字征)是重要的提示征象。肱骨外髁骨折常发展为"鱼尾"样畸形。

5)尺骨鹰嘴骨折和桡骨头颈骨折一般可通过 X 线检查明确诊断。尺骨冠状突骨折容易漏诊或误诊,常需 CT 协助诊断。

(2)CT 表现:主要适用于小的骨折(如尺骨冠状突骨折)和累及关节面的复杂关节内骨折(如肱骨髁间骨折),比 X 线检查可以提供更多的诊断和治疗决策信息。

(3)MRI 表现:主要适用于肘关节隐性骨折,包括成人的无移位骨折、急性骨软骨骨折和儿童青少年的关节内骨骺骨折。MRI 可直接显示骨骺板或骨骺软骨内的骨折线,在 T_2WI 上表现为明显高信号。

3.小结　肘关节骨折在成人和儿童中均为常见损伤,X 线检查可作为首选。但是,儿童肘关节骨骺众多,各骨骺出现和闭合时间相差甚大,再加上放射科医师或临床医师常缺乏经验,因此经常漏诊或误诊儿童肘关节创伤。拍摄非创伤侧作为对照、注意肱骨前线和肱骨小头-桡骨干连线的正常关系、观察肘后脂肪垫征等有助于提高诊断准确性,必要时可进行 MRI 检查。

二、肘关节脱位

1.临床与病理　肘关节脱位成人发生率位于肩关节脱位和指间关节脱位之后,儿童发生率则居于榜首。90%的肘关节脱位为后脱位,典型受伤机制为摔倒时用手撑地,关节在半伸直位,作用力沿尺、桡骨长轴向上传导,使尺、桡骨上端向上后方移位而脱出,有时还可向内侧或外侧移位。其他类型的脱位,如内侧脱位、外侧脱位、前脱位及爆裂型脱位均少见。

在肘关节后脱位中,不合并骨折者称单纯性脱位,合并骨折者称复杂性脱位,合并骨折可为尺骨冠状突骨折、桡骨头颈骨折和肱骨内上髁骺分离骨折等。若肘关节后脱位同时伴有尺骨冠状突骨折和桡骨头颈骨折,称"恐怖三联征",代表一种严重的肘部高能量创伤,这种创伤常伴有内外侧副韧带的撕裂、前臂骨间膜的撕裂、桡骨和(或)尺骨骨折及下尺桡分离等,整个肘部和前臂都非常不稳定。

肘关节脱位若导致软组织稳定结构的广泛撕裂,可发展为复发性脱位。

2.影像学表现

(1)X 线片表现:侧位片可确诊肘关节后脱位,显示尺、桡骨近端相对于肱骨远端的后移,导致肱骨远端与尺、桡骨近端的对合关系异常。肘关节脱位可合并尺骨冠状突骨折、桡骨头颈骨折和肱骨内上髁骺离骨折等。在正位片上,脱位的尺、桡骨近端也可向内侧或外侧移位。

(2)CT 表现:可用于诊断并发的尺骨冠状突骨折、桡骨头颈骨折或骨软骨骨折等。

(3)MRI 表现:可用于明确软组织稳定结构的撕裂情况。肘关节后脱位时,关节周围软组织损伤常自外侧向内侧扩展。首先撕裂外侧副韧带中的外侧尺侧副韧带;然后进一步撕裂外侧副韧带的其余组分和前后关节囊;最后损伤内侧副韧带和内侧其余的软组织稳定结构。

3.小结　肘关节脱位主要为后脱位,X线检查即可确诊。CT有助于诊断脱位并发的尺骨冠状突骨折、桡骨头颈骨折或骨软骨骨折等,MRI则有助于明确脱位相关的软组织稳定结构撕裂。

三、股骨干骨折

1.临床与病理　股骨在全身骨骼中是最长、最坚实的管状骨。骨干轻度弓向前方。骨干前面和两侧面比较圆滑,后面有两条纵行的粗嵴,称为股骨粗线。很多屈伸收展和旋转肌群附着在粗线上。股骨干被周围肌肉包裹,血运丰富。大腿软组织锐器损伤,可刺破股动脉。以下内容主要对股骨干骨折进行阐述。

股骨干骨折包括股骨粗隆下骨折、股骨干中段或下段骨折。直接暴力如打击、重物碰伤、交通事故所造成的骨折,多为横断或粉碎性骨折。间接外力如成角应力、旋转扭力所致骨折多为蝶形或螺旋骨折。由于骨干坚实,非猛烈外力不足以造成骨折。因此,多数伤者骨折错位,成角、短缩和旋转错位明显,并可累及周围肌肉、血管损伤和出血。特别是股骨下端髁上骨折,远折端受腓肠肌肌腱牵拉向后错位,骨折端可损伤腘动、静脉和神经,并可发生骨折端髓腔大出血。

2.影像学表现

(1)X线片表现:可明确显示股骨干的骨折解剖。在闭合复位牵引下,除去观察骨折端移位、重叠是否得到纠正外,还要注意骨折端有无旋转错位。在适宜牵引下,可以避免骨折上下段的旋转,但在某种条件下,如肌肉的收缩牵拉、下肢牵引的姿势等,可发生骨折端的旋转。应了解,人在仰卧位时,髋关节外旋关节囊最松弛、最舒适。因此股骨骨折如下肢牵引,膝关节或踝关节在中立位,股骨上段处于外旋位,则必发生骨折端旋转,骨折愈合后,外旋受限。X线片观察骨折端有无旋转错位,可仔细观察股骨后面的粗线。正常股骨干处于中立位时,X线片可见一条纵行致密粗线居于骨干中线上。如骨折上下段粗线偏移不连,则证明骨折端有旋转。骨干外旋时该粗线消失或偏于内侧。由于股骨干骨折错位明显,软组织损伤重,血肿大,周围肌肉多,血供应好。所以闭合复位骨折愈合过程中,软骨痂多、骨痂出现早、愈合快。

(2)MRI表现:可显示软组织水肿和肌肉内或骨折周围的血肿。特别是股骨干骨折,有时合并同侧膝关节多种损伤,包括膝关节积液、前交叉韧带或后交叉韧带撕裂、内侧或外侧副韧带损伤、半月板撕裂、髌韧带及股四头肌肌腱撕裂等,有时还可合并股骨髁或胫骨平台骨损伤或隐性骨折。这些合并损伤都需MRI检查。股动脉损伤需进行股动脉造影。

3.小结　股骨干骨折一般X线片即可满足临床治疗要求。有肌肉损伤或合并同侧膝关节损伤者则应进行MRI检查。

四、膝关节骨折与脱位

1.临床与病理　膝关节是全身第二大关节,支持全身的重量,有较大范围的功能活动,因而容易遭受损伤,伤者多为青壮年。在膝关节损伤中,63%为骨折和(或)脱位,约37%为肌腱、韧带损伤。

2.影像学表现

(1)X线片表现:是膝关节骨折或脱位首选的影像学检查方法,它简单易行,可显示膝关节正侧位两个方向的整体解剖情况,可满足常规诊断和治疗的要求。

(2)CT表现:扫描速度快、密度分辨率高,同时可以做多平面重建多方位观察,有利于显示复杂解剖部位的细微骨折,可显示更多的骨折碎片和骨折块向周围移位的程度,以及软组织损伤和骨折周围出血情况。对于重度损伤,CT扫描可列为常规检查程序,用于评估骨折对周围血管、神经的影响。

(3)MRI表现:软组织分辨率高,主要用于诊断隐匿性骨折、交叉韧带、内外侧副韧带、内外侧支持带、半月板等,尤其是软骨损伤,MRI是最佳检查技术方法。MRI检查的优越性在于能显示隐匿性骨折或骨挫裂伤后的骨髓水肿和膝关节周围软组织损伤的程度范围。急性损伤骨折线在T_1WI上呈低信号强度,在T_2WI上骨髓出血、水肿呈高信号强度。MRI还能显示关节积液或出血,并可显示脂血液平面及胫骨髁间嵴和胫骨平台后缘骨折。特别是膝交叉韧带撕裂和半月板损伤,只有MRI才能清楚显示出来。对骨折伴韧带损伤MRI显示最佳。

3.小结　影像学检查方法的选择以X线片为首选。对于重度创伤,在病情允许的情况下建议行CT扫描,以利于复杂部位的细微骨折的显示。膝关节肌腱、韧带等软组织损伤应做MRI检查,特别是外伤后X线片显示正常而疼痛持续不能缓解时,能防止漏诊隐匿性骨折或肌腱、韧带软组织损伤。

4.不同膝关节骨折与脱位

(1)股骨远端骨折:多为直接暴力所致,最常见于车祸。按骨折的部位与骨折线的延伸范围,股骨远端骨折可分为髁上骨折、髁骨折与髁内骨折。髁上骨折可进一步分为无移位的骨折、嵌入性骨折、移位性骨折与粉碎性骨折。股骨髁骨折少见,单髁骨折的骨折线由髁间窝斜向上方,双髁骨折为垂直压迫损伤,将股骨髁劈裂为二,乃至半脱位。股骨髁骺分离少见,骨折线先从骺板边缘开始,然后折向于骺端,骨骺向两侧分离,可以准确地判断外力的方向。股骨髁骺分离一般不导致骺早闭。

(2)胫骨平台骨折:可由间接暴力或直接暴力引起。①胫骨内髁骨折少见,因为膝内翻损伤常有对侧下肢保护,难以造成内髁骨折。骨折线常由外髁关节面开始斜向内髁之下而发生骨折。骨折块向内下移位,骨折愈合以内骨痂愈合为主;②胫骨外髁骨折常见。垂直外翻应力,可造成胫骨外髁压缩骨折。也见有胫骨外髁劈裂或塌陷骨折。同时还可发生腓骨小头骨折。偶见胫骨平台前部隐匿性骨折。

胫骨平台粉碎性骨折为单纯垂直压迫损伤造成胫骨髁间骨折。骨折线呈倒T形或倒Y形,将胫骨平台分裂为大部分,骨折部位有多个碎骨片。此型损伤为压缩损伤,故常合并腓骨小头骨折。对一些X线片难以显示的骨折或复杂骨折,CT能清晰显示骨折移位、关节面受累及软组织受累等情况。

(3)髌骨骨折:常见,多由间接暴力引起,如滑倒、膝关节突然屈曲、股四头肌反射性强力收缩,均可造成髌骨与股骨髁间切迹直接撞击而发生横断骨折。直接暴力多导致髌骨粉碎性骨折。支持带牵拉可致撕脱骨折。当怀疑髌骨骨折时,应加照髌骨水平位片。CT能显示髌骨的线形骨折和对复杂骨折进行评价。MRI不仅能显示髌骨的骨折线,还能显示X线片和CT无法显示的骨挫伤、骨软骨骨折及周围韧带损伤的情况。髌骨纵行骨折少见。髌骨骨折可引起关节内大量出血。

(4)小腿骨折:发生率很高,仅次于前臂骨折,小腿骨折中胫腓双骨折多见。直接外力引起的小腿骨折多在一个水平。间接外力多为旋转或成角外力致伤,造成胫骨或胫、腓两骨螺旋或蝶形骨折、斜形骨折,骨折部位多不在一个水平。一般胫骨下段螺旋骨折,合并腓骨上段骨折,少数病例相反,胫骨骨折部位高于腓骨骨折。直接暴力,一般软组织损伤严重;间接外力软组织损伤轻微。胫腓双骨折容易发生错位、成角,骨折远端一般发生外旋畸形。开放骨折要特别注意软组织内有无散在积气,以注意有无气性坏疽感染。同时还应该注意观察骨折断端与周围血管神经的关系,评估有无损伤。下段骨折,如果胫骨远端发生中重度骨质疏松者,常反映骨折愈合延迟。MRI显示骨折端血肿、周围水肿最灵敏。特别是在X线片尚未见到骨痂出现时,MRI能显示骨折端有无软骨痂桥连接,是早期预计骨折愈合是否顺利的重要征象。

(5)膝关节脱位:较为少见。来自侧方或前后方的暴力作用于膝的一侧可发生关节脱位。自高处坠下还可伴有旋转外力致脱位。脱位的方向以胫骨上端为准,如胫骨上端脱出于股骨髁的外方,称为膝关节向外脱位,反之亦然。

髌骨急性脱位多为外伤性脱位,根据脱位后髌骨的位置可分为外侧脱位、内侧脱位、上脱位、下脱位,其中外侧脱位最多见。

髌骨慢性脱位较常见,就是常说的习惯性髌骨脱位,是指髌骨在特定体位或运动时反复向外侧脱位,或半脱位的状态,多由慢性创伤造成,常伴有膝关节解剖变异或发育不良等。

一过性髌骨脱位基本上都是髌骨外侧脱位,是常见的运动相关损伤,多数发生于关节扭伤的瞬间,髌骨脱位后自行复位。文献中将其定义为急性滑脱性髌股关节撞击症,其原因是髌骨脱位或半脱位伤后自行复位,在随后的X线、CT检查中并未发现髌骨脱位或半脱位征象,而MRI检查可有特征性的表现,表现为髌骨内下部和股骨外侧髁的外面骨软骨损伤,伴有内侧支持带损伤,股内侧肌损伤和髌股内侧韧带断裂。

(6)髌股关节不稳:又称髌股关节紊乱,是由于多种因素造成的髌股轨迹失常,引起髌骨错位和异常运动,又称髌股轨迹病,膝关节屈伸或负重运动才容易被发现,是临床膝前疼痛的主要原因之一。膝关节由伸直变屈曲运动,随着屈曲角度的增加,髌骨深入股骨滑车沟内,滑车沟对髌骨有支持和稳定作用,当髌骨错位和运动异常时就出现髌股关节不稳。髌股关节不稳可表现为:单纯髌骨外侧半脱位;单纯髌骨倾斜;髌骨半脱位合并髌骨倾斜。髌骨外侧半脱位指髌骨向外移位而髌骨面的中央隆起没有超越股骨外髁。

1)解剖学基础:膝关节由髌股关节和股胫关节组成。髌骨和股骨滑车组成髌股关节。髌骨是人体最大的籽骨,为长轴向下的倒三角形,位于股骨滑车的前方,其前覆盖股四头肌肌腱,集中传导股四肌各方的拉力,通过髌韧带传递到胫骨。其后关节面有垂直的中央隆起,膝关节正常伸屈运动时,髌骨中央隆起始终对着股骨滑车凹,股四头肌的拉力才能完全传递到胫骨。髌骨在股骨滑车凹中正常运动轨迹依赖于髌骨与股骨髁间凹的骨性关节和关节囊、支持带提供的静态稳定作用,以及股四头肌的动态稳定作用。

2)常见原因:股骨滑车发育不良、高位髌骨、髌骨异位、髌韧带止点偏外也就是胫骨结节-股骨滑车沟间距(tibial tuberosity-trochlear groove distance,TT-TG)增大。

3)常用测量方法:①滑车沟角:在髌骨轴位片上股骨内、外侧髁顶点至股骨滑车最低点连线所成的角,正常小于145°,大于145°提示滑车沟变浅;②Insall-Salvati指数:在膝关节侧位片上,髌骨对角线长度(LP)的测量是从髌骨后上角至髌骨下极的最低点。髌腱长度(LT)的测量是从髌骨下极最低点至胫骨结节顶点上缘。两测量值的比值(LP/LT)即Insall-Salvati指数,正常范围0.8~1.2,高位髌骨LP/LT<0.8;③髌股外侧角:股骨内、外髁最高点连线与髌骨外侧关节面切线形成开口向外的锐角;正常范围为夹角开口向外。当两线平行或夹角开口向内为异常,可用于评价髌骨倾斜的程度;④髌骨适合角:髌骨轴位屈曲30°,滑车沟角的均分线,与通过髌骨嵴与滑车沟最低点连线的夹角为髌骨适合角,向内为负值,向外为正值;⑤胫骨结节-股骨滑车间距离(TT-TG距离):该距离的测量应在CT或MRI水平面扫描图像上进行,分别经过滑车最低点的髁线与胫骨髁间结节中点的髁线的垂线间距离。正常小于15mm,15~20mm为临界值,大于20mm为异常。需要注意的是,测量数值在CT和MRI检查上并非相同,MRI检查上测量的数值略小于CT检查。

4)髌股关节紊乱的分型及提示诊断:①单纯髌骨外侧半脱位:根据Merchant等和Schutzer等的判断标准,髌骨适合角大于16°为髌骨外侧半脱位;②单纯髌骨倾斜:根据Laurin等的判断标准,髌股外侧角平行,或开口向内(小于0°)为髌骨倾斜;③髌骨倾斜伴髌骨外侧半脱位:髌股外侧角平行,或开口向内(小于0°),同时髌骨适合角大于16°。

五、踝关节骨折和脱位

1.临床与病理　踝关节是由胫腓骨远端内外踝和距骨组成的榫眼状关节,是全身第三大持重关节。踝关节损伤最多见于青壮年,老年和儿童较少见,包括韧带损伤(4%~8%)、骨折和(或)脱位(89%)与儿童骺分离(3%)。

(1)踝关节骨折:根据受伤范围及程度,踝关节骨折分为单踝骨折、双踝骨折、三踝骨折等。

1)单踝骨折:发病率最高,约占所有踝关节骨折脱位的2/3,可分为外踝骨折、内踝骨折和后踝骨折,其中外踝骨折最常见。外踝骨折是指单独发生于腓骨远端的骨折。根据伤力又分为外旋损伤、外翻损伤、内翻损伤及垂直压迫损伤,外旋损伤所致外踝骨折发生率高达62%。临床上主要表现为踝外侧肿胀,疼痛,局部压痛明显。内踝骨折多为外翻或内翻损伤所致,多位于滑车角处,骨折线多为横行或向内向上斜行,骨折片可向外移位。临床主要表现为踝关节呈外翻位,踝关节内侧肿胀,压痛,皮下淤血、瘀斑。后踝骨折是指发生于胫骨远端后缘的骨折。常为外旋损伤所致,胫骨后唇骨折,骨折线均为垂直向上,主要在侧位片上显示。

2）双踝骨折：指内踝和外踝同时发生的骨折。多由外旋、内翻及外翻等间接暴力所致。外旋损伤所致的双踝骨折主要表现为外踝为斜行骨折，内踝多为横行骨折，骨折片常向腓侧错位，多发生于内踝滑车角以下。内翻损伤通常所致外踝为横行骨折，内踝骨折线多数自内踝滑车角纵行垂直向上，距骨向内脱位时，内踝骨折片向内向上错位。外翻损伤所致的内踝骨折多位于下胫腓联合的上或下方发生横行或斜行骨折，若伴有下胫腓分离，其分离程度与骨折向外错位程度一致。腓骨下 1/3 骨折合并内踝骨折，通常称为 Pott 骨折。

3）三踝骨折：指内踝、外踝和后踝同时发生的骨折。常由较为严重的间接暴力所致。内踝骨折线多为横行，外踝骨折线多为斜形，后踝骨折线多垂直向上，合并踝关节半脱位。

（2）踝关节脱位：根据距骨移位情况，踝关节脱位可分为踝关节前脱位、后脱位、上脱位和侧脱位。踝关节脱位通常伴有内外踝或胫骨远端关节面的骨折。

1）踝关节前脱位：距骨相对于胫骨远端向前移位，当足处于极力背伸时，小腿前面的外力使足跟前移。距骨向前移位常伴有单踝、双踝或胫骨前唇骨折，有时伴有踝关节侧或上脱位。

2）踝关节后脱位：距骨相对于胫骨远端向后移位；当足处于极度跖屈位时，暴力使前小腿前移，距骨向后脱位。

3）踝关节上脱位：当距骨上关节面超过胫骨远端关节面 0.5cm 以上时称为踝关节上脱位。当暴力致踝关节前、后、侧方脱位时，紧接再受到一垂直暴力，距骨相对向上脱位。踝关节上脱位罕见，距骨向近端移位，常伴有胫骨远端粉碎性骨折及腓骨骨折、下胫腓关节完全分离。跖骨与足一起向后移位，常伴有三踝骨折。

4）踝关节侧脱位：指距骨相对于胫骨远端向侧方移位。主要分为外侧和内侧脱位，以外侧脱位最常见。外侧脱位指距骨向外侧移位，是足踝处于过度外翻及足旋前时，造成内踝骨折和三角韧带损伤，腓骨远端骨折，距骨向外脱位。内侧脱位指距骨向内侧移位，常伴双踝骨折，且有明显错位，是足踝过度内翻及足旋后，暴力继续作用于内踝所致。

2.影像学表现

（1）X 线片表现：踝关节骨折及脱位的影像学检查方法以 X 线片为主，可以显示骨折部位、类型及是否合并关节脱位及脱位类型等。

（2）CT 表现：有利于观察胫腓联合韧带分离、是否存在撕脱骨折及撕脱骨片的移位情况等。

（3）MRI 表现：对胫腓骨远端隐性骨折、骨骺损伤、软骨损伤和周围韧带损伤，以及关节内出血、软组织水肿显示最佳。

第二节　股骨头缺血坏死

一、临床与病理

股骨头的血液供应来自旋股内侧动脉，有两组分支，即上关节囊动脉和下关节囊动脉,穿入关节囊内沿着股骨颈滑膜下进入股骨头内。上关节囊动脉自股骨头外上缘关节软骨下 0.5cm 进入头内,是股骨头的主要供血命脉。股骨颈骨折一旦错位,极易损伤此组血管,而发生股骨头坏死。下关节囊动脉由股骨头下面关节软骨边缘进入头内,股骨颈骨折错位严重,也易发生血管断裂。股骨颈骨折发生严重旋转错位者,可发生全部股骨头坏死。

股骨头缺血坏死的发生也与一些临床病症有关,如使用激素、酗酒、肾上腺功能亢进、家族性脾性贫血、镰刀型红细胞性贫血、血红蛋白病、肥胖、胰腺炎等,目前最被认可的发病机制为血管性因素导致脂肪性栓塞,继发炎症,引起血管内凝血。常发生于 30～40 岁的年轻人,男性多于女性(4∶1),70%患者累及双侧股骨头。

血管假说被认为是解释股骨头坏死发病机制最具说服力的假设,如果发生血栓形成,继之发生血流阻塞、静脉压增加、动脉血流受阻、骨质缺氧和骨坏死的连续过程,缺氧诱导因子 1(HIF1),血管内皮生长因子(VEGF)、膜联蛋白 6 和过氧化氢酶(CAT)、显示出与风险的关联。

股骨颈骨折股骨头缺血坏死的概率,依据股骨颈骨折线的部位,有无错位和错位的程度,骨坏死的发生率有所不同,总体发生率为 20%～40%。有旋转错位者,股骨头坏死发生率可高达 74%;股骨颈骨折脱位者,发生率高达 100%。

AVN 的分期方法有很多种,无论哪种分期方法均强调软骨下骨折的意义,现在的分期趋向于结合 X 线片和 MRI 的综合评价。

1.国际骨循环和骨坏死联合会(ARCO)分期法

0 期:无症状、无 X 线片和 MRI 异常,组织学上可见骨坏死。

Ⅰ期:有或无症状,X 线片正常,MRI 异常,组织学上可见骨坏死。

Ⅱ期:有症状,X 线片可见骨小梁改变,但无软骨下骨折(半月征),关节间隙正常。MRI 可见典型表现。

Ⅲ期:有症状,X 线片和 MRI 均见不同的骨小梁改变和软骨下骨折,股骨头外形尚保持正常,关节间隙正常。Ⅲa 期:半月征累及关节面小于 15%;Ⅲb 期:半月征累及关节面的 15%～30%;Ⅲc 期:半月征累及关节面大于 30%。

Ⅳ期:有症状,股骨头外形改变,关节间隙正常或狭窄。Ⅳa 期:塌陷股骨头范围小于 15%;Ⅳb 期:塌陷股骨头范围 15%～30%;Ⅳc 期:塌陷股骨头范围大于 30%。

2.Pennsylvania 分期系统　宾夕法尼亚大学的学者结合影像学特征提出了该分期系统,在讨论股骨头坏死的治疗时有重要意义。

0 期:X 线片、骨扫描和 MRI 均为正常。

Ⅰ期:X 线片正常,骨扫描和(或)MRI 表现异常。

Ⅰa 期:轻度(病变累及股骨头小于 15%)。

Ⅰb 期:中度(病变累及股骨头的 15%～30%)。

Ⅰc 期:严重(病变累及股骨头大于 30%)。

Ⅱ期:股骨头透亮和硬化改变。

Ⅱa 期:轻度(病变累及股骨头小于 15%)。

Ⅱb期:中度(病变累及股骨头的15%~30%)。

Ⅱc期:严重(病变累及股骨头大于30%)。

Ⅲ期:软骨下塌陷(新月征),股骨头外形正常。

Ⅲa期:轻度(病变累及关节面小于15%)。

Ⅲb期:中度(病变累及关节面的15%~30%)。

Ⅲc期:严重(病变累及关节面大于30%)。

Ⅳ期:股骨头塌陷。

Ⅳa期:轻度(病变累及关节面小于15%,深度小于2mm)。

Ⅳb期:中度(病变累及关节面的15%~30%,深度为2~4mm)。

Ⅳc期:严重(病变累及关节面大于30%,深度大于4mm)。

Ⅴ期:关节狭窄和(或)髋臼改变。

Ⅴa期:轻度。

Ⅴb期:中度。

Ⅴc期:严重。

Ⅵ期:进一步退行性改变。

3.股骨头坏死 分为股骨头骨折端全部骨坏死、部分骨坏死和分散小片骨坏死。

(1)全股骨头坏死:少见,伤后1个月X线即可显示坏死骨相对骨密度增高。待3~6个月后,血运丰富的颈骨折端与坏死的股骨头骨折愈合后,大量新生血管与肉芽组织伸入坏死的股骨头内,将死骨吸收、移除,出现死骨吸收带,因骨的支持力降低,在死骨吸收带处发生骨折。坏死的股骨头可长期"游离"在关节内。

(2)部分股骨头坏死:最常见的有头中心锥形骨坏死,半月状骨坏死,多"囊"状骨坏死等。骨坏死最好发于股骨头之前上部,X线片表现有三个基本征象:①死骨相对密度增高;②死骨边缘有吸收带;③吸收带外围有新生骨硬化带。多"囊"状骨坏死,囊的形成是死骨被吸收的表现。囊内为肉芽结缔组织。囊周有新生骨环绕,形成硬化圈,囊内经常看到有残留的小死骨。应指出:上述部分股骨头坏死的三个基本征象在X线片互相重叠,而表现股骨头不均匀硬化,外形不整,实际上都可辨认出死骨、吸收带和新生骨带,只不过是互相重叠而已。部分股骨头坏死的最终结局是发生股骨头不同程度的塌陷。但多发小"囊"状骨坏死可免于股骨头塌陷。

二、影像学表现

1.X线及CT表现 ①骨坏死后,在没有周围存活组织的新生血管和肉芽组织伸入死骨区以前,骨的结构保持原有的骨架,骨内没有破骨细胞吸收,也没新生骨生长。X线片表现为相对骨密度增高;②当骨坏死区有肉芽组织伸入、吸收死骨时,即在死骨的边缘出现破骨吸收带或囊变;③在肉芽组织对死骨进行吸收的同时,随之即产生新生骨带或新生骨环绕在吸收带的周围。这种演变过程反映了骨坏死三个基本病理改变,即死骨块、吸收带、新骨带。死骨发生后,很快出现肉芽组织吸收和新生骨增生。影像检查出现的相应征象:死骨周围有骨质吸收疏松带和新生骨硬化带。CT表现为囊状破坏区内有死骨块,周围硬化环绕。

2.MRI 表现

(1)Mitchell 等对一组病例进行 MRI 和 X 线片对照研究,确诊股骨头缺血性坏死典型表现为两部分:中央区及外周低信号环,根据中央区在 T_1WI、T_2WI 上信号的改变,将MRI 改变分为四类。

A 类(class A):类似脂肪信号,T_1WI 为高信号,T_2WI 为中等信号。中央区为脂肪类组织,尚未被炎症组织及修复组织所侵蚀,周边区为修复带,主要为间质、纤维组织、细胞碎片及邻近坏死区的增厚骨小梁。

B 类(class B):T_1WI 像、T_2WI 像上均为高信号,类似亚急性出血。当病变进展,周边的修复带向坏死区中央扩展,中央区的类脂肪样物质为丰富的炎症组织或充血的毛细血管组织代替。

C 类(class C):类似液体信号,T_1WI 为低信号,T_2WI 为高信号。随着中央区充血的炎症组织及纤维组织成分增多。

D 类(class D):T_1WI、T_2WI 均为低信号,类似纤维组织。当纤维组织及类骨样组织成为主要成分后,这时,修复过程基本结束,坏死区处于海绵骨区,需要进行骨化和重塑,这时过分负重使骨样组织产生骨折及关节面塌陷,MRI 表现为关节面下骨折及关节头变形。

MRI 信号的改变与临床及常规分期关系密切,基本反应病程。A 类症状轻而 D 类症状重,MRI 信号改变随病程进展由急性期(A 类)到慢性期(D 类)。与常规片比照,50%Ⅰ期和83%Ⅱ期在 MRI 上表现为 A 类,Ⅲ~Ⅳ期则多数为 C 类或 D 类。A 类病例少见于更加进展期(Ⅲ~Ⅳ期)。

(2)Lang 等提出一种 MRI 与病理结合的分类方法,将 MRI 异常信号分为三个类型:Ⅰ型:中央区为高信号,外周区为带状或环状低信号区。Ⅱ型:病灶呈楔形,T_1WI 为低信号,T_2WI 上远侧部分为高信号。Ⅲ型:病灶呈楔形,T_1WI、T_2WI 像均为低信号。这种分类包括了广泛的骨髓异常信号改变及 X 线片阴性的早期病例。

"双线征"即在 T_2WI 像上位于周边低信号带的内侧与中央区边缘之间有一高信号区(已排除化学位移伪影),其出现率高达 80%,病理上为周边带内侧的一个充血和炎症细胞修复带,为修复最活跃的区域,内含液体成分,因而 T_2WI 出现高信号,据报道,在 A 类病例中,该征象出现率达 76%,该征象以早期病例为主,晚期病灶区已经纤维化或类骨化,炎症和充血反应减少或消失,因而晚期病例出现概率较低。该征象可作为与其他病变的鉴别的可靠征象。

缺血性坏死病例还可有弥漫性病变,MRI 上表现为股骨头及颈及转子间区广泛 T_1WI 低信号,T_2WI 为高信号,早期没有局灶性病变,而骨穿证实为缺血性坏死。为局灶性病变的一个特殊类型,股骨头内及邻近区域内广泛的低信号(T_1WI)为一过性,可能为局限性股骨头前上区坏死的前期骨髓内水肿。

1)关节腔积液:在 T_1WI 为低信号,T_2WI 为高信号,关节间隙扩大不明显,这是由于液体量大时,进入关节周边的滑膜囊内。Mitchell 将关节腔积液分为 0~3 级:0 级为关节腔无液体;1级有少量液体仅限于关节腔上、下隐窝内;2级为中等量液体,液体包绕股骨颈周围;3级为大量积液,液体扩展到关节囊周围的髂腰肌滑膜囊内。

2)骨髓水肿:股骨头或股骨颈水肿原因不明确,可能为软骨下骨折的继发反应,股骨头缺血性坏死Ⅲ期水肿出现概率最高达73%,组织学上可见坏死的脂肪细胞周围嗜酸性类似血浆的液体,也有作者观察到 MRI 上的水肿信号对应纤维化区,代表扩张的血管和脂肪细胞间的间质水肿。临床上水肿与疼痛有关,两者为平行关系。MRI 的 T_2WI 能清晰显示水肿的程度和范围。

3)核素显像表现:是骨坏死早期诊断的重要手段之一。在单侧股骨头明显坏死的病例中,核素显像对研究对侧"静息髋"可发挥作用。骨血供中断后,核素显像可立即显示放射性药物吸收减少或不吸收的区域,即"冷病变"。数周或数月后,随着周围骨质的再血管化,修复过程开始,表现为放射性核素的聚集增加,即"热"病变。在这两个阶段之间的某些时间点,放射性核素检查可能表现正常,此时需结合临床相关检查。

三、鉴别诊断

股骨头内斑片状或条带状硬化,其内囊样变,线样征、新月征及台阶征是股骨头坏死的典型影像学特征,MRI 在早期诊断股骨头缺血性坏死的灵敏度和特异度较高,是诊断早期股骨头坏死的最佳影像学检查方法。需与以下疾病鉴别:①退行性囊变:多为老年人,局限于骨性关节面下,呈圆形或类圆形,边缘清楚,常有窄硬化带。无明显股骨头塌陷;②髋关节结核:儿童和少年多见,首先在关节非持重区出现骨质破坏。关节间隙变窄较晚,且多为非匀称性,局部骨质疏松明显;③一过性骨质疏松:MRI 出现长 T_1、长 T_2信号区,与股骨头缺血坏死早期改变相似,但本病短期随访信号可恢复正常,不出现典型的双边征;④骨纤维异常增生症:X 线呈膨胀性囊状、磨玻璃样、丝瓜瓤状及虫蚀样改变。可数种并存,以其中一种改变为主,也可单独存在。病变广泛,少有条带状低密度区和线样征;⑤骨岛:为孤立的圆形硬化区,边缘清楚、光滑,一般不难鉴别。

四、小结

股骨头缺血性坏死的早期诊断非常重要,尤其在股骨头关节面塌陷形成碎片之前做出诊断,进行早期治疗:①使用拐杖减轻负重;②骨髓减压;③楔形切除,能够避免关节置换。X 线和 CT 仅能发现晚期病例,放射性核素对早期诊断有价值,急性期血管损伤,放射性核素摄取下降,慢性期血管修复再生,放射性核素浓聚,其灵敏度很高,但特异度很低,不能区别股骨头缺血性坏死和非股骨头缺血性坏死病变。MRI 对早期(Ⅰ期)股骨头缺血性坏死诊断优于其他方法。对股骨头缺血性坏死诊断的灵敏度达 97%(88%~100%),而特异度达 98%(98%~100%),同时还能观察到关节腔积液、软骨面完整程度。

第三节　退行性骨关节病

一、临床与病理

退行性骨关节病又称为退行性骨关节炎,为滑膜关节的退行性病变为常见。病变主要位于软骨和骨,而滑膜相对较轻。典型表现为关节间隙狭窄,软骨下骨硬化,骨赘形成及骨内囊肿等。可分为原发性和继发性两类。原发性是无任何基础病变的关节退变,好发于承重关节或多动关节,如膝关节、髋关节,颈腰椎也是好发部位;而继发性者则发生于原有基础病变的关节,如创伤、感染、先天畸形或局部缺血等导致关节软骨发生损伤变性。

二、影像学表现

1.X 线片表现　典型表现为关节间隙变窄,以承重区明显。骨性关节面硬化、模糊、不规则,关节边缘增生形成唇样或鸟嘴样骨刺。晚期骨性关节面下可见单发或多发圆形、类圆形囊肿,边界清晰,常伴有硬化边。关节囊、肌腱和韧带附着处可见钙化,可有关节内游离体。

2.CT 表现　与 X 线片类似,可更清楚显示骨性关节面及其下方骨质变化。

3.MRI 表现　早期关节软骨破坏较轻,X 线片上关节间隙可正常,MRI 则能很好地观察关节软骨面的改变,以冠状面和矢状面观察最佳,透明软骨在 T_1WI 上呈中等信号,PDWI 为高信号,梯度回波观察软骨显示最清晰。正常软骨厚度均匀、光滑,当出现破坏时表现为表面不光滑,厚度不均匀,甚至局部缺损。关节软骨面破坏后,则出现关节间隙狭窄,MRI 可在关节间隙变窄前早期对软骨病变进行评价。退变中后期,表现为关节间隙变窄,骨性关节面凸凹不平,关节面下骨髓可见水肿信号,关节边缘部骨质增生硬化或骨赘形成。如髋关节的骨赘常见于股骨头颈交界处及髋臼缘外侧,在 T_1WI 和 T_2WI 上均为低信号;软骨下囊肿表现为 T_1WI 低信号、T_2WI 高信号,大小为 $2 \sim 20mm$,周边可有低信号的硬化边,髋臼的软骨面下囊肿又称为 Egger 囊肿。

软骨退变 MRI 分级:0 级正常;1 级关节软骨内局灶性低信号,软骨表面尚光滑;2 级软骨内低信号,伴有软骨表面不光整或变薄、溃疡形成;3 级为软骨碎裂缺损,软骨下骨质暴露。近年来,借助 MR T_2-mapping 等功能成像手段可对形态改变前的软骨成分进行评估。

三、小结

退行性骨关节病主要以关节软骨和软骨下骨性关节面退行性病变为主要改变,早期主要是关节软骨变薄、缺损,以 MRI 显示清楚。随病变进展,出现关节间隙变窄,软骨下骨性关节面增生硬化、囊肿形成、关节边缘骨赘形成等改变,X 线片和 CT 显示清楚。软骨下囊肿应与骨内腱鞘囊肿鉴别,后者发病年龄较轻,而且无退行性骨关节病的表现。

参考文献

［1］陈志奎,薛恩生,林礼务.乳腺疾病超声诊断学［M］.北京:科学出版社,2022.

［2］高剑波,杜勇.X 线、CT 医学影像诊断 供医学影像学医学影像技术生物医学工程等专业使用［M］.北京:科学出版社,2022.

［3］李凯,许尔蛟.介入性超声的临床应用［M］.广州:华南理工大学出版社,2018.

［4］李懋,王冀洪.磁共振引导放射治疗原理及临床应用［M］.北京:中国协和医科大学出版社,2021.

［5］李叶阔,费洪文,吴爵非.心脏超声技术指南 解剖、检查规范及超声表现［M］.北京:中国协和医科大学出版社,2022.

［6］刘延玲,熊鉴然.临床超声心动图学［M］.第 4 版.北京:科学出版社,2022.

［7］刘伊丽,宾建平,查道刚.超声造影学［M］.北京:人民卫生出版社,2021.

［8］［美］J.克里斯蒂安·福克斯.临床急诊影像学［M］.第 2 版.周福庆,曾献军,译.北京:人民卫生出版社,2022.

［9］［美］约翰·S.佩勒里托,约瑟夫·F.宝莱克.国际超声医学名著 血管超声经典教程 中文翻译版［M］.第 7 版.温朝阳,华扬,童一砂,译.北京:科学出版社,2021.

［10］任卫东,常才.超声诊断学［M］.第 3 版.北京:人民卫生出版社,2022.

［11］尚斌芳.全科医学系列教材 全科医学辅助检查［M］.广州:中山大学出版社,2022.

［12］张建兴.乳腺超声诊断学［M］.第 2 版.人民卫生出版社,2022.

［13］张全斌.介入性超声医学 临床医师备忘录［M］.北京:科学技术文献出版社,2021.

［14］张英魁,黎丽,李金锋.实用磁共振成像原理与技术解读［M］.北京:北京大学医学出版社,2021.

［15］中国医师协会超声医师分会.中国腹部超声检查指南［M］.北京:人民卫生出版社,2022.